現象学でよみとく 専門看護師のコンピテンシー

編集 井部俊子・村上靖彦

医学書院

現象学でよみとく
専門看護師のコンピテンシー

発　　行　2019 年 6 月 15 日　第 1 版第 1 刷ⓒ
　　　　　2021 年 4 月 15 日　第 1 版第 2 刷

編　集　井部俊子・村上靖彦

発行者　株式会社　医学書院
　　　　代表取締役　金原　俊
　　　　〒113-8719　東京都文京区本郷 1-28-23
　　　　電話　03-3817-5600（社内案内）

印刷・製本　アイワード

本書の複製権・翻訳権・上映権・譲渡権・貸与権・公衆送信権（送信可能化権
を含む）は株式会社医学書院が保有します.

ISBN978-4-260-03886-7

本書を無断で複製する行為（複写, スキャン, デジタルデータ化など）は,「私
的使用のための複製」など著作権法上の限られた例外を除き禁じられています.
大学, 病院, 診療所, 企業などにおいて, 業務上使用する目的（診療, 研究活
動を含む）で上記の行為を行うことは, その使用範囲が内部的であっても, 私的
使用には該当せず, 違法です. また私的使用に該当する場合であっても, 代行
業者等の第三者に依頼して上記の行為を行うことは違法となります.

JCOPY 〈出版者著作権管理機構　委託出版物〉
本書の無断複製は著作権法上での例外を除き禁じられています.
複製される場合は, そのつど事前に, 出版者著作権管理機構
（電話 03-5244-5088, FAX 03-5244-5089, info@jcopy.or.jp）の
許諾を得てください.

はじめに

　本書『現象学でよみとく専門看護師のコンピテンシー』は，CNS 研究会の成果を集大成したものです。この研究会の前身である「専門看護師の臨床推論研究会」では，2015 年 6 月に『専門看護師の思考と実践』を著し，専門看護師（CNS）をめざす大学院生に"バイブルとしています"といわれる程，活用していただきました。

　次にわれわれが企てたことは CNS のコンピテンシーに迫ろうというものです。研究会のメンバー編成を若干変更して，2016 年 10 月から月に 1 回定例で研究会を始めました。ねらいは，前掲書で課題となった CNS のコンピテンシーを現象学的方法を用いて追究しようというものです。そのため研究会には，新進気鋭の現象学者であります村上靖彦氏（大阪大学）をメンバーとして迎えました。

　CNS 研究会は以下のように進められました。

　まず，各領域の CNS から順番に事例報告をしてもらいます。他の CNS 参加者との討議をとおして事例の意味を深め，翌月に修正版を発表します（これが基本的に本書の CASE 報告の前半部分になります）。翌月までの 1 か月のあいだに事例報告者は一対一で村上靖彦氏のインタビューを受けます。ここで「The CNS」としての極意が語られます。この語りが現象学的手法によって洗練され，CNS のコンピテンシーとして結実されます。研究会では当事者の歓声があがるほど「リアルな現象」として報告され，これが CASE 報告の後半部分となります。現象学による分析の手順については序論で詳述されます。現象学的な分析がなぜ「看護師の目線で見えた世界を描き出す」ことができるのかを解説しています。

9つの事例（CASE）について私がつけた文学的なタイトルで読者を誘いたいと思います。①夫の最期を迎える直前の「妻だけの1時間」，②自死した母親から離れない姉妹の心の手当て，③猫のミーコからアプローチし，本人が隠していた力を引き出す，④一貫して本人の意思を問い，本人のペースを守る，⑤オブジェのようであった義足，⑥「いつもと変わらず多弁・多動」と申し送られる患者への介入，⑦「触ってもらってよかったね」CNSの触診がもつ効力，⑧がん患者の希望を確定し，かなえるためのがん看護CNSの関わり，⑨外来化学療法室の喧騒のなかの静謐，です。各CASEの終わりには，同僚の医師からのやわらかなコメントがあります。

CNSが報告する「動画」的推論は，卓越した臨床家の実践を可視化して伝え，そのCNSが身につけ発揮しているクセや特徴（これをコンピテンシーといいたいのですが）を記述した本書は，内容的にも方法論としてもきわめて独創的であり興味深いものとなりました。

CNSをめざす大学院生の二冊目のバイブルとなること請け合いです。さらに，本書を手に取った看護管理者は，CNSの真価を知ることになります。看護提供体制を整備する責任と権限をもつ看護部長は，どのような布陣をしくかを考える格好の参考書になるでしょう。卓越した看護実践とその実践家について医療人のみならず看護サービスの利用者にも役立つものと確信いたします。

本書の出版には医学書院に多くのサポートを受けました。雑誌「看護研究」の連載には小長谷玲さんの協力を得ました。研究会の開催には早田智宏さん，木下和治さん，最終的な編集作業は七尾清さんが担ってくださいました。皆さまのご協力に感謝を申し上げます。

2019年3月

CNS研究会代表　井部俊子

編集・執筆者紹介

●編集・執筆

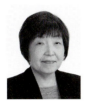

井部俊子（いべとしこ）
CNS研究会代表
長野保健医療大学看護学部長（副学長）
聖路加国際大学名誉教授

1969年聖路加看護大学卒業。同年聖路加国際病院に入職。以後、日本赤十字看護大学講師、聖路加国際病院看護部長・副院長を経て、2003年聖路加看護大学教授（看護管理学）、2004年から聖路加看護大学学長（2014年に聖路加国際大学と改称）。2019年から現職。

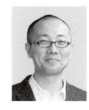

村上靖彦（むらかみやすひこ）
大阪大学人間科学研究科教授

1992年東京大学教養学部卒業。2000年同大学院総合文化研究科博士後期課程満期退学。2000年基礎精神病理学・精神分析学博士（パリ第7大学）。日本大学国際関係学部を経て、2008年大阪大学人間科学研究科准教授。2015年から現職。

● Commentator

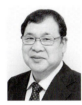

大生定義（おおぶさだよし）
特定医療法人　新生病院院長

1977年北海道大学医学部卒業。同年聖路加国際病院研修開始、同院内科医長から1995年三井物産産業医就任、同時期に豪・ニューキャッスル大修士課程修了。1999年横浜市立市民病院神経内科部長。2006年立教大学社会学部教授。2017年より現職。横浜市立大学医学部臨床教授・日本医科大学客員教授等併任。

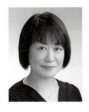

宇都宮明美（うつのみやあけみ）
急性・重症患者看護専門看護師
京都大学大学院医学研究科
人間健康科学系専攻　准教授

急性・重症患者看護専門看護師（2005年認定）。集中治療室を中心に看護活動を行い、早期離床や人工呼吸器早期離脱について取り組んできた。兵庫医科大学病院で開設された心臓血管外科周術期看護外来で、「自宅からスタートする周術期」をモットーに手術に関する意思決定支援のみならず、患者が主体的に手術リスク低減に向けて行動できるよう、専門看護師としての実践を行っている。また2011年からは専門看護師教育に携わり聖路加国際大学を経て現在はダブルアポイントメント教員として京都大学大学院での専門看護師教育と京都大学医学部附属病院副看護部長として専門看護師活動に従事している。近年はクリティカルケア領域におけるエンド・オブ・ライフ・ケアにも関心を寄せ、ELNEC-JCC（The End-of-Life Nursing Education Consortium-Japan Critical Care）カリキュラム看護師教育プログラムの中心メンバーとして活動中。

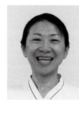

比田井理恵（ひだいりえ）
急性・重症患者看護専門看護師
千葉県救急医療センター

急性・重症患者看護専門看護師（2008年認定）。ベッド数100床（ICU 8床うち熱傷unit 2床含む、CCU 8床）の県立の独立型三次救急医療施設に新卒で就職し、現在も継続勤務。ICU・CCUに15年程所属。看護を深めたいと思い大学院に進学。教員の勧めもありCNSコースを選択履修し2007年修了。2008年までICUに所属し、副看護師長を兼任。2009年から看護局に配属となり、CNSとして組織横断的な活動を開始。組織で初のCNSとして、暗中模索のなか日々各病棟をラウンドしながら、CNSとしての介入を要する場合は管理者に願い出るなど、患者・家族、スタッフに関わる機会をつくり役割開発を行う。救急特有の急性ストレス障害やPTSDリスク、せん妄等への対応の必要性を強く感じ、精神科医とともに救急領域でリエゾン・心のケアチームを構築し活動を主導中。現在はCNS（急性・重症患者看護分野）が3名となり、相談や教育役割を中心に活動中。

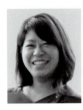
佐藤直子（さとうなおこ）
在宅看護専門看護師
東京ひかりナースステーション
クオリティマネジメント部部長

在宅看護専門看護師（2012年認定）。2003年から訪問看護を始めたが、人材不足による事業所閉鎖の危機を経験した。訪問看護のことをもっと知り、改善を考えたいと思い、大学院に進学した。2013年から聖路加国際大学で、認定看護師（訪問看護）の教育を中心に生涯教育を担当。聖路加国際大学教育センター生涯教育部事業として、訪問看護事業所の教育支援や、新卒訪問看護師の普及推進、ノーリフトケアの普及啓発の研修等を企画運営してきた。2019年度より現職。地域の訪問看護事業所が協働して人材育成をしていけるシステムを作りたいと模索している。

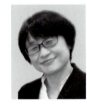
山下由香（やましたゆか）
老人看護専門看護師

老人看護専門看護師（2010年認定）。看護学校を卒業後、配属された外科病棟で、回復しても自宅に帰れず亡くなるまで入院している患者や、残された機能を活かせず廃用症候群に至ってしまった患者への後悔を抱き、2002年から訪問看護を始めた。家で過ごすことができても同様の問題があること、家族の思いと高齢者の意思にある葛藤、そして訪問看護のあり方を考えるべく、大学院に進学した。治療や最期をどこで迎えるかということの意思決定も重要だが、それ以前に、日々の高齢者の意思を捉えケアをすることが実は難しくもあり、重要だと考えている。
老人看護専門看護師認定後はリハビリ訪問看護ステーションに所属し、スタッフナースとして日々丁寧に実践を積んできた。今回はその一事例である。現在は博士課程に身をおきながら、青梅慶友病院に非常勤で働き、実践を振り返りながら日々研鑽を積んでいる。

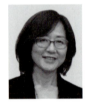
米田昭子（よねだあきこ）
慢性疾患看護専門看護師
山梨県立大学看護学部
成人看護学教授

慢性疾患看護専門看護師（2004年認定）。看護学校卒業後は、急性期医療の病棟で勤務していたが、看護学校での不勉強が影響し、看護者としての力不足を自覚した。患者にとって助けとなるケアの専門家を目指したいと思い、大学院で学んだ。2000年から病院の外来部門で糖尿病患者とその家族への看護支援を担った。専門看護師認定後は、病棟、外来、透析センターのナースや医師などからのケアの相談に応える共に、慢性疾患患者の疾患コントロールを支える場としての看護相談室の開設に奮闘した。また、慢性疾患患者の療養に対して、優しいまなざしが病院全体に育まれることを願い、調整活動、倫理調整活動を行い、教育研修等を企画した。2013年から、教育の場に身を移し、慢性看護と臨床看護の面白さを学部生に熱く伝えている。2019年度から、慢性疾患看護専門看護師コースを担当し、次世代のCNS育成にも力を注ぐ。

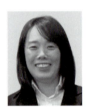
大橋明子（おおはしあきこ）
精神看護専門看護師
（2006-2017年認定）

聖路加看護大学（現聖路加国際大学）を卒業後、東京都立松沢病院に入職。その後、聖路加看護大学大学院修士課程CNSコースに入学し、修了後は、東京武蔵野病院にて精神看護専門看護師として実践を行う（2006-2017年）。C（困ったときは）N（なんでも）S（相談）を専門看護師としてのモットーに掲げ、患者へのケアと看護職をはじめとした医療スタッフのサポートに取り組んだ。2017年度まで、聖路加国際大学大学院精神看護学で精神看護学の教育と専門看護師の育成に携わった。その後、聖路加国際大学大学院博士後期課程に在籍し、専門看護師になるきっかけとなった「実践とその意味を説明できるようになる」ことを目指しながら、支援者を支援することに焦点を当て、研究活動に取り組んだ。現在、博士課程での学びをいかせる次の実践にむけて準備している。

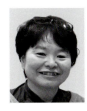

梅田　恵 (うめだめぐみ)
がん看護専門看護師
日本ホスピスホールディングス
株式会社
執行役員事業本部品質管理責任者

がん看護専門看護師（2000年認定）。大学病院での緩和ケアチームの活動を通して，緩和ケアの普及に向けた看護師間のコンサルテーション体制づくりを行ってきた。高度実践看護への取り組みをがん看護専門外来やNPO法人マギーズ東京，外部コンサルタント活動を通して行いながら，がん看護専門看護師教育に従事。2020年4月から現職。ホスピス住宅事業を基盤に地域でのホスピス普及を目指している。

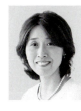

本間織重 (ほんまおりえ)
がん看護専門看護師
昭和大学病院看護部・
昭和大学保健医療学部講師

がん看護専門看護師（2009年認定）。大学病院の緩和ケアチームでの活動，外来看護を中心に看護活動を行っている。がん患者・家族の"迷い"に向き合うことを通じて，治療方針の説明と意思決定が行われる外来で，早期からの緩和ケアの必要性を強く意識するようになった。現在は，がん看護外来，院内のコンサルテーションなどを通じて高度実践看護への取り組みを行っている。昭和大学病院のがん看護外来では，医師や看護師からのコンサルテーション，がん患者・家族からの看護相談などを受け，症状マネジメントに関すること，療養体制に関すること，治療の意思決定に関することなど多岐にわたる相談を受けている。また，看護学生やがん看護専門看護師の教育にも携わり，看護を言語化すること，看護をする意味を考えることなど，自分の実践に自信をもつことができる看護師や高度看護実践者の育成をめざしている。

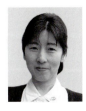

春木ひかる (はるきひかる)
がん看護専門看護師
東京大学医学部附属病院

がん看護専門看護師（2013年認定）。専門看護師を目指したきっかけは，がん患者の全人的ケアを組織全体で実践していきたいと考えたこと。現在は，外来化学療法室でスタッフナースとして勤務し，早期からの緩和ケアや意思決定支援に取り組む傍ら，造血幹細胞移植を受けた患者のフォローアップ外来を担当している。また，大学病院における緩和ケア普及に向けたリンクナース教育や外来がん看護の質向上を目指して活動している。東京大学医学部附属病院では，2017年にがん看護関連の専門看護師・認定看護師で構成されるがん看護サポートチームができ，その一員として患者や医療者からの依頼に対応している。

目次

はじめに ……………………………………………………………… 井部俊子　iii

序論　インタビューと現象学的な分析
　　　──そこから見えてくる CNS について …………………… 村上靖彦　2

急性・重症患者看護

CASE 1　事例：集中治療領域における看取りの支援 …………… 宇都宮明美　6
　　　　　現象学的分析：1.5 人称の看護 ……………………………… 村上靖彦　11

CASE 2　事例：初療における自殺企図患者家族への悲嘆ケアと
　　　　　CNS に遺された課題 ……………………………………… 比田井理恵　34
　　　　　現象学的分析：想像を超えたところからやってくる
　　　　　出来事がもつ力を受け止める ……………………………… 村上靖彦　40

在宅看護

CASE 3　事例：今患者に起きていることに関して，あまりにも不足
　　　　　する情報への違和感 ………………………………………… 佐藤直子　58
　　　　　現象学的分析：願いと力 …………………………………… 村上靖彦　64

老人看護

CASE 4　事例：「何とかやってます」──その人の流儀を重んじた
　　　　　関わり …………………………………………………………… 山下由香　84
　　　　　現象学的分析：「私が入りたいのは風呂おけじゃなくて
　　　　　棺おけです」──意思の確認とユーモア ……………… 村上靖彦　89

慢性疾患看護

CASE 5　事例：患者が水遊びをしていた頃の足の感覚の体験を
　　　　　捉え，"感じない""離れている"足を E さんに近づける … 米田昭子　106
　　　　　現象学的分析：糖尿病の悲しい体 ………………………… 村上靖彦　112

精神看護

CASE 6 事例：**健康的な行動を強化することで，無力感を抱えた看護師のケアする意欲を引き出す** ················· 大橋明子 134

現象学的分析：**薬に勝つケア** ················· 村上靖彦 140

がん看護

CASE 7 事例：**隠された痛みを掘り起こし対処する** ················· 梅田　恵 156

現象学的分析：**見えなくなる看護とスイッチを作るナース** ················· 村上靖彦 162

CASE 8 事例：**患者が自分らしさを取り戻すプロセスに寄り添うこと** ················· 本間織重 180

現象学的分析：**「意思決定を支援する」って簡単に使えない言葉だな** ················· 村上靖彦 186

CASE 9 事例：**患者が予測した嘔気のつらさを見過ごさない** ················· 春木ひかる 204

現象学的分析：**システム変革の黒子としての CNS** ············ 村上靖彦 210

おわりに ················· 大生定義 225

表紙デザイン／守屋圭

ix

序論

インタビューと現象学的な分析
——そこから見えてくる CNS について

インタビューと現象学的な分析
——そこから見えてくる CNS について

村上靖彦

　本書は 9 人の CNS が自らの事例を記述したあと，私が行ったインタビューの分析が続くという構成を取る。データの分析には「現象学的な質的研究」と呼ばれる方法論を用いた[1]。

　月 1 回の研究会で CNS たちによって五十音順で CASE が発表されたあと 1 か月後の研究会で同じ CASE を再検討してきた（本書では，さらに専門領域ごとに並べ直してある）。2 回の研究会のあいだにそれぞれの看護師に私がインタビューを行っている。CASE 4 の山下さんと CASE 9 の春木さんについては，1 回目のインタビュー逐語録を大方分析したあとに補足のため 2 回目をお願いした。ほとんどのインタビューは皆さんの職場で行っている。インタビューの回数は 1，2 回だったが，2 年近い期間に亘った研究会で定期的に顔を合わせて議論していたうえに事例の発表も受けていたので，語りの導入はスムーズだった。

＊　＊　＊

　各インタビューの冒頭では CNS コースを志望した理由を伺ったが，何人かの方は看護師になったきっかけからお話してくださった。現象学による研究の場合はインタビューガイドは作らない。というのは，自由な語りによって多様な話題が登場するなかから実践の形を浮かび上がらせることを目的とするからだ。インタビューにおいて私はほとんど合いの手しか入れていないのも，自発的に生まれてくる自由な語りの展開に委ねたいからである。

　一見すると CNS としての看護実践とは関係がないように思える（たとえば幼少期の）エピソードが，分析をしてみると重要な意味を持っていることがある。そのような思いがけない〈周辺の語り〉を手にすることができると，分析に深みが与えられ，個々のケースの背景で実践を貫いて支えている看護師の構え，スタイルがより明瞭に見えてくる。おそらく一つひとつの実践は，看護師の人生全体の反映でもあるからであろう。しかも多くの場合，看護師自身は，背景にある実践のスタイルを自覚していない。このような背景の構造を描き出すことができることが，現象学という技法

---

[1] この方法論は西村ユミ（2001［2018］）『語りかける身体』（講談社学術文庫）を出発点として，おもに「臨床実践の現象学会」のメンバーによって練り上げられてきたものである。

がもつ大きな強みである（他の研究方法の場合，重要な項目を取り出したとしても，項目間の構造上のつながりは論じないうえに，背景で実践を貫くダイナミズムは興味の外にある）。

　現象学は看護師の目線で見えた世界を描き出す。看護師たちがどのように現場を経験し，実践を行っているのかを看護師の視点から描くのである。ただし，焦点となるのは表面に見える世界の背景で動いている実践と状況の構成である。そうすることで，看護師にとって何がリアルなのか，そしてどのように実践が展開していくのかのダイナミズムを描き出すことになる。多くの方法論が（客観的妥当性を重んじるがゆえに）外から抽象化して固定された要素を取り出すと大きな対照をなしている。内側からダイナミズムを描くがゆえに，現象学的な記述はリアルで生々しい実践の姿を伝えることができる。

　看護師目線で実践を描き出したときに，もう一つの効果が生じる。本書に登場するCNSたちは，それぞれの分野で卓越した実践を行っている人たちだ。看護において卓越するということは，医療制度やマニュアルをふまえつつも，それを越えてオリジナルな実践を生み出していくということでもある。つまり多数の事例を集めて一般化したときには皆さんの素晴らしさは消えてしまう。その意味でも，個別の実践の「とがった部分」を描き出す現象学は，コンピテンシーを主題とする本書にフィットした方法である。さらに今回はCNS自身が自分のケースを分析し，それにつづけてインタビューの現象学的な分析が提示されることで，重層的に実践が描かれている。前半の事例の提示だけではわからない，おのおののCNSのスタイル全体をインタビュー分析が明らかにしている。

　逆説的に聞こえるかもしれないが，おそらく看護実践において普遍的に重要なことがらは，本書で描かれるような個別の特異な実践においてこそむしろ際立つのだと思われる。統計によって一般化された結果では消えてしまいがちな，看護の意味を現象学的な分析は「構造」として示すのだ。

　CNSは既存の医療制度に安住できない。彼らは，患者や家族が一人ひとりが密かに抱えている苦しみや不安を探し出し，たとえそれが医療制度では扱えないものであっても，それに応えようとする存在だ。看護師の個別性と対になる形で，患者が持つニーズの個別性がある。中心にあるのは一人ひとり異なる生活と歴史を持つ患者の苦しみや願いであり，そのニーズを考え抜いて実践が組み立てられるため，本書に登場する実践はしばしば既存の制度の枠を越えていく。そして自ら新しいシステムを作り出そうとする。これこそがCNSに求められる，そして看護が単なる医療技術を越えて真に「看て護る」技となるための重要なポイントであるように私には思われる。

＊　　＊　　＊

　なぜこのような特徴が現象学にあるのかを示すためにも，最後に分析の手順について補足したい。現象学的な分析は，看護師がどのように実践し

ているのか，看護師の視点からその構造を描き出す。分析はインタビュー逐語録を何度も読み，ある程度重要な引用を選び取るところから始まる。一つのインタビューを2，3時間かけて読むのだが，最終的には何十回，もしかすると100回以上データを繰り返して読むことになる。繰り返し読むなかで語りの大局的な流れとディテールがともに際立ってくる。

　もちろん大事な実践や経験の語りが引用されるのだが，分析の際は単にそのストーリーを追っているわけではない。ストーリーの背後に隠れている実践の構えを掴み取ることがゴールである（その構えの一端は，本文中に図で表現した）。背後に隠れている構えの形を捕まえるために，執拗に繰り返される単語，口ぐせが繰り返される場面と全く登場しない場面の対比，「私」と「自分」といった同義語の使い分け，といった言葉の使用法を読み取ろうとする。何十回と読み返すのは，そのためである。

　このプロセスを通して，どのモチーフとどのモチーフが連結しているのかを探し，同時に2，3の大きなテーマを取りだすことになる。それが章立てになる。語られた順番に引用が並ぶこともあれば，話題が飛んでいるために大きく再構成しているケースもある（それを示すために逐語録のページ数を引用の末尾に残している）。口ぐせの解析を手掛かりにしながら，最終的にはモチーフ間そして大テーマ間の連結のしかたを考察していく。この連結を骨組みとして，実践の構えが背景に浮かび上がるのだ。

現象学的な質的研究の方法論についての文献
村上靖彦 (2013)，『摘便とお花見　看護の語りの現象学』(医学書院)：付章
村上靖彦 (2016a)，『仙人と妄想デートする　看護の現象学と自由の哲学』(人文書院)：第9章
村上靖彦 (2016b)，「インタビュー分析の言語学的基盤，個別者の学としての現象学」，『看護研究』，49 (4)，316-323
村上靖彦 (2017)，「経験の流れを内側から捉える知　現象学と他の方法はいかにして補い合うのか」，『看護研究』50 (4)，325-329
西村ユミ，松葉祥一 (2014)，『現象学的看護研究　理論と分析の実際 (カラー別冊「現象学的方法を用いたインタビューデータ分析の実際」付き)』(医学書院)

CASE 1 急性・重症患者看護

事例：**集中治療領域における看取りの支援**　　宇都宮明美

現象学的分析：**1.5 人称の看護**　　　　　　村上靖彦

急性・重症患者看護　専門看護師のコンピテンシー

CASE 1 集中治療領域における看取りの支援

宇都宮明美

夫の最期を迎える直前の「妻だけの1時間」

　左室駆出率17%という低心機能状態であった30代の男性は，体外式補助人工心臓を装着してICUに入室となってから40日過ぎて広範囲の脳出血を発症した。妻は，「いつもカッコいい感じでいたい」と言っていた夫の変わり果てた姿を5歳の娘に見せるかどうかを迷った。

　夫の瞳孔が散大し，一両日中に補助人工心臓を中止するのがよいと医師から告げられた妻は，その日説明室から立ち去ろうとしなかった。同席していたCNSは病室に戻ることを促さず，妻にこう言った。「おうちの方が来られるまでの1時間やけど，自由な時間をお渡しできます」と。

　妻は，きっちり1時間，一人でその部屋に留まった。そしてすっきりした表情で，「ありがとうございました。覚悟ができました」と言い，夫のいるベッドサイドに向かった。CNSが夫の最期を迎える直前の妻に与えた「1時間」の価値を推し測ることができる事例である。　（井部俊子）

事例　　Aさん 30代　男性　虚血性心筋症により，CCUに緊急入院
　　　　家　族：妻（30代），娘（5歳），息子（3歳）の四人暮らし

　左室駆出率17%（基準値55%以上）の低心機能状態のため，薬物による心不全加療は功を奏さず，心臓移植を前提とした体外式補助人工心臓装着が検討されました。このため，心臓血管外科医・循環器内科医の双方からコンサルテーションがあり，ご本人と妻の意思決定支援のため，関わりをもつようになりました。結果的に，補助人工心臓を装着され，術後からICUに入室となりました。

　術後，意識は清明で，しばらくは器械管理の点からもICU在室という方針になりました。このため，子どもたちの入室制限を解除し，週末は子どもたちやAさんのご両親の面会を促していました。

　Aさんは「これから先はどうなるか分からないけど，子どもたちには精一杯生きている姿を見せたい。父親として恥ずかしいところは娘には見せられない」と話されていました。

　常々，ご夫婦で今後のことや子どもたちのことを相談して決めてこられた様子でした。入院病日が40日を過ぎた頃，頭痛と嘔吐を来し，意識障害が出現しました。すぐにCT撮影をしたところ，広範囲脳出血でした。病側の瞳孔は散大し，脳のダメージは大きいものでした。主治医から妻に対して，生命の危機的状

態であること，今救命はできたとしても意識は回復しないことが説明されました。

妻と私（CNS）の会話と医師による説明

妻　とうとう心配していたことが起こってしまったんですね。

比較的冷静な妻の様子から，日頃のご夫婦の会話がどうだったかを確認することにした。

CNS　心配していたってことは，このような脳出血が起こるかもって思っていらしたんですか。
妻　以前に，先生のほうからこの器械をつけたら……っていう話を聞いていて……。
CNS　そうですか。ご主人のいてはるとこで？
妻　そうです。私はイメージできなかったけど，主人はよく覚えていて。
CNS　そのときは，それに関してなんかお話されたんですか。
妻　前に人工呼吸器つけたときに意識がなくなって，あんな感じかなって……あのときはつらかったようで，あんなのはもう嫌やって言ってました。
CNS　そうですか。

この状況でのお子さんの面会はどう考えておられるのだろうか。

CNS　今，病状的には非常に厳しい状況だと思うんですけど，○○ちゃんたちはお父さんに会われますか。
妻　……。

いつもあんなに仲良く面会していたのに，何か気になることがあるのか。

CNS　何か，気になることでも？
妻　娘が会うのはいいのか……。
CNS　どうしてそう思います？
妻　主人は，娘にはカッコいい感じでいたいって言ってました。この姿を見たら，娘にこのイメージが残りますよね。

その話を聞き，普段の娘さんの面会時に，Aさんは補助人工心臓の器械やチューブが見えないように気遣っていたことを思い出した。

CNS　そうですね。娘さんのイメージもだし，Aさんの思いもあるものね。

　Aさんの病状から生命予後は不良であることが予想され，最期を考えるときに，容姿の変化が最小限になることが，この家族には重要であると感じました。このため，主治医や集中治療医，ICU看護師に対して，今後の方針を検討するにあたり，過剰な輸液は避けてほしい旨を伝えました。また，医師からは，現状では補助人工心臓の継続は適応外になるため，今後さらなる変化が起こった場合

には，補助人工心臓の停止の判断を家族（妻）にしてもらうと伝えることになりました．
　その日のうちに妻にはその旨を説明され，妻はいったん帰宅しました．

翌日の妻との会話

　妻　先生に器械を停止するかもって言われました．その判断は家族がするとも言われました．こういうことを経験されることってありますか．

情報を求めていらっしゃると判断．

　CNS　（自分の過去の経験を話したうえで）決して家族だけで決めないといけないわけではないです．私たちも一緒に考えたいし，こんな難しいことすぐには決められないです．決めなくてもいいです．
　妻　ありがとうございます．両親にも相談したんですが，私が決めることだと言われてしまって．

あまりこの話題で突き詰めた話をしてしまうと，結論を急いでいるように思われてもいけない．

　CNS　○○ちゃんはどうしていますか．
　妻　おばあちゃんと一緒に幼稚園に行ってます．なんか様子がおかしいって気づいてるようですけど，私には聞いてきません．
　CNS　○○ちゃんは勘のいい子やから……．
　妻　最期には会わせたいけど，この状況はやめておこうと思います．
　CNS　いちばん子どもたちのこと考えてる奥さんのお考えなら，それがいちばんやと思います．
　その翌日，反対側の瞳孔も散大したため，妻に連絡をして来院していただきました．医師から病状説明があり，補助人工心臓を一両日中に中止するのがよいのではないかとの提案がされました．妻は両親と娘が来院予定であること，それまでは器械を停止することを待ってほしいと医師に伝えました．医師の説明のあと，説明室には私と妻の二人だけになりました．

夫の最期を前に

　妻　……．（黙って下を向いている）

どうしたんだろうか．

　いつものように，説明後に立ち上がる感じではなく，椅子に座って下を向いている．

ご主人のところに行きたくないのかな．

　いったん立ち上がっていた私も妻の椅子に腰かける．

様子が違うので，しばらく待ってみよう．

黙ってそばに座っていると，妻は少し苦笑いして，また下を向く。

> 席を立ちたくないのかな。いつもとちょっと違うから気になる。声をかけてみ
> よう。病室に戻ることだけを伝えるのではない選択肢を出そう。

CNS おうちの方が来られるまで1時間ほどあるから，私たち奥さんに1時間
やけど，自由な時間をお渡しできます。ご主人と二人きりにもなれるし，ほかに
何か希望があれば……。
妻 一人になれるところってありますか。

> 一人って？　部屋に行きたくないのかな。自分の時間がほしい？　あまり理由
> は聞かず，今は奥さんの希望を大切にしよう。

CNS この部屋を自由に使ってください。誰も入れないようにしておきます。
おうちの方が来られたら声かけるようにします。
妻 ありがとうございます。

> 一人になることで気持ちの整理をつけたいのかな。この状況をスタッフやリー
> ダーに伝えておこう。もし1時間経っても出て来なかったら，お部屋に伺うよ
> うにしよう。

その後，ご両親と娘さんが来られるまで一人で過ごしていただきました。

そして，きっちり1時間経過した頃，家族到着前にナースステーションに来ら
れました。すると，すっきりした表情で，「ありがとうございました。覚悟がで
きました」と話されて，ご主人のベッドサイドに行かれました。

その後，ご両親と娘さんが到着され，妻が「では，お願いします」と言われ
て，心臓血管外科医や集中治療医など複数の医師と看護師，そしてご家族4人の
立会いのもと，補助人工心臓のスイッチが切られました。

娘さんは入室されたときに気配を感じたのか，ベッドの足元で立ち止まり，そ
こから進まなくなりました。妻がそばに寄り，彼女の右手を握りました。私は娘
さんの横に並びました。すると，医師がスイッチを切る瞬間，娘さんは私の白衣
の裾を握ってきました。

ご両親が泣かれるなか，娘さんは涙を見せず唇をぎゅっと噛み締めたままでし
た。

後日，妻がご挨拶に来られました。私は娘さんの様子が気になっていたので，
その後の様子を伺いました。

「通夜も葬儀のあいだも泣かなくて，この子は分かってないんじゃないかと心
配したんですが，出棺のときに大声で『お父さん』と言って泣いたんです。安心
しました」と話されました。

「○○ちゃんにはお母さんの覚悟が伝わったんですね。○○ちゃんなりの覚悟
だったんですね。（お互いを思いやれる）よいパートナーですね」と言うと，
にっこりと笑顔で頷かれた。

しばらく妻は，ICU看護師と近況などの話をして帰っていかれました。

COMMENT

想定外でも適切な対応ができるのがプロ

今回のクライマックスは，家族がもっていた，あるいは家族自身も気づいていなかった願望をタイムリーに実現させた（1時間部屋を提供した）ことなのだろう。医療スタッフが驚愕するような選択肢が，状況把握が進むにつれ，当然のことのように，自然に湧いてくるのである。自然とはいっても，その場その場で適切に情報収集を行うことと，その情報の状況依存的，個別的な評価ができるから可能なのである。マニュアルにはない，想定外だが，適切な対応が自然に出るのが，プロなのである。

選択肢提示に至る実際のやりとりは，言葉は少ないがなんと適切なことであろうか。「心配していたってことは……起こるかもって思っていらしたんですか」「ご主人のいてはるとこで」，妻の受容状況や夫の意思確認をこのやりとりで一気に認識・実践し，子どもの面会についての問いかけに無言になった様子を見逃さず，夫婦にとって大切にしたいことを的確に拾い上げた。そして，イメージを大切にするために浮腫みのない「美しい死」の演出を始める。

医師にとって，このようなCNSは本当にありがたいキープレイヤー，プレイングマネジャーである。本当のプロは，昨日までに達成したものに満足しない。専門職として，あるいは人としての経験も組み入れながら，毎日毎日高みをめざして成長していく。村上氏による分析で宇都宮CNSのステージアップの転機も伺え，本当に興味深かった。判断支援の場面や子どもへの妻を通しての介入の様子，他にも書きたいことがたくさんある。CNSも事例も大変深い。　　　　（**大生定義**）

CNSへのインタビュー〜現象学的分析

1.5 人称の看護

村上靖彦

§1. スタッフに看護の意味づけをする専門看護師

　宇都宮さんはICUに長く勤務する看護師である。専門看護師制度の黎明期に資格を取得し、その後、急性期病棟での実践を経て現在は大学で教鞭をとる傍ら実践を続けている。宇都宮さんの語りには二つの大きなテーマがあった。一つはICUにおける日常の業務のなかでスタッフの実践に意味づけをして承認していくこと、もう一つは引っ掛かりのある場面で患者に入り込んでいくことである。語りは大学院に進学する場面から始まった。

宇都宮　なぜ私が大学院に行きたかった、行こうと思ったかっていうのは、前の病院では、ずっと集中治療室系で働いてたんですね。集中治療室ってやっぱり重症な患者さんが多いので、いろんな患者さんとお話をしたりとか、そういった機会はほとんどなくって。1時間ごとに血圧を測る、もっとひどいときは15分ごとに血圧を測り、1時間ごとにおしっこの量を量り、そのなかから異常がないかどうかとか、正常でずっと経過されてるかどうかとか、っていうことを見ながら、その合間にいちばん状態のいいときに、清拭をしたりとか、体位変換したりとかっていうことをしてたわけですね。（1；以下数字はインタビュー逐語録のページ数を表す）

　表面上はICUを支配するルーティンワークが話題になっている。しかし本当の焦点はルーティンワークによって見えにくくなっているもののほうである。
　「集中治療室ってやっぱり重症な患者さんが多いので、いろんな患者さんとお話をしたりとか、そういったことの機会はほとんどなくって」ということの確認がここでは意味を持ってくる。というのは生命の危険がある患者、疎通が取れない患者が少なくなく、しかも短期間のみ滞在することという状況の制約ゆえに「患者さんとお話を」する機会が少ないということが、ここからあとに語られる内容を規定するからだ。看護では、医療的な処置のほかに患者や家族とのコミュニケーションや生活上のケアが重視されるであろう。しかし重症患者が多いICUでは後者のための条件である「患者さんとお話をしたり」という機会が少ない。
　まずはコミュニケーションを取ることが難しい患者と、いかにコンタクトを取るのかという課題が§1で語られる。次に患者の死を見守る家族とどのように関わるかというテーマが§2で語られる。最後に患者との接点が難しいなかでどのように医療チームを作るのかという主題が§3で語られる。

宇都宮　それをずっと、自分の勤務が8時間だとすると、8回同じことを繰り返して

るうちに1日が終わる。で，多くの若い看護師さんたちは，もうそれに疲れてしまって。もう，究極，看護がないと。「もうただ単に業務をしてるだけで，ここには看護がなくって，もう自分のモチベーションが下がるのでもう辞めたい。もっと看護したい」って言って辞めていく人たちが多かったんですね。

　私は，当時，大学院行く直前，副師長してたんですけど，そう言って辞めていく人たちに，「いや，この血圧を測るっていうことや，おしっこの量を量るっていうことにも，看護があると思うんだけどね」ってしか言えなかったんです。『ある』と思うんだけど，それを明解に「あります」とは伝えられなくって。『ただの業務でおしっこを量るってるわけでもないし，血圧測ってるわけでもなくって，ここにも大事な看護があると私は思うんだけど，ちゃんと言えない』っていうのがあった。

　そういう若い人たちが辞めていくのを見送るときに，何とも言えない自分[1]が不全感を，看護を語れない不全感があったんですよ。なので，ちょっと自分に後ろ盾がほしいっていうか，理論的後ろ盾がほしいなと思ったので。大学院に行けば，理論的裏付けが自分のなかで少しでもできるんじゃないかと。そうすると，なんかそういうことを言って辞めていく人に，ちゃんと「ここの領域にも看護があるんだ」ってことを話せるようになるんじゃないかなと思って，大学院に進学したんですね。(1)

　看護が患者とのコミュニケーションにもとづいているとすると，ICUではコミュニケーションが不可能になり，ルーティンの業務に追われ「看護がない」と感じられる。

　ここで宇都宮さんは大学院進学のきっかけを語っている。一言でいうと看護を語るためである。ICUでルーティンワークに追われる看護師たちは「単に業務をしてるだけ」であって「看護がない」と感じて辞めていくという。宇都宮さんは「おしっこの量を量る」つまりルーティンの業務のなかにも「看護がある」と思うが，しかしその「看護を語れない」。「業務」ではない「看護」，「看護がない」「看護がある」といわれるときの看護が何を指すのか明確に定義されることはなかった。しかしインタビュー全体を通してみたときに像を結ぶことになるであろう。

　この「看護は何か」は，言葉にすることが難しいものであったようだ。宇都宮さん自身がかつては「語れない」「言えなかった」と感じている。専門看護師になったあとの宇都宮さんは，自分の実践を言葉にすることができない同僚の看護師たちに言葉を見つけていくことになる。この引用の中盤では，「『ある』と思うんだけど，それを明解に『あります』とは伝えられなくって」と語れないことにもどかしさを感じ，しかし語ることができるような別の状態があるはずだとも感じている。このずれの感覚が専門看護師としての宇都宮さんの実践を動かす動因となっている。「『ある』と思う」と，「あります」と「語れないこと」とのあいだのずれを解消することが現在の実践では徹底されることになる。

　そのことは「ちょっと」という言葉遣いから分かる。「ちょっと」は宇都宮さんの語りのなかでもっとも重要な単語である。まだ言葉になっていない潜在性がさまざ

---

[1] 「私」と「自分」との使い分けについては後述する。

な場面で宇都宮さんを突き動かしている。そのようなときに「ちょっと」は登場するのだ。インタビューのなかに45回登場した「ちょっと」は宇都宮さんが何か状況への違和感やずれを感じたときに別の状態へと向かおうとして発せられる言葉であるようだ。「ちょっと」と感じたポイントを支点として変化を生み出そうとするのである。もちろん意図的にはさんだ言葉ではないであろうが，それゆえに指標としての価値が高い。冒頭の引用で「大学院に行きたかった」が「行こうと思った」に言い換えられている。次の引用でも何度も「思った」と言われる。この「思い」のなかに「ちょっと」を現実化しようとする意思が伺える。

　宇都宮さんが「看護を語れない」ということは，スタッフがルーティンの業務のなかにある看護に気づけないということとぴったり同じことである。そのため，次の引用でスタッフの気づきを促す形で言葉にしていく実践が登場する。「ここにも」「この領域にも看護がある」という看護の在り処と，理論を手に入れる場所である「自分のなか」という二つの場所はパラレルだ。

村上　初めに大学院に行こうと思ったきっかけの，その，言葉にならないっていう部分っていうのはどう，その後どういうふうに変わっ……。
宇都宮　その後ですか。なるべく今は言葉にして伝えるようにしてます。血圧を測るっていうことに関して，その看護師さんたちが，「これって意味あるんですかね」って言ったりしたときに，じゃあ何を見たかっていう話を一緒に語ってもらうんですね，血圧を測ったときに。血圧を測っただけじゃなく，そのときにきっと患者さんの表情見てたりとか，いろんなお話ししながら血圧測ったりとかいろいろしてるんですよ。そこに気づいてない方が多い。実はすごく患者さんよく見てたりとかしてて，判断してたりするので，そこを私が外側から見て，「こんなこともやってたしこうやってたし，こんなときどう考えてた？」って言うと，「こう考えてた」と。「そこが大事で，そこだよね」って言って。「なので，あなたがしてることは決して血圧測ってるだけじゃないよ」って，声掛けをすることで，私は看護の意味づけって言ってるんです。やってることに意味づけをする役割かなと。(5)

　言葉にならなかった看護を「今は言葉にして伝えるようにしてます」といっただけでは答えにはなっていないのだが，大学院で専門看護師の教育課程で学んだことで宇都宮さん自身は何をどのように言葉にしたらよいのかがはっきりと自覚してきている。前の引用では業務とは別のどこかに看護があるかのようにスタッフは語っていたが，ここでは業務そのもののなかに内在する看護が発見されていく。看護は，実はルーティンの業務のなかで「看護師さんたち」がすでに行っている。これが言語化されていく。初めの引用で「看護」と呼ばれていたものが何なのかははっきりとは定義されていなかったが，この引用では看護師の多くが気づかずとも細かく患者のことを見て考えながら「いろんなお話ししながら」業務を行っていることのなかに看護があるということが暗示されている。とりわけ表情の観察に意味があるという点は，あとで大事になってくる。

　前の引用の「ちょっと」は言語化しにくいあいまいな違和感を示していたが，今回「じゃあ」「実は」「今は」という帰結を表す言葉とともにこの違和感が解消され，言

語化されたことが示される。以前は語れなかった看護が，業務に伴って行っているさまざまな気遣いを語りだすことで解決される。

このような「看護の意味づけ」によってはじめて，看護とは何かが浮かび上がる。専門看護師の役割は，スタッフの看護実践を言語化することで「間違ってないっていう意味づけをする役割」(6)，「承認」(6) なのだ。業務のなかに看護があるのと並行して，宇都宮さんのなかに言葉が生まれる。

そして今まで二つの引用では「看護師さんたち」「気づいてない方」と，同僚であるにも関わらず敬語が使われている。意識せずに使っているので完全に一貫はしていないが，呼称の使い分けにも一定の規則がある。「看護師さんたち」という敬語は，専門看護師である宇都宮さんと同僚のスタッフたちとのあいだに若干の距離が設定される場面で使われる。それゆえ「私があの外側から見て」と言われるのだ。このとき宇都宮さんは客観的な視点で判断している。それに対し，「みんな」という表現はスタッフのなかに入り込んでいるときに使われることが多い。敬語の使い分けは，実践のなかでどのような位置取りをするのかという心理的な距離の変化を示すので重要なポイントになる。この距離感のフレキシブルな可変性も CNS 実践の要素なのである。そしてこの場面では業務のなかの看護，宇都宮さんのなかの言葉の力がある。

§2. 患者に踏み込む人としての専門看護師

● 事故のケア —— 1.5 人称の看護

さて，宇都宮さんはインタビュー冒頭でスタッフの実践を肯定し勇気づけるために看護の意味づけをしていくことを強調した。次に登場したテーマのほうが主要なモチーフとなった。インタビュー冒頭はもうすでにできている看護を承認することが話題となった。ここでは，看護に変化が要請される場面が話題となる。宇都宮さんの転機となったのは，200X 年に起きたある大きな事故であるという。この事故についてはインタビューの冒頭と終わりの 2 回にわたって語られた。10 年以上前の出来事について 37 人という入院患者の具体的な数を繰り返していることからも，この出来事が大きなインパクトを持っていたことが暗示されている。

宇都宮　自分の，転機というか，大きなきっかけは，X の事故があったんですね。そのときの患者さんのほとんど，110 何人がうちに運び込まれた。そのうち 37 人の方が入院されたんですが，その 37 人の方を私が担当することになったんです。37 人の方と関わっていくなかで，よりスタッフの方々と，共同するようになったっていうのが，専門看護師としてのスタートラインだったかなー，と。

　で，自分も患者さんを捉えたりするときに，その危機理論であったりとか，自分が大学院で学んできたベースとなるものも大事にしつつ，私，それまでは 2 人称みたいな感じだったんですね。患者さんと家族の方とかにしても，家族，患者さんにしても，患者さんがいて，私がいるっていう 1 人称 2 人称ぐらいな感じの関わり方。話聞いてててもそんな感じだったんです。

　やっぱりもうちょっと入り込まないと，本当の意味のケアはできないんじゃない

か，この人が何考えているかっていうことに関しては，この人にはなれない，1人称にはなれないけど，もう少し近寄らないと，本当の意味の，共感とか共有とかはできないんじゃないかと思って。1.5人称ぐらいな感じですかね。もうちょっと踏み込むっていうところが，必要かなっていうのが，私自身の実践のなかでは，そのときにものすごく大きな原点になったのと。(3)

　宇都宮さんの語りは，ある節目となる時点の前と後での変化を際立たせながら進む。この引用では「それまでは」2人称の関わりだったのが，事故の「そのとき」を「転機」「きっかけ」「スタートライン」「原点」として1.5人称の関係へと踏み込むようになったと語られている。§1では大学院で理論を学ぶことで業務のなかにある看護が語られるようになった。しかしこの引用によると「理論」「大学院で学んできたベース」ではまだ2人称の関わりであり，さらにその先に1.5人称の関わりが考えられていることが分かる。「関わっていくなかで」は先ほどの業務のなかにある看護と同じように状況のただなかで発見されていく看護である。

　通常は私とあなたの2人称の関係が近しい親身の関わりであるように言うことが多いであろう。ところが宇都宮さんは1.5人称にまで踏み込む必要があるという。2人称には「私」と「あなた」の区別がある。私の価値観は前提とされたまま崩されない。1.5人称とは2人称の「あなた」よりも「ちょっと」入り込む，「ちょっと」踏み込むことである。§1に続いてやはり宇都宮さんの運動は外にあったもののなかへと踏み込んでいく運動である。踏み込むことをここではいったん「共感とか共有」と呼んでいるが，実はこのあとで1.5人称の看護が心理的共感とは異なるものであることがあきらかになってゆく。

　2人称と1.5人称との区別とは異なるもう一つの距離感が「自分」と「私」の使い分けのなかに表現されている。「自分も患者さんをとらえたりするとき」というときは引いた視点から距離を取って自分の持つ知識の活用について語っている。ところが「というか，私，こう，それまでは2人称みたいな感じだったんですね」と語るときには現場のなかに身を置いたまきこまれた視点から語っているのだ。現場に身を置いて今までの患者との距離感ではだめだと気がついた瞬間，「自分〔……〕というか，私」と人称代名詞が変化する。(1) 2人称と1.5人称は宇都宮さんと患者に対する位置取りであり，(2) 敬語の使い分けは（状況のなかでの）スタッフに対する距離の変化を表していたが，(3)「自分」と「私」との使い分けは状況全体と宇都宮さんとの位置取りの変化を表現している。そして宇都宮さんが「自分」から「私」になるとき「患者さん」は「この人」へと変化する。全体としてさまざまな仕方で外からうちへと視点が移動していっているのが分かるであろう。

　この引用では，ほとんど「私自身」の患者に対する実践について語っているので，この事例を通して「よりスタッフの方々と，こう共同するようになってきた」ことの意味はまだはっきりとは分からない。§2の引用では宇都宮さん個人と患者・家族との関わりが話題になるので，スタッフはほとんど登場しない。「私」という一人称単数の実践がチーム医療とどのように関係するのかは，§3に引用するインタビュー後半の語りのなかで明らかになる。

● フィルターを外す

上の語りは以下のように続く。

宇都宮 あと，皆さん事故に遭われた瞬間は，パニックにもなられるし，「自分が生きていることが申し訳ない」って言われたりとか，ちょっと自分の想像してた反応とは違ってたんですよね。命は助かったけど，誰も，その37人の方が誰一人，「助かって良かった」とは言われなかったんですよね。「助かって申し訳ない」って言われたので。

　今まで自分は急性期看護で生きてきたので，救命してなんぼの世界。その世界のなかで生きてきた私にとっては，「助かって申し訳ない」って言われた気持ちが，最初はもうびっくりしたのと，ちょっと若干受け入れられなかったのと，『どうしてそういう感情になってしまったんだろう？』っていうことと。ただしそういう感情を否定することなく，そういう感情になった人と，一緒に過ごすには，『どういうふうに接することがいいのかな？』と考えたりして。

　やっぱり2人称でいると自分の価値観で見てしまうので，まず自分の価値観，フィルターを外すっていうか，『外すことが大事なんだな』と思って，あえてこう踏み込む。自分のなかで1.5人称ぐらいな感じで言ってるんですけど，ぐっと踏み込むっていうか，フィルターを外す作業っていうのがすごく大事なんだなっていうことが，まあ，私のなかではすごくあの経験が大きいというか。(3)

事故の生存者は一様に「助かって申し訳ない」と語ったという。そのことに宇都宮さんは「びっくり」し，「ちょっと若干受け入れられなかった」と語る。つまり宇都宮さんは違和感を感じている。ここが宇都宮さんの変化の出発点である。ここでも「自分」と「私」の対比がある。「今までは自分は」と過去の実践を距離を置いた位置から振り返ったうえで，次に「私にとっては〔……〕びっくり」と状況に巻き込まれた位置から感想を述べている。このときは「そういう感情になった人」とやはり「患者」から「人」へと個別化する。

さきほどの引用ではまず「ちょっと後ろ盾が欲しい」と，現在のスキルと未来の自分のスキルとのずれが語られていた。そして次の引用では，「ちょっと踏み込む」必要性が語られた。そして「ちょっと」は宇都宮さん自身についていわれるか，宇都宮さんが直接関わりつつある相手について使われる。つまり宇都宮さん自身との関係のなかで生まれる「ずれ」について「ちょっと」といわれるのだ。逆に宇都宮さんとのあいだではない場面では使われない（たとえば冒頭の引用ではスタッフが「もっと看護がしたい」というのであって「ちょっと」ではない）。

宇都宮さんは患者の言葉が「ちょっと」受け入れられなかったわけだが，それはまさに2人称での関わりで宇都宮さんが「自分の価値観」を持ち込んでいたがゆえに受け入れられないのである。1.5人称の関係は「まず」自分の価値観の「フィルターを外す」作業から始まる（「今まで」と，現在は「まず〔……〕フィルターを外す」との対比である）。1.5人称はたしかに相手に共感することかもしれないが，感情の問題ではなく自分の価値観を捨てて相手の言いたいことを聴き取るという意味での共感である。共感は決してセンチメンタルなものではない。

CASE 1　急性・重症患者看護　専門看護師のコンピテンシー

　とはいえこの段階ではまだ、フィルターを外すことと、踏み込むこととがどのようにつながっているのかは分からない。もっというと、「踏み込む」とは何をすることなのかがまだ分からない。
　さらに細かく見ると、違和感からフィルターを外すことへと直接移行するのではなく「どういうふうに接するのが良いのかな？」と「考えたりとかして」と歩み寄るために思考があいだに挟まっている。この思考ゆえに踏み込む看護が可能になっている。引っかかりが生じる場面とは、ルーティンが通じない場面であり、一旦立ち止まって考えることを促される場面でもあることがここでは分かってくる。§1のスタッフを承認する実践では、このような立ち止まっての思考は挟まっていない。このような思考の介在は、のちほど時間的なずれとして話題になる。個人の思考が拡大してチーム全体の振り返りとなるであろう。

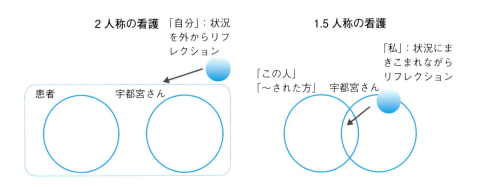

● **研究会の事例①── 1.5人称の看護を要請する状態**
　語りは以下のように続く。

宇都宮　なので、それ以降、今回の研究会の事例もそうなんですけど、家族とかその患者さんを見るときに、どうしても今までの経験と照らし合わせて、その人、あ、ちょっと頑固そうな人とか、いろんな印象を持つような患者さんがたくさんいらっしゃるし、私たちがスタッフを思うときもそんなふうに見てしまいがちなんですけど、いかに、自分のフィルターを外すかっていうことを、気に掛けてやり続けてる活動が、専門看護師の私のなかの根底にあるかな、とは思ってます。
　それまで、ICUのナースのときは、自分は患者さんのこと思ってるとは思ってましたし、副師長としてスタッフのために役立ちたいなと思ってたんですけど。ちょっと、その、そう思ってる自分は、思ってるだけで、やっぱりそこにはなんか自分のフィルターがあるんですよね、だけど、まずフィルターを外して、その人に近づく努力をしないと、ちょっとこの領域は難しいかなと。
　まあ生命の危機とすごく背中合わせなので、通常の思考とは違う思考を取られる方も非常に多い。とするとちょっと落ち着けば、ちゃんと考えられることが考えられなくなったりされる方が非常に多いので、「一歩近づくというか、そういう努力をまず私のほうでしないといけないかな」と気づき、それをまず根底にやってきてるCNS活動かなと思ってるんですね。(4)

17

事故のケア以降，宇都宮さんの実践は質的に変化したようだ。「それまで」と事故の「それ以降」が対比されたうえで，「自分のフィルター」を外す実践が「CNS 活動全体」へと一般化される。事故から得た気づきは「生命の危機とすごく背中合わせなので，やっぱり通常の思考とは違う思考を取られる方も非常に多い」という救命やICU の患者の特殊な状態である。日常の共感では届かないかもしれない状態にある。引っ掛かりを踏まえつつ患者の状態の深刻さと，それに伴う看護師のとまどいとが連動していることが確認できる。このときやはり「自分」と「患者」ではなく，「私」と「〜された方」の対になる。

　大事なことは，「踏み込む」看護が，感情移入ではないということだ。むしろ，すぐには共感できないような違和感を感じるとき，あるいは自分の価値観がフィルターになってしまって相手の言葉が理解できないとき，そのような場面で「フィルターを外す作業」のことを指すのである。このとき「今までの経験と照らし合わせる」ことを差し控える。先入観すなわちナースとしての歴史をかっこに入れ，目の前の患者自身へと向かおうとする。

　ここでも「ちょっと」が大事な意味を持つ。というのは，患者さんのことを「思ってるだけで」実は自分の価値観を押し付けていることが「ちょっと」あり，踏み込む努力をしないと「ちょっと」ICU での実践は難しい，あるいは「やっぱり」患者は通常の思考とは違うけれども「ちょっと」落ち着けば考えられることも増える。「やっぱり」で事実を確認しつつ，現状に対する違和感・ずれを示すときに「ちょっと」という言葉が添えられるのである。「ちょっと」は実践の原動力となる違和感であったり，目指すべき方向性を示す。そこで「あえて」踏み込むのが実践である。

　フィルターを外すことと患者に入り込む 1.5 人称の看護が CNS 活動の「根底」だという。面白いのは大学院進学のきっかけは，スタッフをエンパワーすることであったのに，ここでは患者との関係を根底に据えているということだ。のちほどこの 1.5人称の看護と，スタッフのエンパワメントとの関係が説明されることになるであろう。しかしひとまずは宇都宮さんの関心は，スタッフを離れて患者のほうへとぐっと入る。

村上　そうすると CNS にもうなられたあとに事故があって，で，そこで経験されたことが，やっぱり CNS のベースになる。

宇都宮　なっていきましたね。CNS 修了のときには，ま，いろんな理論とか学んできたんですけど，それがどういうものなのか，具体と抽象のやりとりがまだできない感じだった。それが，学んできた理論と，実際の被災者の方々，患者さん方と，一致する部分と，その一致する根底になりながらも個別の部分っていうところがすごく見えたんですよね。なので，『あ，ベースとなるものを私，学んできたんだな』って，少し納得できた部分と，だからこそもう一歩踏み込む努力をしないと，また，理論ではこう言ってるからみたいなフィルターにまた閉ざされてしまうといけないので，だからこそやっぱり個を大事にするっていうか，っていう踏み込み方っていうのをしていかないといけないかな，というふうに思いました。(4)

　フィルターを外す実践は既存の価値観を捨てることであるから医療の知識をむしろ

捨てることであるかのようにも思えるがそれは違うようだ。むしろ専門看護師の教育課程のなかで「学んだ理論」が「根底になりながらも個別の部分」を発見するという仕方で，理論というフィルターを外す実践が行われる。理論は患者一人ひとりの理解のために役立つが，理論に固執してしまうとフィルターとなってしまう。しかしフィルターを外して一人ひとりの患者の個別性を発見するときには，理論こそが「だからこそもう一歩踏み込む努力」を促し，実践のベースとしての意味を持つ。つまりフィルター外しとは理論と個別事例のあいだの有機的な往復運動であり，「具体と抽象のやりとり」なのである。

● 踏み込む看護の出発点（フィルター外しの手前）── 叔母の葬儀

　このような相手の懐に入り込む看護は事故が始まりであったとしても，実はそれ以前にモデルとなった出来事がもう一つある。若い看護師だった頃の叔母の葬儀が初めのきっかけとなり，次に事故での実践においてさらに別の要素が加わったようだ。1.5人称の看護とは，宇都宮さんのなかでおそらく若い頃すでに準備していた構えが，バージョンアップして具体化したものであることがここから分かる。そしておそらく葬儀の場面は，専門看護師になってから遡行して意味づけされ直したのでもあろう。

　ここで1.5人称の踏み込みが，感情移入とは異なるものであることがはっきりする。さらにはここでは踏み込みは語られるがフィルター外しは登場しない。つまり価値観のフィルター外しと踏み込むこととは少しだけ区別され，踏み込みのスキルのあとにフィルター外しのスキルが生まれたことが分かる。

宇都宮　私，最初の頃は，コミュニケーションっていうか，患者さんの所に行って，こう一言めに言う言葉とか，そういったことにすごく苦手意識があったんですね。最初の，その若い頃というかスタッフだった頃。
　で，なんで『私はもうちょっとこう，飛び込んで訊けないのかな』とか，『もうちょっとこう入って話ができないのかな』と思ってたんです。で，うちの母，母が，すごいフランクに聞く人なんですね，なんでも。で，たまたま私の叔母が，下の子が小学生，上のお姉ちゃんが中学生ぐらいのときに，胃がんで早く亡くなってしまって。
　そのお通夜からずっといたときに，私にしたら，『ああすごいかわいそう』って，そのときにはもう看護師になってたと思うんですけど，『すごくかわいそう』っていう気持ちはあるけど，どう声を掛けていいか分からない。で，『ううん，なんて言ったらいいんだろうな』と思ってたんです。医療者で，そういう場面にもよく立ち会ってるのに，『私ってやっぱり声掛けるの下手だな』と思ってたんですよね。(7)

　この場面では宇都宮さんは状況に巻き込まれているので「自分」ではなく「私」を一貫して使っている。巻き込まれるがゆえに「どう声を掛けていいか分からない」のだ。ICUでの日常の看護を説明できないもどかしさ，そして事故の被害者が語る言葉が理解できないということに加えて，今回の場面では「どう声を掛けていいか分か

らない」と，どの場合も言葉の不在が実践を動かす原動力となる。

　先ほどの事故の引用の「入り込む」に対応するのがここでは「飛び込んで訊く」ことである。この語りではじめて，入り込む看護が患者へと「声を掛ける」ことなのだと分かる。

　ここでも二度の「ちょっと」によって，「飛び込んで訊く」という目指すべき実践からのずれが語られているのが分かるであろう。ここまでのところで「ちょっと」によって漠然と目指すべき未来が指し示されている。これに対し，宇都宮さんの母親が具体的な回答を与えるのが続く語りである。

宇都宮　そうするとうちの母がひゅってその二人に寄って行って，「悲しい？」って聞いたんです。『かな，悲しいの決まってるじゃない！』と，私はそれを聞いてて思ったんですよ。『なんてこと聞くんだろう？』って，うちの母『本当にぶしつけだな』って。

　ですけど，そしたらそれまで全然，なんか普通に二人で，きょ，きょとんとしてた感じだったんですね，受け止めてないわけじゃないのにね。なのにすっごいそのときに泣いて，ずっと，なんて言うのかな，お母さんとの思い出をわあっと語ったんですよね。それで私はすごいびっくりして，『本当はなんかいろいろ言いたかったんだな』っていうのが分かったんです。『その最初の一言が誰にも掛けられなくって，言えなかったのかな』と思ったときに，『ああやってストレートに聞くって実は大事なんだな』っていうのを，私気づかされて。全く素人の母親に気づかされて。で，『あ，これからはストレートに聞こう』って思ったんですよね。なので，なるべくストレートに聞くようにしてるし，『自分が感じた感覚を返そう』と思ったんですね。(7-8)

　変化を生み出すのは宇都宮さんの母親の行動であり，（日常において宇都宮さんが他のスタッフのモデルとなるように）ここでは母親が宇都宮さんの看護実践のモデルとなる。「飛び込んで」1.5人称の関わりを持つことが，「声を掛ける」ことと連結している。相手の本当の気持ちが分からないということは，そのままでは共感することができないということでもある。相手の立場から共感するためには声を掛けて自分が感じたことを返してはっきりと訊いてみないと始まらないということに，宇都宮さんは叔母の葬儀で気づくのだ[2]。「悲しい？」という言葉は，その内容よりも，子どもに向けて声掛けをするというベクトルと行為が効果を生んだというべきであろう。宇都宮さんの母親が「感じたままで」(8：次の引用参照) フランクに声を掛けて飛び込む

---

[2] 臨床におけるバッドニュースでも同様の実践が語られる。
　宇都宮　なので，きっと，私はまあ自分の感じたことを吐いていくことが，やっぱ一歩踏み込んで，さらに相手の感じてることを引き出せるっていうふうに思い始めたので，まあそれをして，それが，この事例に書いてるんですが。きっとそこにちょっと自信がないと，踏み込めないというか，どうしたら，腫れ物に触るみたいな感じで，やっぱりネガ，状態がこう下降線をたどっていくと，ナースの人たちもドクターも傷ついてて……。救えなかったっていうことでの傷つきがあるので，なんかバッドニュースは伝えにくいんですよね。で，バッドニュース伝えられたあとに，どう声掛けていいか分かんないですよ。なので，自分も残念な気持ちがあったら，もう「残念です」って言っちゃえば私はいいなと思って，私はもう「残念です」って言うようにしてるんですけど，そこが言っていいのか言っちゃ駄目なのかっていうところで揺れたり，こう，していくんですよね。(16)

ことで，遺された子どもたちは思いを語り始める。

　「本当は」いろいろ言いたかった，という場面で，子どもの気持ちが語られ分節されていくことになるのである。つまりこの実践は，患者の気持ちが分節されていない状態から言葉によってはっきりと分節していくプロセスのモデルとなる。その転機になるのが声を掛けて踏み込むことなのである。「実は大事」の「実は」において，他の多くの場面と同じように（「ちょっと」隠れていたものが現実化され）実践が変質する瞬間を示している。そしてこの場面では一貫して巻き込まれた「私」が語っていたのだが，最後に『自分が感じた感覚を返そう』と，距離を置いて一般化した実践のテーゼを創り出しているのだ。

● 研究会の事例② ── 踏み込むためのきっかけとしての身体的なサイン

　この声掛けは（何かの）感覚にもとづいてなされる。宇都宮さんの看護現場の事例では違和感が話題になるが，葬儀の場面では母親が子どもから感じ取った感覚に従って声を掛けている。2人称の関係は，『自分が感じた感覚を返そう』と（1）感じたことを（2）声掛けすることで（3）相手から言葉を引き出すときに，1.5人称の関係へと変化する。これが入り込むことの内実である。

　宇都宮さんは切れ目なく続けて，インタビューのひと月前にCNS研究会に提示した実践事例について言及した。研究会で示された事例も，フィルター外しへと踏み込んでいく実践の一例である。

宇都宮　今回提示した事例でも，「なんだか立ちたくなさそうな雰囲気だった」って私は言ったんですが，なのでそこを聞いてみたいというか，何か座っときだったり，何かちょっと，なんか考えておられるのかなと思ったので，「どうしましょ？」っていう感じで投げ掛けたんだと思うんですね。『こう思ってるけどこういうことを言ったらああかな』と思ったりとか，っていろいろナースは考えるんですよね。『こう言ってこう言われたらどうしよう』とか，こういろいろ考えすぎて，シミュレーションしすぎて声が掛けられなかったりとか，いろんなことが私も若い頃あったので。もう感じたことを，私の感じたままでいいので，それがこう一歩踏み込むことかなっていうのが，事故のこととかもいろいろあったので，『もうストレートに踏み込もうって，感じたまま踏み込んでみよう』って思って，関わるようにしていってるんです，普段から。(8)

　叔母の葬儀の経験をふまえて「感じたまま踏み込んで」声を掛けてみる方針が語られているが，「感じた」ことを語ることと「踏み込む」ことがここではっきりとつなげられている。声掛けこそが踏み込むことなのだ。そして踏み込むためのきっかけは「ちょっと」違和感を「感じること」である。何かのきっかけを感じ取り，それについて踏み込むのだ。「ちょっと」はここでも変化に向けての潜在的な可能性を示している。

　ここでは今までにない特徴が一つある。ここまでの語りでは患者への理解と関係を滞らせる看護師側のフィルターは，知識などに由来する価値観・先入観だった。これに対し，ここでのフィルターは看護師があれこれシミュレーションしすぎて思い悩む

ことである。先入観となる価値観や経験知が曇らすだけでなく，考えすぎることもまた行動をブロックする。大事なことは声掛けによってコミュニケーションを生み出すことである。

この「感じたこと」という引っ掛かりのポイントは，言葉に限らず身体的なサインかもしれない。この点がこの事例のもう一つの特徴である。「なんか立ちたくなさそうな雰囲気だった」と気づくのは言葉ではなく身振りや表情から何かサインを感じたからである。

村上　つまりその感じた何かを，宇都宮さんが感じたそのポイントっていうのは，その，何か，どういうとこなんですか。

宇都宮　表情とか，まず，その人の表情。で，今まで目で，目を合わして見てたのに，そのときだけ目をそらされたとか，というと『何か引っ掛かることがあるのかな』って思ったりとか。あと，ICUに入ってたりすると，患者の後ろとか横とかで医師の説明をいっしょに聞くことが多いんですけど，なんかちょっと納得できない感じの様子で話を聞いてて，自分が納得できなかったりしたときに，「ん？」って首ひねったりされるときがあるんですよね，患者さん自身が。

そうしたときに，その場では言わなくても，終わったあとでも，「さっきあの話をされた瞬間，首ひねられたように私は思うんだけど，何か引っ掛かりましたか？」って。「私は引っ掛かったように思ったんだけど，引っ掛かりましたか？」って聞くと，「実は」って。「あの言葉が分からなかった」ってことも，「あのときにすごく自分のなかで，ああもうこれで駄目なんだなと思った」とか，っていうことを，自分の言葉から自発的に発せられなくても，それをきっかけに発せられる言葉っていうのがあって，そのときになんかこう，『少しこう，入り込めたかな』って感じがするんですよね。『少し近づけたかな』って。で，そういうように聞くようにはしてます。

提示した事例でも，なんかちょっと，立ちたくなさそうな感じが私はしたので，少し時間を渡したほうがいいのかなって思ったんですよね。なんかすぐにベッドサイドに行くっていう感じではなかったんですよ。なので，そのときにそう言いました。うん。(9)

「表情」が登場するのはインタビューで3回目である。スタッフは業務のなかで細かく患者の表情を見ている。あるいはスタッフ自身が「いい表情で」頑張るのを宇都宮さんは確認する。そしてここでは家族の表情や首をひねる身振りが引っ掛かりのサインとして注目される。表情とは，それを通して語られるべき内容の在り処が示されるポイントなのだと言える。身体的なサインを見逃さずに言語的な対話へと変換することがポイントなのだとも言える。感じ取られる引っ掛かりは，そこを起点として世界が変質する支点となっている。

引っ掛かりの場面では「その場では言わなくても，終わったあとでも」と事後的な介入をするのだが，このモチーフはのちほど詳しく検討する。

この引用からは，宇都宮さんが感じる引っ掛かりは患者が感じる引っ掛かりとつながっていることが分かる。宇都宮さんは患者の「後ろとか横とか」に立って，医師の

説明を聞く患者の位置に身を置いて患者の引っ掛かりをキャッチしようとする。このとき主語も内容も曖昧になる。宇都宮さんの1人称と患者の2人称がほぼ混じり合って曖昧になるからである。1.5人称の看護が要請する空間的な位置取りと文法的な構造がここには表現されている。この引っ掛かりの共有ゆえにこそ状況を変化させていくことができるのであろう。ここからひるがえってみると，身体のサインを感じ取ることは，身体位置のシンクロと連結していることが分かる。価値観のかっこ入れは，身体のセンサーが精度を上げることと連動している。振り返ってみると，叔母の葬儀のときに黙っていた子どもに声を掛けた母親もまた，子どもの身体のサインを感じ，子どもの視線に目を落として反応していたわけである。

「ちょっと」感じられた両者の引っ掛かりが言葉にされたときに，「実は」と患者の語りが始まるのである。語りによって理解できたときに「少し」入り込めたと感じる。「ちょっと」感じていた漠然とした違和感が，「少し」クリアな理解へと変化するのだ。

宇都宮さんは「少し」という言葉もインタビュー全体で15回ほど使ったが，クリアになった「少し」という程度を表現する。これに対し「ちょっと」はあいまいで予測して描くことができない潜在的な未来を示す。つまり「ちょっと」と「少し」とは意味が異なることも多い。

この踏み込みの前と後とでは関係のあり方も状況のあり方も一変する。それゆえに引っ掛かりが変化の支点なのだ。この変化の支点となる引っ掛かりをつかむこと，これが暗黙のうちに専門看護師のコンピテンシーとなっている。

§3. 多職種のチームを作る人としての専門看護師

● 1.5人称の看護とスタッフ

さて §2では，宇都宮さんと患者や家族との直接的な関わりが語られた。このときはスタッフはほとんど登場しなかったのだが，§1でエンパワメントが話題となっているのと同様に，実は医療のチームをどのように作るのかが宇都宮さんの関心事である。以下に §1と §2とのつながりも明らかにしたい。

宇都宮　そんなに［ケアに］入らないとき，それは経験もあって，それこそやっていけるだろうと思うときには，私がわざわざなかに入っていって，患者さん直接［ケア］しなくても，十分直接的にやってるスタッフがいたら，そこに承認をしていけばいいだけのことなので，そういった事例もあるんですけど。

　私が，これはちょっと入っていかないといけないなと思って入っていったりするような事例に関しても，私が関わってるから私一人が対応するっていうことは絶対しないんですよね。必ず巻き込んで，一緒にしていくっていうふうには考えてます。(14-15)

うまくいっている実践は直接は入らずにそばでスタッフを「承認していけばいいだけのこと」である。

これに対し，引っ掛かりのある事例の場合は宇都宮さんが直接「ちょっと入って」いき，さらにそこにスタッフを「巻き込んで，一緒にしていく」。実は宇都宮さんと患者が一対一で関わっている場面でこそ同時に「私たち」という状態を作り，これによってチームを再構成していく。このように引っ掛かりのある場面では，時間のプロセス，宇都宮さんと事象との近さ，スタッフと宇都宮さんとの関係の取り方，などが連動して変化していくのである。

　つまり専門看護師である宇都宮さんが直接患者と関わる場面は，スタッフが困難を感じている場面である。そのとき宇都宮さんが直接現場に入り込み，患者と宇都宮さんの関わりを起点としてスタッフが組織化されていく。つまり語りは一見すると宇都宮さんと患者との一対一の実践に見えるものの，背景にはチームへの働きかけがあるのだ。

宇都宮　実は私は，周りの人をどう動いてもらうかっていうか，っていうことのほうがCNSとしては大事かなと思ったりしてるんですよね。
　なので提示した事例のときも，実際はいちばん驚いたのはスタッフだったんですね。「独りにさせるの？」みたいな。「ベッドサイドに行かないんですか？」みたいな。もう時間もないのに，もう間もなく，このまま家族がやってきて，家族のご両親もOKを出せば，器械は止めるだろう。止めたら長生きできる人じゃないので，あとわずかしか温かい体のご主人と触れる時間が少ないのに，「え，部屋にいなくていいんですか？」みたいな感じに思ったのはスタッフたちだったんですよね。なのでその人たちに，そのケアの意味とかっていうのを理解してもらうっていう作業も別にはあって。(12)

　この場面は重要である。研究会でこの事例を提示したときには，宇都宮さんと奥さん，そして娘だけが登場人物だった。患者に入り込む場面では，宇都宮さんは一対一の関係を描く。しかし「実際は」スタッフが「独りにさせるの？」といちばん驚いている。つまり宇都宮さん自身が自分のフィルターを外していく1.5人称の実践は，「実は」「周りの人」にどう動いてもらうかということが眼目であったことが分かる。うまくいっている場面ではかたわらで「看護師さんたち」を承認していればよかったのだが，引っ掛かりを伴う事例においては宇都宮さん自身が現場に入り込んで自らフィルター外しを実践しつつスタッフを巻き込んでスタッフの変化を促している[3]。

　§2で（「よりスタッフの方々と，こう共同するようになってきた」と語っているのにも関わらず）スタッフが登場しなかった理由は，まず宇都宮さん自身が自分のフィルターを外すことで次にスタッフがついてくるという実践の順序があるからだ。そしてそのような場面での宇都宮さんはスタッフに交じった一員として現場に潜り込んでいるということもその理由である。ここではスタッフに敬語が使われていない。宇都宮さんが現場に巻き込まれるときにはスタッフとともに動いているのでスタッフとのあいだの距離が消える。それゆえに敬語が使われないのであろう。

---

[3] 宇都宮　なんかまだまだ，自分たちのナースの思いでケアをしてるところがあると思うんですよね，私自身も含めて。こうしてあげたいとか，こう，看護ってこうあるべきだみたいな。(12)

この引用では「ケアの意味」が問われていた。インタビューの冒頭で「看護の意味」を問うていた宇都宮さんはスタッフをそのまま承認するという意図を持っていたのだが，ここにきて1.5人称の看護のなかに看護の定義を見つけ出しているようにみえる。スタッフが気づかないままに実践している「看護」のさらに先に，あえて踏み込まないと見えてこない看護があるかのようだ。そして自らスタッフに交じることでスタッフにその水準を気づかせている。

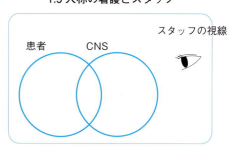

1.5人称の看護とスタッフ

● エンパワメントとフィルター外しとの時間的なずれ

§1のエンパワーする実践と§2のフィルターを外す実践とのあいだには時間構造の違いもある。

宇都宮　時間のプロセスのなかで意味づけしてるときと，少しその事例が終わったあとで，振り返って意味づけしてるときと，2通りあると思うんですね。で，必ずしも一つの事例で同時に両方使ってるわけではないんですよね。
　今ちゃんと意味づけしたほうが，この患者さんにとっても，周りのスタッフにとっても意義があるなと，効果的だなと相乗効果としてっていうときには，その事例が継続してる最中に意味づけをするというか，「あ，今やってることですごくいいんです，いい，これで行きましょ」っていうふうな形で行く。
　だけど，まあ例えばこの研究会の事例のときとかも，すごい重たい事例のなかで，何が良かったかって考えるのを，ここでやるっていうのはなかなか難しくて。で，ちょっと間をおいて，「こないだの事例だけど1回みんなで振り返ってみませんか」って。「多分，違和感感じたり，いいと思うところもあれば違和感を感じるところもあったかと思うんで，これからの事例のために一度考えよ」って言って。そこで少し違和感を出してみたり，だけどその違和感も間違いでなかったり，そこを承認するところからスタートするとかっていうふうに考えていったりするので，2つのパターンを使ってやってると思います。実際には，意味づけっていうところでは。(13)

　よい実践に気づきを与えて承認する看護と，引っ掛かりで立ち止まってフィルターを外して踏み込む看護の関係が，ここでは時間性の違いとして提示されている。§1で論じたよい看護の承認は，今その場で承認するという同時性・即時性によって特徴

づけられる。個人のエンパワメントであると同時にチームを円滑に進める営みでもある。現状を肯定すればよい。しかし引っ掛かりから出発してフィルターを外して踏み込んでゆくケアは研究会の事例がそうであったように，その瞬間には意味がつかみにくい。実践の変更を要請する意味づけは「間をおいて」「振り返って」みたときに，はっきりとするというのだ。そしてチーム「みんなで」振り返って意味を共有するプロセスでもある。

　そして空間的には先ほど見たように，よい看護の承認は少しの距離を置いて「周りのスタッフ」に対してなされるが，違和感を伴う事例の場合は宇都宮さんもスタッフのなかに入り込んで「みんなで」振り返るというスタンスをとる。時間の場合はそれぞれ即時の承認とあとからの振り返りであるから，時間と空間では距離感が食い違うことにもなっているのが興味深い。違和感は即座にはその意味を明かさない。それゆえに「間をおいて」というタイムラグのあとで「みんなで」共有するのだ。なぜそうなるのかは次の語りで判明する。今まで「間をおいて」と時期の違いとして語られていたものが，今度はスピードの違いに置き換えられていく。

村上　なんて言うか，水準も違うんですよね。
宇都宮　はい。ちょっと違ってくるかなと思ってます。うん，そうですね。ただ，それがスパンとしてはすごい長いのかっていうと，短い瞬間で移行していくときもあれば，ちょっと時間をわざと置いてしてるときもあるかな。その「置いて」っていうのも，自分の，いいように言えばプランニングなんです。プランニングのなかで，スピードも考えてる。早めに周りを巻き込んだほうがいいのか，ちょっと時間を置いてから巻き込んだほうがいいのか，っていうのは，やっぱり時間的なこととか，患者さんの重症度とか。あとは，その文化っていうとなんだかざっくりしちゃうんですけど，「こういった事例に経験がこのチームとしてあるのかないのか」とかっていうことも判断して，今やるべきかやらざるべきか，スピードアップするべきか。
村上　え，それは経験があると？
宇都宮　経験があると，そこを促進していけばいいので，前の経験を引き出していけばいいので大丈夫なんですけど。
村上　スピードアップすると。
宇都宮　はい，スピードアップしていけると思うんですけど。経験がないとやっぱり，戸惑ったりとか，そのスタッフの人たちのなかにジレンマが起こる。本当にこの方法でいいのかどうかとか，っていうことに迷いが生じてしまう。時間が短いなかで，スタッフのなかに迷いが生じてしまうと，ケアのなかのばらつきが出てしまうので，それがかえって患者さんの影響が強い場合には，ま，そこはちょっと慎重にいかないといけないなと思ったりとか。
村上　ああ，なるほど。はいはい。
宇都宮　っていうふうに思ってます。(14)

　即時に承認する場合と，引っ掛かりについてあとから振り返って検討する場合との時間構造の違いは，ここではさらに違う姿に読み替えられていく。つまり今なのかあ

とからなのかの違いは，むしろ状況に応じて要請される実践のスピードの違いなのだということである。流してよい場面ではスピーディーに，そして少し離れたところから見守る。障害物がある場面ではスピードを落としてゆっくり現場のなかに入り込んで対応するのである。このように距離感とスピードを変化させてゆく実践のことを宇都宮さんは「丸にも三角にも四角にもなるのがCNS」(20)と語っていた。「戸惑い」が生じたときにスピードを落として振り返るのは，スタッフの「ばらつき」を作らないためでもある。そのつどの意味づけのスピードとチームのまとまりとは連動している。おそらく表面的には即座に対応する場面とあとから振り返る場合との違いなのだが，むしろこの状況と実践のスピードの違いのほうが根本的な違いである。

§4. エピローグ：「弱いんだけど強い」

　最後に，宇都宮さんが転機になったと語る事故のなかの一事例についての語りを引用したい。

村上　さっき，ちらっと事故の話を伺ったんですけども。なんかその，キーになる，その，宇都宮さんにとってのキーになっている経験……。

宇都宮　あの事故に関してなんですけど，一人の30代の女性だったんです。お母さんと事故に遭われて。最初救急車で運ばれてきたときはその方だけが運ばれてきて，すっごいけがだったんですけど，すごく意識はしっかりしておられて，母と叔母が一緒に乗ってたんで，母の状態はどうなんでしょ，ってずっと言われてたんですね。で，結局あんな混乱したなかなんで，「ちょっと，まだ分かりません」って，「取りあえずあなたの治療を先に」っていうことで，治療したんですが。2日たって，お母さんも亡くなられたってことが分かったんです。ご自身だけが助かったっていうことだったんですね。「これはかなりの精神的なダメージも大きいので，ま，みんなでしっかり救急で関わりましょ」っていうことになって，私も入りながらしてたんですが。

　誰がお母さん亡くなられたこと伝えるかっていうので，お姉さんが「私が伝えたい」っていうことだったので，もう医師からとかそういったことではなくって，家族の方に入っていただいて，そこに私も立ち会って。で，「実は」っていうことで，お話をされた。おうちの方としては，「もう最後の機会なので会わせたい，お母さんに」「お葬式に連れて行きたい」って言われたんですけど，クラッシュシンドロームでとても動けないんですよね。ストレッチャーか何か乗って行かないと。だけど，本人も，もう「お母さんに会いたい」なんですよね。(21)

　宇都宮さんは事故でのけが人を特に思い出した。この女性は母とともに乗車し，一命をとりとめたものの一人生き残った。「みんなでしっかり救急で関わりましょ」と語られるが，ここでの語りは患者と宇都宮さんの一対一の関係に集中する。その理由はすでに論じた。

　ベッドから起き上がることもできない容態のなか，「お母さんに会いたい」という希望を伝えている。死んだ家族に対して「会いたい」と表現するのは，別離が唐突で

不全感を残すものであるという状況の緊張を示しているだろう。この引用の後半で3回用いられる「もう」と状況への宇都宮さんの巻き込みを示す「私も」が状況の切迫を示している。

宇都宮　で，『これどうするかな？』，と，自分でも医学的には『絶対，無理なんじゃないかな？』と思ったんですけど，そしたら救急の教授が「誰か医療者付いて行ったら行けるんじゃないか」って。「なんとか最大限の努力をしようよ」って言われたので，じゃああのう，まあ，私たちも協力していき。で，介護タクシーをちゃんと取ってくれたので。

　ただし，「お葬式の場面に行くといろんな人の目もあるから，あなたはあんまり動けないし，寝たままでお母さんに会うっていうときには，他の人の目はちょっと外したほうが私はいいと思う。なので，お葬式の始まる前に会いに行こう」っていうふうにして，少し時間をお葬式よりはずらして。で，私が付いて行くことになった。で，ある程度の点滴の準備と，いざというときのための薬とかだけは準備をして，会いに行ったんですね。Y市でお葬式があったので，Y市までここから。(21)

　この語りの面白さは，イニシアティブが次々と移り変わることである。前の引用で家族と本人が葬儀への参列の希望を伝えた。宇都宮さんは（「自分でも」と状況から距離を取りながら）体の状態からして無理ではないかと思ったわけだが，まず医師がイニシアティブをとって希望を実現しようと決断し，「私たち」看護スタッフがそれに協力する形でチームが構成される。ここからは宇都宮さんも巻き込まれて「私」に変化することになる。医療チームはもちろんあらかじめあるが，そのなかで改めてニーズに合わせて自発的にチームが組み立てられている。この決断を踏まえて（引用は省略したが）今度は宇都宮さんがイニシアティブをとってスタッフに指示を出し，スケジュールを立て機材の準備を進めていく。つまり医療のチームがフレキシブルに作られどんどん変化していく。

　もう一つ，指摘できることはこれが救命とICUでの医療だということだ。多数の入院患者があった事故であり，スタッフは救命で手一杯だったはずだ。そのとき一人の患者の願いをかなえるために多くのスタッフが動くということに，宇都宮さんのチームがもつケアの思想が表現されている。

　さて，この事例では，今まで論じてきた踏み込む実践が2段階で行われる。

宇都宮　行って，まあ会えたのは本当に5分ぐらい。もうちゃんとしゃべったり声を掛けたりはしなくて，顔だけ見てぽろぽろぽろぽろ彼女は泣いて。時間も5分ぐらいたったんですけど，「じゃ帰ろうか」って言って。

　行きもずっと無言，帰りもずっと無言だったんですけど，最後病院のいちばん上の建物の看板を見て，私も思わずほっとしたんですよ，何事もなくここまで戻ってこれたので。なので，「ほら，病院まであと少しだよ」って，「大丈夫？　体」って言ったら，しばらく大丈夫とも大丈夫じゃないとも言わなくって。「顔見れて良かった」って言ったんですよね。お母さんの。だから，「そうね」って，「でもよく頑張ったね」って言ったら，「顔が，きれかった」って。「心配したけど顔がきれ

かった」って言ったんで，私ももう「うんうん」って言って，で，帰ってきたんですね。(22)

　宇都宮さんは病院の姿を見たところで感じたことをそのまま口に出す。そのときに患者もまた自分の感じたことを口に出している。つまり（引っ掛かりをきっかけとはしていないが）入り込む実践の一つであろう。しかしここでのやりとりはちぐはぐである。宇都宮さんは「大丈夫？　体」と体調を気遣っているが，患者は「〔お母さんの〕顔がきれかった」と答える。つまり患者は母親を気遣っている。先ほどの「お母さんに会いたい」が，「顔見れてよかった」へと展開しており，次の引用でさらに母への気遣いが変化しながら続く。してみると，ここでの宇都宮さんとのちぐはぐなやりとりも意味を持ってくる。宇都宮さんのサポートのもとではじめて患者は安全な仕方で亡くなった母親を気遣うことができるのであり，だんだんと死へと直面できる状態へと変化していく。ちぐはぐなやりとりのなかで，宇都宮さんは患者が変化するための触媒となっているのだ。
　しかしこの場面はこれで完結したわけではない。次が2回目の踏み込みである。

宇都宮　で，帰ってきてその日はまあ落ち着いてたんですけど，次の日すごく不安定な感じで。あの，「お母さんはものすごくみんなに好かれて，家族みんなに好かれて，お姉ちゃんやお父さんとかからもすごく好かれてた。私のためにもすごい頑張ってくれたお母さんだったから，お母さんが死なないで，私が死んだほうが良かったんじゃないか。私がお母さんの上に乗っかかっていったような気もするし。自分の覚えてるのが，わあっと電車が傾き始めて，手に手を取ってたんだけど，わあっていって，手が離れちゃった」と。でその「離れて，わあっと転げたときに，自分がお母さんの上にどんと当たって，それがすごくお母さんのダメージになったんじゃないか」とか。
　　でも自分はもう，その手が離れた瞬間から記憶をないんですよね，意識を失ってるので，定かではないんだけど，そのせいがあって，「自分のほうが死んでおけば，お母さんはまだまだお姉ちゃんやお父さんのために，大事な人なのに。なんで私が生きてたんだろう？」っていうふうに言われたので。(22)

　インタビュー冒頭で語られた「助かって申し訳ない」(3) というけが人の言葉がこの場面で，肉付けられる。葬儀の参列のあとの患者と宇都宮さんのやりとりの効果が，遅れてあとから現れる。このとき初めて，引っかかりがあらわになる。何か理解できない部分が患者のなかに残っていたことが明らかになっていく。患者は母の葬儀に出席したことだけで問題を解決したわけではないし，宇都宮さんも入り込み切れたわけではないことが分かる。一般には喪の仕事と呼ばれている死者を悼む行為によって，立ち直っていくプロセスが語られているが，大事なのは母との関係がどんどん変化することだ。経験の意味づけがここで更新される。患者の強さとは，意味づけを更新する可塑性のことなのだろう。先ほどスタッフとの振り返りの場面では引っ掛かりの意味づけが「あとから」時間をおいて振り返ることで得られたのだが，そもそも意味づけ以前に引っ掛かりそのものがタイムラグをはらんであらわになる。引っ掛かり

（＝意味の宙吊り）は出来事のあとに明らかになり，引っ掛かりの意味はさらにあとに振り返るときに明らかになる。引っ掛かりをめぐる看護師と患者のやりとりは意味づけの更新のプロセスの一部なのだ。

宇都宮　私もちょっと，「ん？」，と思ったんですけど，そこですぐ否定するのもどうかなと思ったんですけど。「そう思ってんだね」って言ったら，「うん」って言って。「そう思ってるとしたらすごくつらいね」って。「だけど，私お母さんがどんな人かは，私は一面識もないから何とも言えないけど，自分も，子どもを持った母親なので，母親としての意見を言わしてもらったら，やっぱり，あなたが死んで，自分の子どもが死んで，自分の子どもを救えず母親だけが生き残ったら，お母さんはもっとつらいんじゃないのかな」って。「…とすると，そういうふうに言っちゃうのをお母さんが聞いたら残念がるかもしれないよ」って言ったんですよね。私，言われたことに対してそれまであんまり反対意見を言ったことがなかったんですけど，そのときだけはちょっと反対意見を言ったんですね。そしたら，「ううん」って言ってそのときは黙って，で，ぽろぽろぽろぽろ泣いてるだけだったんだけど。（22-23）

　この「なんで私が生きてたんだろう？」という言葉が「ちょっと」引っ掛かりの場面となる。心理療法であったら相手に反論はしないだろう。宇都宮さんはその知識もあったのだが，しかし「そのときだけはちょっと反対意見を言った」。ということは宇都宮さんが率直に，専門家としてではなく個人として1.5人称で踏み込んでいる。引っ掛かりを感じたときに，患者に声を掛け，患者から本音を聞き出すという1.5人称の看護スタイルの原型がここで語られていることになる。ただし，ここでは宇都宮さんは（フィルター外しの場面とは異なり）自分自身の価値観を捨てることはない。そのまま自分の価値観を素直に見たまま患者に向けて投げかけている。そして踏み込んで言葉をかけた効果は，数か月のちにようやくあらわになる。ここで再度意味づけが変化する。

宇都宮　結局その人，6か月ほど入院してたんですね，退院するまでに。で，もうちょっと動けるようになって，リハビリもするようになってからだと思うんですけど。なんか，「あのとき言われた，『あなたは生きてていいんです』っていう言葉を言われたことが，今の私がある」って言われたんですよね。それはすごく私にとっては，『ああ良かったんだな』って思うのと。
　もう一つは，彼女，ものすごく弱ってたんですよね，メンタルというか心身ともに。で，まさかその何か月後かに，そういう言葉を言えるようになるとは私は思ってなかった。『この人のダメージはいつまで続くんだろう』って，もう一生PTSDみたいになって，『この子はどんな生き方をこれからするのかしら』っていうふうにすごく危惧したんです。
　人はもうめちゃめちゃ，あるときは弱くなるんだけれども，適切なケアとか距離をもって支援する家族とか，友人とかが周りにいれば，人はやっぱり強くなるんだなというのを，教えられた気がしたんですよね。私が今までの経験だけで，『あ，

この人もう駄目だね』とか，『この人，あ，この人セルフケアできないね』とか，そういうのは思うんじゃなく，可能性は捨てちゃいけないというか，人はやっぱり変われるし，人は強くなるんだなと思いましたね。なので，急性期はここで結果が出なくても，結果がどうなるかということも先に見ながらも，ここで精いっぱいやることの意味はあるんだなって思ったんですよね。

　弱いんだけど，強いんですよ，人ってね。弱いんだけど強いってことを思い知らされて。急性期のときは本当に皆さん弱いんですよね。なので，その弱いときを弱いまま，もうあからさまに見せてもらってもいい。それをやっぱり私たちが受け止める側なんだろうし。じっくり弱まってもらって，次へのパワーを充電してもらえるくらい，こっち側が受け止めないといけないかなとは思ってます。それが私のなかではすごく大きな原点ですね。(23)

　踏み込んで言葉を掛けた効果が数か月後に報われている。引っ掛かりを感じたときに踏み込んでみるという実践の一つとなっている。後遺症や死といった予後を見据えつつも，しかし「精いっぱい」実践するとき，多くの場合は「結果が出なかった」としても，ときに思いがけない回復が見られることもあろう。ここに「精いっぱいやる」実践の「意味」が生じている。

　このプロセスは患者から見るとさらに複雑である。「死ねばよかった」は，弱さのメッセージであるが，しかしこのメッセージを宇都宮さんに伝えたこと自体は強さでもある。弱さを伝える行為のなかに力（レジリエンス）が示される。「弱いんだけど強い」のだ。1.5人称の踏み込みとは，このような弱さのメッセージを引き出すことでもあり，弱さを引き出すことがメッセージという強さを引き出すことに反転するのだ。その結果が，「生きてていいんです」という宇都宮さんの言葉を患者が自分のものとして引き受けることに現れる。

　ひるがえって，この事例の冒頭場面で瀕死の重傷のなかで「お母さんに会いたい」と患者が願ったことは，弱さのなかでの強さである。かつ生きる強さが人とつながろうとする強さであるということも示している。つまり数か月後に回復したときから振り返って意味づけ直してみると，葬儀翌日に表面化した「〔私がお母さんの代わりに〕死ねばよかった」という場面は，葬儀前の「お母さんに会いたい」を遡行的に弱さのなかの強さとして意味づけ直す作用をしていたことになる（つまり二重に遡行的な意味づけが起きている）。そして回復した場面では患者のセリフは母親についてではなく宇都宮さんについて語ったものとなっている。母親への気遣いが変化していった果てで，そこから解放されている。

　全体として，宇都宮さんにとっても患者本人にとっても，回復が事後的に事故の意味づけを更新している。単に生きぬいたことが強さであるだけでなく，この意味づけの更新のプロセスが起きること自体が，弱さのなかの強さであろう。

　この女性がめぐった回復のプロセスを宇都宮さんは「人は」と一般化している。「人は」「弱くなるんだけれども〔……〕強くなる」というモチーフである。患者や家族に踏み込むことの背後にあるのは，この弱いけれども強いという属性である。「人」という一般化はこの弱いけれども強くなるという内容が語られたインタビュー最後の場面でのみ登場した。弱さを見せることができる看護師が変化の触媒となることで患

者は強くなれるのであり，それゆえそのような「信頼」[4]を生み出せる看護，つまり1.5人称の看護が求められるのだ。

　宇都宮さんが語った看護は，三つの異なるリズムあるいはスピードが貫いていた。一つは日常の実践を承認する場面での流れるリズムである。次は引っ掛かりがある場面で踏み込んであとからみんなで実践を振り返る場面でのゆっくりしたスピードである。ここで宇都宮さんはスタッフが実践の意味づけを変化させていく場面に付き合っている。そして最後に登場したのが，重症の患者自身が持つ弱くなった状態から後戻りして意味づけしながら強くなり回復するという人間が持つ固有のリズムである。意味づけの変化は，過去へと遡行しながら何重にも繰り返される。回復のプロセスとは，このような意味の更新のプロセスであり，看護師はこの変化の触媒として，患者に立ち会い，踏み込むのだ。この三つのリズムは水準が異なるがからみ合って宇都宮さんの実践を分節している。

---

[4] 宇都宮　患者さんが，『あ，見せても良いんだ』と思える看護師さんていうのは，数が限られてると思うんですけど，ただし，見せた人には，全幅の信頼を置くと思うんです。見せれるってことは。なので，そこが，やっぱりナースと患者さんとの，スタートラインになるんだと思うんです。
村上　はい。
宇都宮　なので，見せなくって，あの，そこそこな関係でやっていっても，まあ，そこそこアウトカムは上がるとは思うんですけど，本当の意味の患者さんの問題解決になっているかどうかっていうのは，ちょっと私のなかでは疑問があって，やっぱり，ここが見せれる人って，やっぱり見せれる相手にしか見せないと思うんですよね。(27)

CASE 2 急性・重症患者看護

事例：**初療における自殺企図患者家族への悲嘆ケアと CNS に遺された課題**　　比田井理恵

現象学的分析：**想像を超えたところからやってくる 出来事がもつ力を受け止める**　　村上靖彦

急性・重症患者看護　専門看護師のコンピテンシー

CASE2 初療における自殺企図患者家族への悲嘆ケアと CNS に遺された課題

比田井理恵

自死した母親から離れない姉妹の心の手当て

　その日，自殺企図による多発外傷，心肺停止でCPR（心肺蘇生法）という夜間管理当直からの患者報告を，急性・重症患者看護 CNS は捉えていた。その後，初療の看護師から受けた依頼は，突然死した母親から離れられない家族への対応であった。

　救急医療センター初療室の奥のストレッチャーに横たわっている母親のそばに，大声で泣き叫ぶ次女と，うつむいている長女が女性警官に付き添われて座っていた。CNS は情動反応の激しい次女の背中をさすり，悲しみの表出を抑えている長女を気づかいながら，「こんな辛いことはないですよね，お母さんに悲しい思いを伝えていきましょう」と死者に問いかける。

　検視のため遺体が運び出されるまでの短い時間に，CNS は長女と次女の関係性を判断し，それぞれの悲しみに対応した。そして病院を去ったあとの彼女たちへのサポートが途絶することへの懸念と，急性期医療機関のあり方を思案した。

（井部俊子）

事例　　Bさん 60代　女性　多発外傷。既往歴は神経痛。それ以外の詳細は不明。

　ある日，集合住宅の敷地内で倒れているBさんを通行人が発見し救急要請に至った。いつからそのような状態だったのかは不明。救急隊到着時，Bさんは心肺停止状態でCPR（心肺蘇生法）を実施しながら来院となった。救急隊からの情報では自殺の可能性が高いこと，また自宅から離れている場所での企図らしいとの情報であった。病院到着時も変わらず心肺停止状態で，諸検査では体幹・四肢を中心とする多発外傷との診断がつき，CPR を継続しつつ並行で処置を実施。しかし自己心拍は再開することなく，病院に到着してから30〜40分ほどで（CPR開始後1時間ほどが経過したことになる）死亡確認に至っている。身元不明であり，来院後に家族の連絡先についての手掛かりを探すがこれといった持ち物もなく，唯一持参していた診察カードの名前を手掛かりに，警察に身元と家族の捜索を依頼。家族は1時間半〜2時間後に来院となり，医師からの病状および経過の説明実施後，すでに死亡確認がなされているBさんとの対面に至った。

CASE 2 　急性・重症患者看護　専門看護師のコンピテンシー

　　CNS である私は，夜間管理当直からの申し送りの際に，B さんの搬入前後の経過やご家族と連絡が取れていないなどの情報を捉えていた。そして，この後，衝撃的な対面となるご家族の構成や反応を想像し，その心情と支援の必要性について思いを巡らせていた。その後，しばらくして初療の看護師から来院した B さんご家族が，「助けてほしい，何とかしてほしい」と言って亡くなった B さんから離れられず，対応が困難として介入の依頼があり，初療の場に向かった。

　　そして，B さんは二人の娘がいる 60 代の女性で，夫を数十年前に亡くしてからは次女との二人暮らしであり，長女は結婚して近隣に住んでいることが分かった。

場の初期アセスメントと次女へのアプローチ

　　いちばん奥のストレッチャーに B さんがおり，その右側で大柄な女性（次女）が長い髪を振り乱して大声で泣き叫んでいる。次女は全体的に体格が大きく，反応がスローで，着衣もどことなくダボついている。女性警官が次女の背中をさすっており，配慮が感じられる。次女の反対側には長女がうつむき加減で座っている。服装は整っている。

　　初療には，亡くなった B さん以外の患者はおらず，副師長 1 名が手術室と初療を行き来しながら，CNS に経過について簡単に情報提供した。他の看護師の姿はなく，B さんご家族の対応は CNS に一任された形となった。
（※当院の初療部門は，患者受け入れ・中材・手術室を合わせて一部門となっており，初療の看護師が手術介助や中材業務の一部も担うという特殊性がある。）

　　　次女の情動反応が激しい。体つき，髪や服装の印象から，あまり整った生活を送っていないのではないか。B さんの受傷経緯や次女の示している反応を踏まえると，心の病を抱えているかもしれない。複雑性悲嘆となるリスクも高そうだ。警察が来ているのは検視目的と思われるが，どれだけ対応の時間がもてるだろう。長女はやや引いているか？　整った外観で OL のようだ。

　　女性警官に声をかけて役割を交代。次女に背後の者が代わったことを伝え，背中をさすり始める。次女は私の声掛けに反応を示さず，大声で「お母さ〜ん，お母さ〜ん……」「起きてよ〜」と言葉と嗚咽を繰り返し，母親に抱きついて揺らす。周りの声は耳に入っていない印象。

　　　ご家族の辛さ，悲しみはどれだけのものだろう。それを少しでも感じつつ寄り添おう。悲しみをできるだけ表出できるとよいが……。次女は自分の思いに集中し，閉ざしている感じか。でも背中をさする手を嫌がって払ったりする様子はない。そこまでの関心ももてない状況ということか。少しでも気持ちが落ち着くよう，背中をさする力とペースをあえて緩めてみよう。

　　当初は次女の悲しみと辛さを示す強い反応に同調するように，背中を“しっかり”と“さすって”いた。その手の力を，“なでる”程度に弱め，ペースもゆっ

35

たりとした反復運動に緩めて，なでさすりながらしばらく経過を見守る。そして，次女が泣き叫んだあとの静かな空白時間に「こんな辛いことはないですよね。お母さんに悲しい思いを伝えていきましょう」とそっと言いつつ，「Ｂさん，聞こえてますか？」とＢさんにも声をかけ，この悲嘆の場面にＢさんも共に存在することが感じられるよう意図して関わった。また，次女の反応を注視しつつ，周囲の様子を（顔や体の位置を保ちながら）さりげなくうかがう。長女はうつむき加減だが泣いてはおらず，困惑したような表情で次女の様子を見ている。二人の警察官はスクリーンの後ろで立位となり，こちらを見守っている。

> 次女が大声で悲しみを表出しているので，長女は周りのことも考え，自分の悲しみを表出できずにいるのだろう。周囲の雰囲気としては，膠着し固まったような空気感。長女も次女もこんな別れの仕方では，受け止めきれないだろう。でも，あまり長い時間この状況でいても，辛さに疲労が上積みされ，家族にとっても良くないかもしれない。

　次女の背中をなでさすったまましばらく時間が経過する。と，次女の発する言葉が，「お母さ〜ん，お母さ〜ん……戻ってきて……」と変化し，泣き叫ぶ声も小さくなってきた。さらに間を空けて，「お母さ〜ん，生き返ってよ〜，何で……」という言葉を発し，嗚咽も小さくなってきた。

> 言葉の内容が当初の「起きてよ〜」から時間経過とともに「戻ってきて」，「生き返って」に変化してきている。情動反応も弱まってきているので，母親が“亡くなった”事実を認めている部分がある。疲労もあるだろう。別室で落ち着けるよう促すタイミングかもしれない。ただ次女は母親と離れるのを嫌がりそうだ。母親への思いや愛着が強いだろうから，Ｂさん自身を大切にするアプローチなら，次女の気持ちに届くのではないか。とはいえ，Ｂさん自身を大切にするアプローチとは，どうするのが良いのか……次女の肩越しにＢさんの顔を見詰め，何か良い方法がないか思いを巡らす。Ｂさんに掛けてあるタオルケットの端から両肩が露わになっている様子を見て，Ｂさんが裸体で横たわっていることをアプローチのきっかけにしようと考えた。

　手は引き続き動かしながら，次女に「大切なお母さん，今裸のままだから，早く洋服を着せてあげましょう。そのためにも，早く警察で調べてもらいましょう？」と声をかけた。すると，母親に覆いかぶさっていた次女が少しずつ，ゆっくりと体を起こして立ちあがり，うつむいたままストレッチャーから一歩退いた。その体を後ろからしっかり抱えて家族控室に向かおうとすると，長女も立ちあがる。長女には，ここで少し待っていてもらうよう伝える。警察官二人が，軽く頭を下げる。次女は廊下を歩く間も下を向いたままで，髪が横顔を覆って表情がうかがえない。控室に着くと次女はテーブルに伏し，そのまま動かなくなった。

何か話ができるだろうか？　長女も衝撃と悲しみを表出できず，辛いに違いない。Bさんの生活背景も知りたいので，長女と話せるとよいが……。次女とも話したいが無理強いはよくないし……。傷つけてしまうかもしれないから，そっとしておいたほうがよいかな……。まずは声を掛けて反応をみてみよう。

　　次女に，「顔を上げられますか？」と問うも何の反応もないので，このままそっとしておこうと判断した。次女には少し側を離れることを伝え，初療の場に戻った。

長女へのアプローチ

　　初療では警察官がBさんを移動する準備に入っており，長女が側で立って見ている。長女に声をかけ，背中に手を当てながらゆっくりと控室に誘導する。そこで，「ずっと妹さんを心配されていたから，ご自身の悲しみを抑えてしまっているのではないですか？　我慢せず，泣いていいんですよ」と伝えると，長女は足を止め，堰を切ったようにワッと泣いた。通路に人の往来はなかったため，その場でひとしきり泣いて落ち着くのを待って，再び控室に向かうこととした。

やはり泣くのを我慢していたんだな。悲しみを表出できるよう促し，しばらく見守っていよう。

長女　（しばらく泣いたあと，泣き止みながら）「もう，大丈夫です。（Bさんは）2か月前ぐらいから神経痛がひどくて，それを気にしていたんです。治療に通ってはいたんですけど全然治らなくて……。昨日も電話で，「こんなになっちゃって……」って話していたんです。

そうだったんだ……それを気に病んだのかな……。家族背景はどうなのだろう？

CNS　次女さんとのお二人暮らしなのですか？
長女　そうなんです。あの子が生まれて間もなく父が亡くなって……。ずっと母と二人で暮らしてきたんです。だからちょっと心配で……。次女は精神の病気があって……。
CNS　病名は何か分かりますか？
長女　統合失調症です。病院に通っています

やはり心の病だったんだ。これからが大変だな……。

CNS　他に誰か手助けしてくれる人はいますか？　頼れるところはありますか？
長女　母の兄弟が，今こちらに向かってます。

別室で長女に話を聞きたいが，次女を一人にしたままだ。後追いの心配もあり，あまり長時間一人にしておけない。どうしたものか……。

　　別室で長女と話をすることへの思いと次女への心配とのせめぎ合いのなかで，次女のいる控室に到着し，そのまま長女を案内する。次女は先ほどと同じ姿勢の

まま，長女が来て座っても動く様子はない。長女は次女のほうを見ている。

> ここでは次女の状況は聞けない。今後のことを，長女はどう思っているのだろう？
> 次女も反応はしないが，聞いてはいると思うので，二人に伝えるべきことだけは伝えよう。

CNS （長女と目を合わせ，しばらく間を空けて）本当に大変なことだったと思います。（今後の大変さを思いながら）でも，どうか自分たちを責めないでください。誰も悪くないのですから。これからは力を借りられるところや，甘えられるところを頼ることが大切です。

> （ほかに可能な支援を考えながら）自死の遺族会のパンフレットを渡したほうがよいか……。でもこの状況では衝撃的な出来事からの時間が短すぎて，むしろ傷つけてしまう可能性が高い。私の名刺を渡しても心理療法ができるわけでもないしフォローアップも十分にできない。どうしたものか……（結局，何も渡すことはできず）。

長女 （涙を浮かべ，うなずきながら）何とかするしかないと思います。妹は，私の家に連れて帰ります。

と長女は話し，そのあと次女に「大丈夫？」と声を掛ける。次女の反応はない。

長女の夫が来て，警察に向かう旨を伝える。長女は次女に声をかけて腰を上げる。次女は最後まで言葉を発しないまま，時間をかけてようやく体を起こし，うつむいたまま長女のあとについて控室を出ていった。最後まで，次女の顔（横顔）や表情は，その姿勢や髪に隠されてうかがい知ることはできなかった。

私は，ご家族がこの大変な出来事を何とか乗り越えていけることを願いつつ，この先に起こり得るかもしれない想定内外のことに，ご家族が対処していけるための助けや力になるような支援の必要性を痛感しながら，病院を出ていく三人の後ろ姿を見送った。

精神疾患を抱えながらこのような大きな出来事に出遭い，この先の人生を姉妹でともに乗り越えていけるかどうかが，本事例の最大の課題である。救急初療の場で出遭う衝撃的な事象や場面は，医療者にとって手も足も出せない，どうしようもないものだと感じられることも多い。しかしながら患者さん・ご家族の人生に生じた不測の事態，あるいは不遇の場面を，一瞬に通過する"点"としてでしかないが見守らせていただくこと，関わらせていただくことを重く受け止め，その意味を考え続けながら実践に少しでも活かしていくことが重要なのではないかと思う。

Bさんのご家族に対しては，彼女たちが先々の人生を歩む過程で対処に困ったとき，苦悩したときに相談したり頼れたりする関連機関や組織等の情報提供の必要性を感じながらも，実践できなかったことがとても心残りであった。あとから考えてみれば，長女と話をするあいだの次女のサポートを（初療看護師が不在であれば）他部署の看護師に応援要請する方法もあっただろう。今回事例を振り返

るなかで，その要因・障壁として大きく立ちはだかっていたことは，システムの未調整などではなく，無意識に存在していた"組織に根ざす既存の考え方や対応の枠組みを理由にして，先例のない（枠からはみ出た）支援・行動につなげる勇気や自信のない自分"だった。この気づきは研究会のディスカッションのなかで生じたのだが，私に今一度，自分の内を深く探ることとその障壁を打破するための方策を考え，実践していく必要性を意識化させてくれた。

　救急医療を担う病院の初療として，またCNSとして，突然不条理な形で家族を喪失された方々が，どのようななかにあっても生き抜いていけるための一筋の光となるようなサポートや支援機関につなげる方法を整えておくことは，点でしか関われない超急性期病院だからこそ必要だと考える。この心残りと気づきは，Bさんが私に遺してくださった課題と受け止め，より先を見越したケアや支援につなげられる方策を検討していきたい。また自分のなかにある弱さや強さをより深く知り，それらを資源として活かすとともに，持てる力により一層の磨きをかけるよう努力していくことが，CNSとして，また人を支援させていただく立場にある人間としてのあり方なのだと改めて思わされた。

COMMENT

死者と遺族を結ぶ「魂の納棺師」

　今回の事例描写，二幕の舞台劇を観ているようだ。次女を中心にした衝撃的な第一幕，そして長女が主演する控室の場が，今後の展開を暗示していく第二幕だ。いずれの場面にも背景に警察官はいるが，メインの共演者はCNSだ。つながりが絶たれてしまった，もう取り戻すことのできない「救急患者」を介して，関わった比田井CNSは，家族の意識にいわばバーチャル的に，救急患者をいったん蘇らせながら，死者と遺族を結ぶ「魂の納棺師」のような役割を果たしている。この舞台劇のシナリオは，もちろんない。CNSはカオスのなか，情報収集力や想像力を駆使して観察・評価を繰り返しながら，振り返りつつ触媒として対応していく。マニュアルのない，出たとこ勝負のプロの仕事である。前触れなく突然にこの世からいなくなる患者，準備できずに残される家族。急性・重症患者看護CNSの実力は，患者が生きている，臨床的に危機的な状況だけでなく，患者がもう生物学的には蘇らない状況にこそいかされるのかもしれない。

　村上先生の分析は，このつなぎ直しの過程を丁寧に解き明かしてくれている。さらに分析の記述にも二つの事例が追加されていて理解も深まると思う。患者と家族のつなぎ直しのなかで，先生が何度も「恣意的かもしれない」と述べておられるところはまさに，「当事者双方の腑に落ちるような適切な仮想の真実」なのだと感じる。

　医師は，意思疎通のできる患者とのコミュニケーションしかできないかもしれない。しかし患者・家族に近い看護師は，断絶されてもなお，遺族と患者のつなぎ直しをしてくれる得難い存在なのだ。このような困難な状態に，CNSが近づいていってくれている，「ありがたさ」を感じるばかりである。（**大生定義**）

CNSへのインタビュー～現象学的分析

想像を超えたところからやってくる
出来事がもつ力を受け止める

村上靖彦

§1. 患者と世界をつなぎ直す
── 患者の自然を整えることで回復へと向かう

　比田井さんは入職してからずっと一つの救命救急病院にお勤めである。現在は病棟に横断的に関わるCNSであるために教育の比重が大きいようだ。教育としてはスタッフ間のサービスの均一化をどのように実現するのかが話題となった。しかしインタビューでは比田井さん自身がケアをした患者や家族の事例が語られた時間が圧倒的に長かった。私が今までとった数十のインタビューのなかで最も多くの事例を語ったのが比田井さんである。すべての事例を取り上げることはできないが，以下では比田井さん自身が患者や家族へと直接関わった事例に焦点を当てていく。

　まず話題になったのはICUで生命の危険にさらされる患者が，しかし回復していく場面における看護である。

比田井　8年目のときの研修行ってから，患者さんとの関係をもっと深く見るというか，生活を整えるとか。で，その生活を整えるって，自分も生活してるから，そういう自分の体験と合わせながら……例えば，自分でうれしい，元気なときと，落ち込むときとって，何が違うんだろうとかっていうふうに思ったりすると，元気なときは，いろんなことがやろうと思えたり，こう前向きにいくじゃないですか。だから，結局，患者さんにとっても少しでも心地よくとか，体の中の治る力を高めるっていうのは，気持ちがこう，穏やかになったり，うれしかったり，そういうふうな状況になると，治るっていう力が高まるんじゃないかっていうのが，その8年目ぐらいのときに合致したというか，自分の中で。

　結局それが看護なんだって。あの，自然を整えるっていうのが，ナイチンゲールの考え方じゃないですか。(4a)

　比田井さんは8年目に受けた研修会でナイチンゲールを学び直したときに看護観が固まったという。「自分も生活している」というところから照らして患者の「生活を整える」「自然を整える」ことを意識するようになる。この「整える」という言葉は語りの前半で頻出したので，もう少し詳しく見てみよう。

　比田井さん自身が「元気なときは，いろんなことがやろうと思えたり，こう前向きにいく」と自分の心身の状態についての感覚を研ぎ澄ましていく。そのうえで，自分と患者を地続きで考え，患者の体験を想像して「自分の体験と合わせながら」，患者

40

への感性と「合致」させ研ぎ澄ましていく。つまり看護師自身にも患者にも共通するがゆえに想像可能な「自然を整える」ことで「少しでも心地よく」なり，そうすると「体の中の治る力を高める」ことができる。このことが比田井さんにとっての看護の第一の定義となっている。治る力とは，まずは「いろんなことがやろうと思えたり」という行動への意欲や願いと関わっていることも分かる。

　続いて比田井さんは整えることの重要性に気づくきっかけとなった事例を語った。

比田井　熱傷の患者さんに関わってたときに，足を中心にやけどをされたっていう方で。その方の受け持ちではなかったんですけど関わってて。で，もう痛くて，もうそろそろそろそろ，ベッドの上で動く感じだったんですよ。

　それで，お昼ご飯食べて，痛み止め飲んで，午後，こんな閉鎖環境で外にも出れないから，「ちょっとお散歩に，車椅子乗って行きませんか」って言って。それで，受け持ちの手を借りて，車椅子乗って，そのときも，もう足もつかない，そろそろっていう感じだったんですよ。本当痛そうで。それを手伝って車椅子にやっと移って，外の，本当そこの〔病院の〕玄関のところまで車椅子で行って。

　ちょうど今頃で，この周りも，ギンモクセイとかキンモクセイがあるんです。外出たら，「ああ，気持ちがいい」って言われて。それで，キンモクセイの香りが漂ってたんで —— キンモクセイ，その辺のチョンって切って，その方にお渡しして，においをかいでもらったり。

　で，そのあと〔病室に戻ったあと〕に，少し肌寒かったんで，お茶を入れたんです。湯飲みがあったんで，患者さん用の。それに入れてお出ししたら，1杯飲んで，「ああ，うまい」っていうふうに言われて。そしたら，そのあとに，あんな痛かったのに，ヒューって車椅子から立って，こうやって体操し始めたんですよ。初めすごく痛くて，足も全然つけなかった人が，私が，「立って」とか言わないのに，勝手に立って体を動かすって，『こういうことが，その「生命力の幅が広がる」っていう，ナイチンゲールが言ってることなんだ！』って私，一人ですごい感動したんですよ。「こういうことなんだ！」って思って。

　だから，その人の欲してること，need っていうところにうまく合ったときには，痛みとかそういうのもちょっと超えてというか，『そういうふうになるんだな』っていうふうに思って。『こういうことが看護っていうことなのかな』っていうふうに思ったんです。実感したっていうか。『その人にとって，何がうまく整えられるか，どういう状況にあるかで，やれなかったことがやれるようになったり。そういう持ってる強さみたいなのを，どうしたらうまくボンって広がるのかっていう。そこの広がりをつくるきっかけになるのが，整えるっていうことなのかな』って思っていて。なので，『そこをどういうふうに整えれば，その人たちが持ってる力を突っつくことができるのかしら』って思ったのが，そのきっかけです。(5a)

　この事例では火傷の痛みとキンモクセイの香りが対比されている。ICU という閉じられた環境で，重たい怪我や病で苦しんでいる状態のときには，風やキンモクセイの匂い，屋内で飲む1杯のお茶といったほんのすこしの自然と五感の快が，「生命力の幅が拡がる」ことにつながる。比田井さんは外に出たら気持ちがよいのではないか

と想像して，患者を連れ出す。（病室に戻った後）痛みで「そろそろ」としか動けなかった患者が，「ヒュー」っと立ち上がるとき，患者が持っている力の「幅が広がる」。力が痛みに克つ。比田井さんは，力を「幅」でとらえている。看護師の役割は，大きな痛みや移動の制限のなかで，環境を整えることである[1]。このとき痛みを超える生命力の幅が生まれる。「生命力の幅」という表現では，苦痛に閉じこめられた状態から，生の水準を回復することが賭けられているのであろう。ICU のきわめて困難な条件において看護師が担っている重要な使命である。

　「やれなかったことがやれるようになった」というように火傷の痛みを「超えて」，患者が「持ってる強さ」が「ボンッて拡がる」。痛みもまた生理的な条件であって自然ではあるが，しかし痛みを超える力もまた自然なのである。このような自然が持つ二つの側面のあいだの弁証法を比田井さんは描いていく。これは「すごい」という言葉で表現されている（「すごい」はインタビューを通して登場するが，比田井さんを強く触発する瞬間に使われている）。「すごく」痛くて動けなかった人が，立ち上がったときに，比田井さんは「すごい感動」するのだ。

　感動は，比田井さんの想像を超える力と出会っていることに由来する。語り全体を通して想像を超えるものとの出会いのなかに比田井さんは患者の力を発見し，その力を汲みだす形で看護ケアが成り立つ様子が描かれていく。比田井さんの意識としては，患者にとっての自然を（快を想像しながら）整えることが看護なのだが，実はそのとき比田井さんの想像を超えた思いがけない力が登場する。比田井さんにとって想像は大事な要素なのだが，比田井さんの看護の特徴は想像を超える部分にかかっているように思われる。それゆえ本人が定義する看護と，実際に実現した看護のあいだにギャップがある。

§2. 看取り ── 患者と家族を想像力によってつなぎ直す

● くも膜下出血の男性

　ICU での看取りは前触れなく突然起きた事故や病に引き続くことが多い。家族は患者の死を予期していないために動揺する。看護師はそこに手当てすることになる。

比田井　くも膜下出血で，「今は手術ができないから，ちょっと待機」って言って，一般病棟のほうに入った患者さんがいたんです。その方は，地方からこちらに出稼ぎに来られていて，ご家族は地方にいらっしゃって。その方が「くも膜下出血になって」お子さんはおばあちゃんが見てくれるってことで，向こうから奥さんが来たんだけど，しばらく待機されてたなかで，再出血して，結局もう，脳死に近い状況になってしまった。その方の奥さんが，たまたま私が夜ラウンドに，来て帰ろうと思ったときに，廊下でぽつんて座ってらっしゃった。で，すごく寂しそうだったんで，声掛けたんですよ。

　そっから少し関わるようになって，自分と旦那さんとの関係とか，どれだけ旦那

---

[1] 動けない人のベッドを移動させることで景色を変化させることの重要性も語られた。

さんを大事に思ってるかとか，旦那さんがどういう人だったかとか，そんな話を
いっぱい聞いて，そっからときどき，患者さんのもとを一緒に訪れて，奥さんと話
をしたりとか，そんなふうな関わりをして。(22a)

　出稼ぎ先で夫が倒れて死に瀕しているという状況が妻にとってどのようなものとし
て現れているか，説明することは難しい。そして遠くから一人で上京してきた妻が救
急病院の暗いベンチで夜中座っている様子を，比田井さんは「寂しそう」というイ
メージで捉えている。
　このとき「声かけ」という，比田井さんが家族へとつながろうとする行為が，言葉
にするのが難しい状況を，イメージを伴う言葉へと変容するきっかけともなってい
る。ただし，比田井さんはまずは直接に今の状況を言葉にしようとするのではなく，
今までの夫婦関係全体をイメージし，言葉にしてもらうよう促している。このことが
現在の状況を分節するための準備となる。
　比田井さんは妻の心持を「すごく寂しそうだったんで」と想像して声をかける。妻
は比田井さんとの会話のなかで，意識がない夫とのつながりを想起する。妻は夫が突
然の病に倒れて途方に暮れるとともに，夫とのコミュニケーションを断たれたわけだ
が，看護師との会話のなかで，病によって切れかかっている夫婦間のつながりが維持
される。
　そして夏休み明けに患者の容体が悪化していた。

比田井　奥さんが前に，「やっぱり旦那さんがいないと，生きていけない」っておっ
しゃっていて，そんなふうな状況が，ちょっと心の準備も必要だし。で，奥さんと
そこのお部屋で，旦那さんも囲んで話をしてるなかで，奥さんと話しながら，「旦
那さん，今，何て言うと思います？」とか，そんなふうな言葉がけをして，「しっ
かりするようにって多分，言うと思います」とか，そんな話をしてるなかで，で，
奥さんが，〔旦那さんが〕いなくなったあとのような言葉を発したんですよ。だか
ら，ちょっと準備ができてきてるなと思ったので，「こうやって背中に手入れて，
ぎゅって抱き締めたりできるんですよ」って言って。そんなふうなのしてもらっ
て，ふっ，て患者さん見たときに笑ってたんですよ。
　私の幻覚かもしれないんですけど，そういう関わりをしたあとに『笑った！』っ
て私は思っていて，そんなふうなところから，「あ，私がやったケア，良かったっ
て言ってくれてんのかな」と思ったんです。で，その日の夜に逝ったんです。『亡
くなられるときに言葉は発しないけど，何かしら患者さんは，いろいろ思ってらっ
しゃって，そういうなかでのやりとりもきっと感じてらっしゃるんだろうなあ』っ
て思いながら。
　患者さんが安心して旅立てるために，ご家族にどういうふうに支援して，どうい
うふうになれたら安心するんだろうとか，そんなふうなところを思ったりする。そ
ういう ── すごいつながり，つながりって言っていいのか分かんないんですけど
── 経験から看護は何がいいのかとか，あるいは，自分自身としてやったケアが
良かったのかとか，そんなふうなのも，教えてもらってる気がするんです。すご
く。はい。(22b)

比田井さんは妻に，夫とどんな関係だったのかを聴く。これまでの夫婦のつながりを言葉にして存在を与える。そして妻は夫との関係を「旦那さんがいないと，生きていけない」と再確認する。

　「旦那さんがいないと，生きていけない」と妻が言うとき，夫が突然死を迎えつつあるこの状況が，妻にとって意味づけ不可能な理不尽かつ受け入れがたいものであるのだろう。

　このとき比田井さんは，「旦那さん，今，何て言うと思います？」と意識がない夫の今現在の気持ちを妻に想像してもらう。それ以前は元気だった頃の関係を想起したわけではあるが，その延長線上で，実際にはかなえることができない今現在の夫とのコミュニケーションを作り直そうとする。「しっかりするようにって多分，言うと思います」と妻が答えることで，想像のなかで夫と妻が「つながり」を回復する。このとき想像を媒介として状況が分節されることになる。夫と妻のあいだの想像上のコミュニケーションのなかで，突然の死に至る病という出来事は理解可能なものになる。さらに比田井さんが妻の想像の証人となることで，<u>想像のなかのコミュニケーションがリアル</u>なものとなる。たしかにそのようなコミュニケーションが取られたという実在が与えられる。

　「しっかりするようにって多分，言うと思います」というこの意味づけは，もちろん夫には確かめられない以上恣意的なものかもしれないが，それが機能しうることに意味がある。受け入れがたい，意味を失った状況に対してこのように看護師が関わることで，意味が発見されるのだ。意味は自力で与えるものではない。比田井さんが「自然を整え」たときに，どこからかやってきて誰かに発見されるものなのだ[2]。妻が意識がない夫の言葉を想像することは，死のあとに向けての準備という未来の開示でもある。意味をはく奪された現在の状況において意味を再発見することは，看取りとその後の生活という未来を拓くことでもある。

　ここまでが想像のコミュニケーションであったのに対し，「こうやって背中に手入れて，ぎゅって抱き締めたりできるんですよ」は，ノンバーバルでありかつ<u>リアルな</u>つながりである。想像のなかでのつなぎ直しはこうしてリアルなものになる。コミュニケーションの水準で，いったんは夫と妻が切断した状態からつなぎ直されるプロセスは，ここでいったん完結する。妻は病と医療環境によって意に反して夫から引き離されてしまっていた。比田井さんの役割は，妻の思いを聴き取って現実化し，夫との間をつなぎ直すことであったと言える。そして「しっかりするようにって多分，言うと思います」と家族が語るとき，死に瀬した患者が持っているはずの気遣いとして患者の力は取り出されている。患者の力は，意識を失ったとしても，死が迫っていたとしても働くのだ。そしてそれは<u>看護師が媒介したことで初めて働きだす</u>ものでもある。これは比田井さんの声掛けによってはじめて可能になった動きである。

　つながりは同時に空間からも見て取れる。初めの場面で「廊下でぽつんと座って」「すごく寂しそうだった」妻は，夫のいる病室から空間的に離れていたわけだが，比田井さんの関わりによってまずは「患者さんのもとを一緒に訪れて」「旦那さんを囲んで」話をするようになる，つまり近づいている。最後に「ぎゅって抱き締める」場

---

[2] 京都府立大学病院 ICU の野口綾子さん（急性・重症患者看護専門看護師）の指摘による。野口さんには以下の記述でも重要なアドバイスをいただいている。

面では接触するほどに近づいている。つまり比田井さんの媒介によって，いったんは空間的にもコミュニケーションの上でも遠ざかってしまった夫へと妻が近づいていくのだ。

ICUから回復して退院していく人を描いた §1 では，閉じられた ICU から ICU の外へと空間的に広がっていくことが力として描かれた。つまり空間的には拡散的である。本節の看取りの場面では患者へと家族が近づいていく求心的な運動が描かれる。一見すると対照的だが実は同じことでもある。つまりどちらも患者がいったんは切れてしまった世界とのつながりを回復する運動なのである。§1 では，患者の「自然を整える」ことでケガや病によって外界の自然との接触がとだえた患者と自然とをつなぎ直し，§2 では家族とのコミュニケーションがとだえた臨終の患者と家族をつなぎ直している。

意味と空間におけるつなぎ直しが，そのまま妻にとっては夫の死を受け入れることであり，かつ生きていく力ともなっている。つまり看護は患者と家族双方における力の発見に関わっている。

しかし最期に予想外のことが起きる。比田井さんのケアと妻とのつながりを肯定するかのように亡くなった夫は「笑う」。またしても比田井さんの想像を超える力が比田井さんを触発し，そこで看護の意味が明らかになる。夫が「笑ってた」と比田井さんが感じたことは，「幻覚かもしれない」。夫の「笑い」は存在領域としてはリアルでありかつ現実を超えるものでもある。しかし認識の問題としては，比田井さんの想像を超えた出来事である。実際に笑ったかどうかはともかく，想像のなかのコミュニケーション，そしてボディランゲージによるコミュニケーションが，笑いという応答によってその存在を承認される。想像，ボディランゲージ，幻覚というあらゆるチャンネルを用いてつながりを作り直そうとしている，と言い換えることもできる。冒頭の「すごく寂しそうだった」奥さんが，夫との「つながり」を回復する手伝いが，ここでの看護師の役目である。

この実践は看護の可能性そのものに関わるがゆえに，比田井さんは「教えてもらってる気がするんです。すごく」と語るのであろう。死に瀕した夫の「笑い」は想像を超えるものである。笑いは，たとえ幻覚であったとしても，逆説的ながら想像を超えるリアルな出来事であろう。比田井さんのケアによって生まれた力は，比田井さんにとって想像外のものであり，想像外の出来事が比田井さんに看護の在り処を「教える」。

笑いは夫自身の力であり，夫からの比田井さんへの承認であり，夫から妻への気遣いでもある。全体として比田井さんが，妻と夫の力の幅を広げていることになる。

比田井　結局は，その持ってる力って見えないじゃないですか。何かその人のなかでうごめいてる何かがあって，エネルギーなのかなんなのか分からないんですけど，旅立たれるまでは何かしらあって，元気だったり，そうやってしゃべれる人はそういう形で，動いて見せてくださったりとかするので，あ，これが幅が広がるっていうことなんだって，その，〔痛いのに立ち上がった〕やけどの方のときはそう思ったんですよ。こういうふうに整えることが大事で。でも，〔死に瀕した人が〕「笑った！」って思ったのはその経験が初めてなんですよ。それも動くはずがない人が，

「あ,笑ってる!」って思ったんですよね。だから,「それで良かったって言ってくださったのかな」って勝手に解釈しちゃったんですけど。

　そういう見えない何かって変ですけど,何かしら体の中で持ってる力やらなんやら見えないんですけど,そういうものを感じたり,そういう何かを整えることで,それが少し増幅したりとかするのが看護なのかな,なんて。だからそういう意味では,つながってる部分はあるのかなって思います。はい。(23)

　痛みや臨終で意識がない状態という生理的な自然に抗って,何か患者の中には「見えない何か」「何かしら体の中で持ってる力」がある。看護とはその部分で「何かを整えること」「少し増幅」することなのだ。
　想像を超えたところからやってくるはずの力を比田井さんは信じている。信じているがゆえに「何かを整え」,その見えない力が見えるようになる[3]。

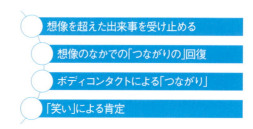

● 突然やってくる看取りにおける本人の「準備」

　先ほどの例では,亡くなった夫が「笑う」という仕方で家族と比田井さんを支えているが,次の例では患者自身が自らの死の後を準備することで家族を支えている。

比田井　CNSになったばっかりのときに,機械に挟まれて手を落としてしまった人が来たんですよ。で,そのご家族,奥さんと娘さん二人だったんですけど。「三人とも面会できなくて帰っちゃった」っていう話を聞いて。普通,〔家族が患者と〕会わないっていうこと,そうそうないので,『何かがあるな』って思って。
　で,その日に面会に来たときに話しながら,一緒に,外から面会,部屋の外のブラインドのところから見てもらって,で,中に入るかどうかって辺りも,様子をうかがいながら,入ってもらったんですけど,近づけなくて。で,奥さんが,なんか,「ごめんね,ごめんね」ってしきりに何か謝っていて,『何かがきっと,ご本人とのあいだにあるのかな』ってちょっと思いながら。
　で,その方が手を再接着する治療して,状態が悪くなってしまってご家族呼んだら,ご家族,卒倒してしまって,娘さんが。それを支えたりするようななかで関わって,ご家族がとにかく三人とも危機的というか,すごい反応だったんです。
　で,もう一回手術して,ただ,手落とさなきゃいけないかもしれないっていう話をしながら,そうこうするうちに手術室で不整脈か何かを起こして心停止になっちゃったっていう情報が来たんですよ。

---
[3] 東京医科歯科大学の野口綾子さんの指摘による。

CASE 2　急性・重症患者看護　専門看護師のコンピテンシー

村上　その患者さんが？

比田井　その患者さんが，手術入ってるあいだに。で，「ええ？」って言って，「この
　　ご家族にその状況を話したらどうなっちゃうんだろう？」って思いながら。先生は
　　手を下ろして，話しに来てくれて，で，「今，ちょっと心臓マッサージをしてい
　　て」っていう話になったら，娘さんは，なんかもう壁をたたくような状況で，結構
　　ちょっと騒然という状況で。で，奥さんは黙り込んでしまって。で，「ご本人は腕
　　がないなかで，こう生活してくってことが嫌なのかしら」って，ちょっと自分のな
　　かで思ったんですけど。

　　そのご家族が少し落ち着いたところで，「ご本人さんが，この手を，なくして生
　　きていくっていうこと，どう思うでしょうかね？」って話を，ご家族とちょっとし
　　てみたんです。そしたら，ご家族が黙っちゃって。でも，「多分あの人だったら，
　　それは生きていけないと思う」っていうふうなことをおっしゃったんですよ。

　　で，少ししたら「ちょっと，私たち三人だけにしてほしい」って言われて，三人
　　だけにして，私立ち去って，「え，なんか，すごいまずいこと聞いちゃったか
　　な？」って，ちょっと思ったんですけど。(26a)

　この事例でも患者と家族は一度つながりを失っている。病院に来たのに「近づけな
くて」「面会できなかった」場面では病人とのあいだに大きな距離が開いている。そ
ればかりでなく三人の家族はそれぞればらばらにパニックになっており，お互いのコ
ミュニケーションがない。次の場面では「部屋の外のブラインドのところから見ても
らって」いる。少し近づいたがまだ遠い。あるいは出血の際に「卒倒してしまって」
意識を消すほど娘は患者に対して距離がある。

　比田井さんは，ここでも家族間そして家族と患者とのつなぎ直しを試みている。そ
してその手段はやはり想像上のコミュニケーションである。死に瀬した人の気持ちも
想像してもらう。このとき比田井さんは「ご本人さんが，この手を，なくして生きて
いくっていうこと，どう思うでしょうかね？」と想像のなかでのコミュニケーション
を促す。このとき意味が発見される。それゆえにこの声掛けが変化を促すスイッチと
なる。このときまず妻と娘はお互いのコミュニケーションを始める。今までの場面は
それぞればらばらに取り乱していたために，三人で話している場面は語られていな
かった。男性の気持ちを想像したときに初めて夫と家族の関係が確認される。手を
失ったら「あの人だったら，それは生きていけない」と家族が感じたとすると，夫は
もともと死という形で家族との関係が切断することを覚悟していた，と家族が意味づ
けすることになる。

比田井　で，少ししたら，心マしながら病室に戻ってきて，心臓マッサージしてると
　　ころで面会してもらって，死亡宣告する，みたいな流れになったんです。それで，
　　それを伝えなきゃと思って。で，家族控室をのぞきに行ったら三人で，静かに下向
　　いてて。で「これから，心臓マッサージしたまま戻ってくる形になるみたいなん
　　です」って話をして，で，「お看取りする形になるんですけれども，大丈夫です
　　か」っていう話をしたらば，すごい，すごい冷静になっていて，何がその間話され
　　たのかよく分かんなかったんですけど，「大丈夫です」って。「自分たちで，ちゃん

4 7

とありがとうっていうふうに伝えに行きます」って言って，それで，もう手つない
で，三人，私は二人しかつなげないんですけど。それで，お看取りに行って，で，
心臓マッサージしてるところで，「お父さん，ありがとう」って言って，わあって
泣かれて，で，お看取りされたっていう経緯があるんですよ。(26b)

　三人が話し合いをしたところ「すごい冷静になって」いる。「すごい」には想像外
の変化が起きているというニュアンスがある。三人で話し合ったことによって混乱が
落ち着きへと変化している。「何がその間話されたのかよく分かんなかったんですけ
ど」とあるが，何か状況についての意味が発見されたことだけが分かり，その内実は
語られない。
　想像のコミュニケーションを比田井さんが促し，席を外して外から見守り，最後に
家族は「お父さん，ありがとう」と声を実際に掛けることで（切断されたと感じられ
た）関係を，家族の手で現実に作り直す。家族が潜在的には持っていた力がこのよう
に現実化する。比田井さんが想像を促したことがスイッチとなって力が現実化してい
る。彼女は一貫して変化の触媒となっている。そしてここで比田井さんは三人手をつ
ないでいる。これも身体のつなぎ直しの一部である。現実的なつながりによって，想
像のつながりを強化している。

比田井　そのあとに，なんか，その変わりようが「何だったんだろう？」って思っ
て。あとで，ちょっと奥さんと話をしたら，患者さん本人は1年前から，すごいい
ろんな親戚にあいさつ回りに行ったり，お墓も建てていたと。だから「準備はして
たんだと思う」って話をしたわけですよ。で，「あ，そうなんだ」と思って。そんな
ふうな感じのなかで，「自分も結構，旦那さんにいろいろ謝んなきゃいけないことも
あって」〔っておっしゃって〕，きっと何か夫婦の関係で，何かあったのか分かんな
いんですけどね。そんないろんなことを含めて話をされたのか，本人もそういうふ
うに準備してた。「今思えば，そういうふうに準備をしてたから，多分これが逝き
時って言うの変ですけど，なのかなと思って」みたいな感じのことをお話しされて。
　そこには何か今までの私の知らない生活であったり，家族のなかで，いろいろあ
る何かがそういう反応に出てるんだろうなっていうのも，そこで教えてもらったっ
ていうか。患者さんご家族から。(26-27)

　家族が「壁をたたくような状況」が「静かに下を向く」姿に変化する。初めの引用
で家族が意識のない患者にあやまる「ごめんね」と今回の引用の「ありがとう」とが
対応している。そして初めは三人ばらばらにパニックになっていたのが，次の引用で
三人で話し合い，今回は三人手をつなぐという形で，遺された家族のあいだのつなぎ
直しも行われている。
　想像のなかでのつなぎ直しが実践されたのだが，しかし最後にケアを突き動かして
いるのは想像を超える出来事である。パニックになっていた家族が突然冷静になった
とき，比田井さんは「その変わりようが『何だったんだろう？』って」問いを立て
る。そして予期していたはずのない突然の死について，しかし夫による「準備」とな
るような背景があり，それが家族の力になっていると思い至るのだ。夫はもちろん事

故による死を想像していたわけではないであろう。しかしあたかも想像できないはずの未来を想像していたかのような「準備」として，生前の行為があとから意味付けられるのだ。恣意的かもしれないが，夫のあいさつ回りが，あとから合目的なものとして意味付けられ，それによって突然の死という受け入れることが難しい出来事に意味が生まれる。

　患者はあたかも死を予感して準備をしていたかのようだった，ということに家族が気づいたとき，家族は落ち着く。気づくきっかけとなったのは，亡くなる間際に比田井さんのイニシアティブのもと想像のなかで夫とコミュニケーションを取ったことであろう。三人の対話と想像のなかでの夫との対話で，夫の準備という思いがけない背景が浮かび上がってきている。夫が死を選んだのではないかという切断の想像を比田井さんも家族もしたのだが，家族によって語られた「夫が死を準備していた」という比田井さんの想像を超える背景によって，再びつなぎ直しが成就している。

　とりわけ救命救急の現場において，看護師は救急車で突然運び込まれた患者の背景を知らない。しかし，にも関わらず背景を活性化することで悲劇に意味を与えるお手伝いをすることはできるのだ。比田井さんが意識のない患者と家族をつないだとき，比田井さんの想像を超えた患者自身による気遣いが家族を支えることになる。しかしこの予想外の力，すなわち気遣いは，あくまで患者が持つ力を信じて見出すという比田井さんの実践の力のおかげで現実化している。

　力の背景には看護師の知らない「背景」，特に亡くなる人自身の準備がある。患者と家族をつなぎ直すことで，背景が「力」として浮かび上がってくる。比田井さんの想像を超えるところから力が湧き出てくる，しかしその力は比田井さんのサポートゆえに湧き出ているという点は一貫している。

● 本人が死を準備したもう一つのケース

　次は遺されることになる子どものために準備をしていた父親の事例である。

比田井　同じようなのが，もう一つあってこれと全く同じ感じ。初療で呼ばれたんですよ。で，そのときは，もうやっぱり，止まったまんまで，CPA〔心肺停止〕で戻らなくて。で，「もう，お看取りになっちゃうんだけど，来てるのが〔二人の小学生の〕お子さんだけなんです」って〔スタッフが〕言って。

　どうも同居してるのは，お父さんと，このお子さんだけなんですって。お母さんがいなくて。どうもお母さんは離婚されていて，もうどっか別宅にいらっしゃって，連絡がつかないっていうようなんで，「これどうしたらいいでしょうか？」って連絡が来たんですよ。そのときも，「もう，それどうすんの？」って自分も思いながら，でも，呼ばれたからとりあえず行って，そしたら先生は心臓マッサージをやめようとしていて。

　「じゃ，このお子さんたちどうしよう？」っていうことになって。お子さんといえども，お父さんが亡くなるってことは，まして同居だし，知ったほうがいいだろうなって思うし，救急車乗ってきてるってことは，心臓マッサージをしてるの見てるんだって思ったので。

　そのときに，ばあーって，もう，もうすごい集中して，全身全霊でっていう感じ

なんですけど。「お父さんの状況どんなだった？」って聞いたんだった，そういえ
ば。そしたら「すごい顔が紫だった」ってお姉ちゃんが言って，だから，「救急車
の中の状況は分かってるんだな」と思って。

　で，「看護婦さん，ちょっとこれからつらいお話しなきゃいけないんです」って
お話をして。「お父さんは，お医者さんとか看護婦さん，いろいろ一生懸命，手尽
くしたんだけど，心臓が動かないんです」って言って，「だから，これからお父さ
ん，多分，天国に行くような状況なのよ」って話をしたんですよ。その話をする前
までの様子とかを見てたら，なんかすごくしっかりしていて，お姉ちゃんが。で，
「聞けるな」って思ったんで，そのお話をしたんですけど。で，「つらいお話するけ
ど，聞けますか」って聞いたら，「うん」って二人とも言ったんで，その話をした
んです。そしたら一瞬二人ともぱたって止まって，ちょっと様子をうかがってから
もう一回「つらいんだけど，お父さんはこれから天国に行くことになります」って
お話をしたら，「うわあ」って二人泣き始めて。

　それをしばらく見守って，で，そしたら「お父さんに会いたい」ってお姉ちゃん
が言ったんで，じゃあ，どうしようかなって。「先生も一緒に行ってもらう？　看
護師さんと三人で行く？」って言ったら，「三人で行く」って言ったので，両脇抱
きかかえながら，「じゃあ，お父さんところ，行こう」って言って，お父さんところ
連れてって。一緒に行って，そばに行って，「お父さん」って言って泣かれて。(28)

　子どもが「状況は分かって」「すごくしっかりして」いることは，比田井さんに
とっては想像を超えることであり，何かが子どもに力を与えているが，まだそれは見
えていない。

比田井　お姉さん〔＝遅れて到着した，成人している前妻の娘〕からあとで話を聞い
たら，そのご本人は，もう，結構，心臓が悪くて，で，がんも患っていて，準備を
されてたんですよ。で，お姉さんに，「何かがあったら〔下の姉妹を〕頼むね」っ
ていうことと，子どもたちにも，「自分の具合が悪くなったらこうだよ」，みたいな
ことも，言ってたらしいんです。だから，すごく，その〔下の〕お姉ちゃんもしっ
かりしていて。

　で，そのあとのこと，すごく心配してたんですけど，お父さんが，やっぱり，そ
の前の段階で自分の体のことを考えながら，ま，その先を知ってるわけはもちろん
ないんですけど，ちゃんと，何か準備をされてて，お子さんたちにも，「お父さん
何かがあったら……」みたいなこと，どうも話をしてたようなんです。だから，そ
んなふうなところから，さっきの話につながるんですけど，自分たちが知り得ない
ところで，準備っていうのは変なんですけど，こういうふうに急激に展開をするよ
うなかたがたとかは，そういう部分もあったりするんだなっていうのを教えてもら
うっていうか，学んで。そのあとで結果的に分かるから，「あ，そうだったんだ」
と思って自分も安心するんですけど，そのときはもう，「これでどうなっちゃうん
だろう？」っていうふうに思って。(29)

　小さい子どもが，「すごくしっかりして」父親の死に立ち会う。この立ち会う力も

50

また比田井さんの想像をおそらくは超えたものである。しかしこのような想像を超えた出来事の背後には，やはり比田井さんにとっては未知の背景がある。背景は未知であり，これから姉妹がどうなるのかも分からない。ICU の外の生活と歴史が見えにくいということは，ICU での看護を強く規定しており，それゆえにこそ想像力の行使は重要な意味を持つ。

　父親は自らが死ぬ可能性を子どもたちに伝え，遺された後のことも「プラン」(30)していた。これも比田井さんが想像していない目に見えないところで働く力である。想像を超えた力によってこの実践は成り立っている。そのような背景の力を「信じられる」ことは，想像を超える出来事から「教えられる」という態度と対応しているであろう。力を信じるときに想像を超える意味が外からやってくる。看護師の力は，このような意味へと開かれていること，つまり「患者さんや家族から教えられる」ことなのだ。

　父親は「その先を知ってるわけはもちろんない」けれども未来を想像して，自分の死後の準備をしていたかのようである。つまり過去の行動に合目的な意味づけがなされる。偶然の出来事や行為にあたかも意味があるかのようにみなすことで，「父親の死」という乗り越えがたい大文字の出来事の受容が可能になっている。大文字の出来事の受容が起こるのは，過去にさかのぼることで，その出来事がもつ文脈的な意味が発見されることによってなのだ。偶然の出来事へと後づけで合目的に意味づけできることが，生活を切断する悲劇的な出来事を受容するための力となるのだ。そしてこの意味づけのプロセスは，看護師による立会いによって可能になっている。

比田井　最後，お見送りまでやってるんです，この病院は。霊柩車が出るまでこうやって頭下げるんですよ。そのお姉ちゃん，私も最後に何か言葉を掛けてあげたいんだけど，何を掛けてあげていいか分からない。言葉がなくて。で，お姉ちゃんと目が合って何か言いたそうなんです，彼女も。でも，彼女も言えなかったんだと思うんですけど。私も，「頑張ってねって言うのも，なんか変だしな」って思いながら，そのまま頭を下げるだけだったんです。でも，目で，よく分かんないですけど，こう，目が合って，何かお互い言いたがってたみたいな雰囲気だけは，伝わったと思うんですけど。(30)

　「目が合って，何かお互い言いたがってたみたいな雰囲気だけは，伝わったと思う」。これもコミュニケーションの一種である。現実に言葉はかわさないが，伝えようとすることが意味を持つようなそういうコミュニケーションがある。

　(1) 比田井さんの実践は，切断しかかった関係や生活を想像のなかのコミュニケーションでつなぎ直そうとする。(2) そのとき想像を超えた出来事からつなぎ直しにつながる気遣う力を汲んできている。(3) 患者を抱き締めたり，家族と手をつないだり，目で会話したりといったノンバーバルなコミュニケーションが，(1) 想像と (2) 想像を超える力を支えている。

● 家族の側の「準備」

　死の準備は患者本人によるものばかりではなく，家族によるものもある。次の引用

は，ある女性が亡くなる場面である。

比田井　その方は4か月ぐらいで，いろんな闘いしながら亡くなられたんですけど，肺炎で来たのに，そこから敗血症になったり，気胸になったり，感染症を起こして，良くなったり悪くなったりしながら，結局，最後亡くなったんですけど。
　　ご家族は，娘さんと旦那さんと，娘さんのお子さん（お孫さん）一人だったんですよ。で，娘さんは娘さんで，自分も母でありながら子どもでもあるっていう立ち位置で，お母さんとの関係とか自分の子どもとの関係を，その4か月の間にいろいろ，見直すというか。
　　旦那さんは旦那さんでずっと奥さんに頼りっぱなしで，お家の中のこと。電子レンジの使い方も分からず，洗濯機も分からず，銀行からお金の下ろし方も分からずっていう状況の旦那さんだった。それが4か月，亡くなった後に，私に言ったのは，「この奥さんが自分を一人前にしてくれた」と。この4か月で「掃除もできる，洗濯もできる，お金も下ろせるようになった。だから，『大丈夫だ』って言って旅立ったんだ」，みたいなことをおっしゃってくださって。なんで，そういうふうな4か月の間に，ご本人と患者さんのご家族との関係みたいなのも，変わる。変わるっていうよりは，何も言わないんだけど，患者さんはそこで，挿管されて寝かされているんだけど，生きてるってことで周りの人たちが変わっていくんですよね。
　　で，娘さんは娘さんで子育てしながら，かなりお母さんに頼ってたのを，「お母さんはこうやってた。こうやってた」っていうのを折々思い出しながら，「それはこういうふうだったんじゃないか，ああいうふうだったんじゃないか」って私に話したりしてくれて。で，最後は私に「お母さんの子どもに戻りたい」って言って，「じゃあどうするか」っつって，「じゃあ，ベッドで添い寝する？」って言って，同じベッドで，ちょっと端っこに患者さんと寝てもらって，添い寝する時間をちょっとだけ作って。そこでお母さんと一緒に寝ながら少し話っていうか，話をするって言っても言葉で話するんじゃないんですけど，そんな時間を取って，「最後は笑顔で見送りたい」って言って，「自分が笑顔で見送れるのを見守ってほしい」って言われたんですよ。だから，お部屋の入り口の外でずっと見守って，先生が死亡宣告するあいだは，ずっと見守って。それで，見守って出てきたら，わあって私に泣きついて，「ちゃんと見送れましたね」って話をして。
　　そんなふうななかから自分が母親として，今度は子どもにどうしていく，みたいな。だからなんか，そこにいてくださるお母さんが，また周りを……。〔お母さんと〕の関係で育つ，育っていくっていうのは変なんですけど。だから，生きてるって，言葉を発しなくても，すごいことなんだっていうふうなのを思いますし。（33a）

　　患者が口を利かずに寝ている「4か月」のあいだに，家族は患者が退院したときのために準備する（「4か月」という期間を比田井さんは3回強調している）。しかし家族の意に反して患者が亡くなったために，結果としては患者が亡くなったあとの生活を準備したことになった。先ほどの例のように患者自身が（意図せず）遺される家族のために準備することと，今回のように家族が（意図せず）死のあとの生活を準備することとは内容上は同じである。どちらも死を間近にした妻（母）が，かつて行って

いた実践を，遺された家族が取り込んで引き継ぐとともに切断しかけた生活を作り直していくのだ。そして母の身振りへと同一化しようとするという仕方で，想像上の身体的なコミュニケーションを取る。夫は「一人前」になり，娘は一児の母として「育っていく」。つまり二人の家族は，意識のない患者に想定される「気遣い」によって自立し主体化していく。

　比田井さんが患者と家族をケアしたときに，沈黙した患者が力を発揮して，家族を支え，変化させる。「生きてるってすごいことなんだな」と比田井さんは語る。亡くなりつつある無言の患者が家族を気遣うことが，おそらく（比田井さんと家族の）想像を超える力の発現であり，かつ比田井さんの看護がこの力の発現を可能にしている。

　結局のところ，想像のなかでのコミュニケーションを通して，想像を超えた出来事に意味が見出されていく。さらにこの事例の場合には，妻の死という大文字の出来事のなかで，同時に妻の「生」が力の源泉にもなっている。

　比田井さんはそのプロセスを「見守る」証人となる。そしてこれは「お母さんはこうやってた。こうやってた」という想起のなかでの母親とのコミュニケーションを比田井さんに伝え，添い寝するというノンバーバルな，しかし現実のコミュニケーションを比田井さんは見守る。そして最後の看取りでの母へのお礼も比田井さんが見守り，受け止める。夫にしても「だから『大丈夫だ』って言って旅立った」というふうに，想像で妻とのコミュニケーションを行い，自分を肯定する。

　家族が患者の退院を準備したはずだったが，結果として図らずもいなくなってからの生活を準備していたことになった。この図らずも行われていた「準備」とは「こころの準備」だけではなく生活のなかで患者から自立することであり，患者が担っていた役割を取り入れて患者へと同一化していくことでもある。このような仕方で意識のない患者と家族はコミュニケーションを取っている。

　そしてこれをつなぐのは，やはりノンバーバルなつながりである。先ほどの事例も，少女とアイコンタクトでコミュニケーションを取る場面で閉じられたが，ここでもノンバーバルなコミュニケーションが最後に語られる。

比田井　だから，何でしょうね。植物〔状態〕で生きていらっしゃる方もいるんですけど，そういうかたがたの，存在の意味っていうのは，すごく自分も大事に思っていて。で，その〔植物状態の〕方のところ，ラウンドのときにちょこちょこ行って，声を掛けたりするんですけど，でも，私自身 ── 一方通行の話なんですけど ──ほっとするというか，そこに行くと。で，「どうですか」なんて話をしたり，「風邪ひくといけないから，暖かくしてくださいね」とかそういう勝手なこちらの話だけして，帰ってくるんですけど。なんかやっぱり，そこにも意味はあるんだろうなと思いながら。
　ここにずっと 20 何年もいて，やっぱり，生きると死ぬっていうことを，すごく考えさせられてるというか，勉強させてもらってる感じが，すごいします。はい。(33b)

　力とつながりの可能性は「生きている」という事実そのものにその力を汲んでいる。ある患者の生が，周囲の人の力とつながりを生み出す。言葉を話すことがない患

者とのコミュニケーションに意味がある。言葉のない人とのコミュニケーションは比田井さんの語りのなかで何度も登場した。最終的にはそれは「存在の意味」であり，生きていることそのものに意味があるということだろう。声かけをすることを通して，生命は有意味なものになり，そして言葉にも意味が与えられる。

　語りのないコミュニケーションは本稿のなかで何度も登場した。遷延性意識障害はそれが継続する状態であるから，話すことができない人とのコミュニケーションの純粋な形であるともいえる。この場面を出発点として，ここまで論じてきたさまざまな場面へと拡がるのだ。

§3.　結論の代わりに ── 生と死をめぐる両義性

　（1）想像のなかでのコミュニケーションで切断した関係をつなぎ直すこと，（2）想像を超える出来事からつなぎ直しの力をくみ取ること，（3）ノンバーバルなコミュニケーションでつながりを保証すること，このような実践はしかしつながりが極めて難しい現場であるがゆえに要請される技法であるということは最後に確認しておいてよいであろう。事後的な意味の発見は恣意的なものかもしれない。意味づけすることが不可能になるような不条理な状況から出発するとき，恣意的な後づけの意味であるかもしれないということを踏まえつつ，この意味の発見はなされているように思える。意味づけは，意味づけを許さない偶然を前にしたおののきが要請しているようにも思える。このとき「看護とは何か」という問いは「生きることとは何か」という問いに直結する。

比田井　『生きるって何だろう？』って思ったのが，新人の頃 ICU に異動したとき。同じぐらいの熱傷の患者さん，片方は前科があって公園で寝てるようなホームレスの方で，50 パーセント近くの熱傷で。片や同じぐらい，やっぱ 40，50 パーセントぐらいの熱傷で，この方は会社員で仕事しっかりやってて，ご家族もお子さんもいらっしゃって，本当に愛されてるお父さんみたいな感じ。で，二人が隣同士に並んで，なんか状況が同じような感じで，上がったり下がったりしてたんですよ。

　で，そのときに，「こういう場合はやっぱり，こちらの方を神様は助けてくれるのかしら」って思ったら逆で。ホームレスの方は ── 「公園で寝てるから強い，菌に強いんだよ」なんて先生とかが言ってましたけど ── こちらの方が生き残って，ご家族に本当に大事にされてるお父さんが亡くなられたんです。自分はそう，逆だというふうに勝手に思ってた。まだ若かったのもあるんですけど。それも自分のなかで『生きるとか死ぬって何だろう？』って，すごくそのときには思って，そういう経験が，多分 3 年目ぐらいだったと思うんです。

　そっから，いろんな患者さん，そういうふうに，ぎりぎりからはい上がってくる人と，亡くなる方と，あと，同じ状況でも，どっちが生きる価値があるとか，ないとかっていうわけじゃないんですけど。そういうご家族に愛されて，大事にされてる方が亡くなったりとか，そういうのを見たりするなかから，なんか本当に，「生きるとか生かされるとかって何なんだろう？」みたいなことを，結構，考えたりす

るようにもなって。そういうなかから本当に，その，ICU の厳しい状況のなかで，本当に細い糸みたいな線を伝って生きられる方と，そうじゃなくて，もう本当に，ぷつんって，「生きていけるよね」って言ってたのが，明日転院っていう人，前の日に急に亡くなったりとか，そういうのもあったりするなかから，そういう生きるとか死ぬっていうことを，すごく考えるようになったんです。

で，そういうふうなところに携わる，で，そういう生き方とか死に方もいっぱい見せていただいて，そのなかから，じゃあ，どういうふうに看護師としてお手伝いというか，あくまで本当，手伝いだっていうのはすごく分かって。何かやってるっていうよりは，本当に，ちょっと突っつくというか，背中を押したり何かする，整えるっていうだけの話で，そこが広げられるか，そのまま「しゅう」って縮んでっちゃうかっていうふうなところにつながるのかなと思っていたりもするんです。(21)

「どっちが生きる価値があるとか，ないとかっていうわけじゃないんですけど」と比田井さんが語るとおり，もちろん人は誰であっても同じ尊厳を持つ。とはいえ誰が生きて誰が死ぬかは分からないし，社会的な地位は関係がない。偶然かもしれないし，神様の思し召しかもしれないし，患者の力なのかもしれないが，いずれにしても偶然に決まる生と死が比田井さんを「すごく」触発する。ここでも比田井さんの想像を超えるしかたで生死が決まり，比田井さんを揺さぶるということは変わらない。しかしここでは事後的にせよ意味づけをして合理化することは不可能であるように思える。ただそれぞれの人の生と死が並べられるだけだ。

ここまで取り上げてきたような家族が意味を見出していく看取りの背景には，意味づけを拒む偶然によって死がもたらされたという事実がある[4]。先ほどまでのケースでの，死を予感して家族のために患者が準備していたという意味の発見は，合目的ではあるが恣意的なものでもある。意味の発見の背景にあるのは不合理と背中合わせの峻厳な偶然である。

偶然の前に立ったとき，意味が与えられるかどうかは分からない。看護は「背中を押す」「あくまで本当，お手伝い」なのだと比田井さんは結論付けている。生きるか死ぬかのぎりぎりのところで看護師の仕事として取り出されるのは，「ちょっと突っつく」というしかたで患者が持つ力を整えることである。許容範囲を超える「すごい」苦痛，意味づけを無効にする生死の境目で，患者がどこかに持つはずの（平時には見えない）「すごい」力を探す「お手伝い」をするのが看護なのだ。この引用では比田井さんの視点から見た意味の不在が語られている。しかしあらゆる突然の死は本人と家族にとって意味づけをはく奪された切断であろう。事後的な意味の発見は，意味が不可能である状況のなかで，あえて行われる意味の再発見なのだ。

いずれにしても ICU での看護は平時に想像されうる生活を超える場面に関わる。自然の力は，意味づけが無効になった絶対の偶然においても働く。この力を信じての幅を広げる手伝いを看護師はすることになる。

---

[4] これは九鬼周造が離接的偶然と呼んだものである（九鬼周造，『偶然性の問題』，岩波文庫）。

CASE 3 在宅看護

事例：**今患者に起きていることに関して，
あまりにも不足する情報への違和感**　　佐藤直子

現象学的分析：**願いと力**　　　　　　　　村上靖彦

在宅看護　専門看護師のコンピテンシー

CASE 3 今患者に起きていることに関して，あまりにも不足する情報への違和感

佐藤直子

猫のミーコから
アプローチし，
本人が隠していた
力を引き出す

　病棟の看護師が，「認知症で話ができず，寝返りも打てず，歩くこともできず，家族の介護力も弱い」と評するCさん（80代，女性）を，在宅看護CNSが自宅を訪問した。

　目をそむけるCさんにCNSは「私との関係をはかりかねている」と判断し，まず語りかけたのは猫のミーコであった。CNSは，ペットに対する態度が信頼関係をつくることを知っていた。これでCNSはCさんとの「出会い」をつかんだ。

　Cさんには，本人の意欲，家族の意欲・介護力，経済力は十分備わっており，身体機能の改善は望めるとCNSは判断した。Cさんは「病院で，できないできないって言われていたから，口利いてやらなかったんだ」とにんまりした。

　CNSは，本人や家族の力を活かしたリハビリプランを立て，初回訪問は浣腸と陰部洗浄を行い，褥瘡処置を実施した。3回目の訪問でCNSは，トイレに行き自力で排泄し，「いつもの姿」にもどったCさんを確認した。

（井部俊子）

事例　　C さん 80 代 女性 妹と二人暮らし。認知症，仙骨部褥瘡，神経因性膀胱
　　　　生　活：持ちビルの最上階を住宅としている，昔から通いの家政婦がいる。

　既往は不明で，2か月前に脱水のため緊急入院した。入院中に神経因性膀胱となり，膀胱留置カテーテルが挿入されている。2週間前に退院して，訪問看護を週に2回開始している。退院時のカンファレンスでは，看護師から「この人は認知症でほとんど話せません。寝返りができないので，座るのもできません。昔から歩けないみたいですよ。介護者の妹は介護に拒否的で，全部家政婦に任せている」と言われた。すでに担当看護師が3回訪問し，褥瘡の処置と便秘に対する浣腸などの処置をしている。今回は，担当看護師の代わりに，急きょ私が訪問することになった。

　訪問前に褥瘡の状態写真をみて，脱水は補正され，全身状態が悪くないのに，褥瘡が急に悪化していること，褥瘡ができるような状態であるのに，入院前の生

CASE 3　在宅看護　専門看護師のコンピテンシー

活の様子が分からないことに違和感を覚えた。本人と家族のセルフケア能力・意欲について，実際に暮らしの場でアセスメントしようと考え訪問した。

はじめての CNS（私）の訪問時

妹は玄関で出迎え，部屋に入ってもずっと付き添っている。家政婦も部屋に入り，見守っている。本人と妹のベッドが隣り合わせで置いてあり，採光もよい。

> 家族やペットに対する態度は，患者がみていることが多い。特にペットに対して丁寧に関わることで，信頼を置いてくれることが多い。C さんとの出会いはつかんだと感じる。

ベッドサイドでの見極め

C さんの右足は骨形成不全があるようで，膝から下がやや短く，足底は明らかに小さい。
CNS　こちらの足（右）は力が入りますか？
C さん　うん（力を入れてくれる）。
CNS　いいですね。足首がとても柔らかいですね，よく動かしているんですか？
C さん　そうそう。お父さんがね，よく動かしてくれたの。学校に行ってからは自分でしっかりやらないといけないよって。
CNS　お父さんが動かしてくれたんですね。学校にも通ったのですね。
C さん　自分でね，電車に乗って歩いていったのよ。1 日も休まなかった。
妹　お姉さん，がんばっていたものね（妹が急に会話に入ってくる）。
C さん　うん。
CNS　とってもがんばり屋さんなんですね。

C さんが満面の笑みになる。本人の希望でヘッドアップすると，両腕を伸ばし，上手に足首をつかみ，足関節を動かし始める。話をしながら下肢膝立てをしたり，上肢両手握手をする。

ADL については昔から杖歩行で，70 代くらいからは歩行が難しくなり車椅子生活になったが，移乗やトイレなどすべて自立して過ごしてきたことを語ってくれた。

> 以前から歩けないと聞いているが，歩いていないわりには足関節が柔らかく，ふくらはぎおよび大腿の周径も細くない。麻痺はなく MMT2-3 と判断。拘縮はない。

> これまでどのように生活してきたのか，分からないが本当は立てるような気がする。

急に意欲的に話し出す様子から，おそらく足の不調を持ちながら，自力で学校

に行っていたことなどは本人と家族にとって，大事にしていることであり，誇りのようだ。

　妹は姉を慕っており，何かしてあげたいが不安がある。家政婦も協力的だ。以上のことから，Ｃさんは高齢だが，本人の意欲，家族の意欲・介護力・経済力は十分で，身体機能的にももっとADL向上が望めるだろう。Ｃさんたちと支援の目標を立てていく必要がある。

CNS　がんばってきたＣさんが今動けないのは辛いですね。

Ｃさん　うん，なんかね，こんな感じ（ベッド柵につかまり，寝返りを打とうとするが，体がうまく動かない）。

CNS　一緒にやってみましょうか。

Ｃさん　あれ？　できた。

CNS　ええ，でも布団をかけるとまたできなくなりそうですね。ベッドとパジャマと布団が擦れてうまく滑らないんですね（スライディングシートを敷き込み，再度自分で寝返りを打つと，スムーズに横向きにできる。本人はおもしろそうに何回も繰り返す）。

CNS　ばっちりですね。座ってみましょうか？

　スライディングシートを使い，仙骨部褥瘡に摩擦がかからないように端座位になる。足底をしっかり床に着けて（右足も）上半身を前傾し，足底に体重がかかるようにしていく。私も横に腰かける。

CNS　うんうん，いいですね。足にしっかり体重が乗っかってくると自然にお尻が浮いてきますよ（腰が浮き始める。そのタイミングで少し引き上げると，わずかな時間だが，Ｃさんが立つ。再び座ったあとで）。

Ｃさん　立てちゃったね（笑顔）

妹　お姉さんすごい。

家政婦　久しぶりに見ました（Ｃさん，妹，家政婦と喜ぶ）

CNS　寝付いていたのに，結構立てましたね，秘密の特訓をしていたんですか？

Ｃさん　ベッドでね，この運動（足首回し）だけはしていたの。

CNS　誰も知りませんでしたよ。内緒にしていたんですか？

Ｃさん　うん，病院でできないできないって言われていたから，口利いてやらなかったんだ。

CNS　なるほど。悔しくて口利かなかったんですね（Ｃさんにんまり笑う）。

　こんなにＣさんは手の力も足の力もあるので，前みたいにトイレにだって自分で行けると思うんですけど，いかがでしょう？

Ｃさん　そうしたい。

妹　お姉さん，入院まではほとんどリビングにいたんですよ。今みたいに立てるならば，私も手伝って車椅子に乗れるんじゃないかしら。

（Ｃさんうなずいて私を見る）

CNS　Ｃさんも力があるし，妹さんもお姉さんを助けたい気持ちがあるし，家政婦さんもお手伝いしてくださるんですよね（家政婦がうなずく。家政婦は介護保険適用外のサービスが可能であった）。

CASE 3　在宅看護　専門看護師のコンピテンシー

> 摩擦を減らせば，自分で側臥位になることができる。久々の座位ではあるが，気分不快などの症状は見られない。足底にしっかり体重が乗り，立位はできそう。座ることで自信をつけることができたようなので，これまでの本人なりの工夫をベースにリハビリプランを考えたい。本人や家族の力を活かして具体的な目標を本人と立てていこう。

CNS　トイレに行くには，まず自分で寝返りをして，ベッドの端に腰かけて，足を着けて立ち上がって，回転して車椅子に座る。トイレに行って，立ち上がって，ズボンを下ろして腰かける……小さなゴールがたくさんあります。やりますか？

Cさん　（うなずきながら）できる。どうしたらいい？

CNS　私は週に1回火曜日に，担当の看護師は木曜日に来るので，火と木にチェックします。立つだけではなく，便秘も治るように，おしっこも管がなくなるようにお手伝いします。ほかの日はCさんと妹さんと家政婦さんで訓練できそうですか？

妹　難しくなければします。今までもマッサージとかしてたし，ね。

　本人の意欲と周りのサポートがあるので，宿題でリハビリが可能と判断した。次回までスライディングシートを使い，自分で寝返りの練習をすること，臥床したままできる運動を説明した。

> 本人の意欲と家族の力は強く，環境も整っているので短期間でゴールが目指せそう。私が週に2回来てもよいが，本ケースの担当看護師にも高齢者の積極的なADL向上のプロセスを経験してほしい。

　Cさんの回復は医療者が考える以上に早いかもしれない。本人の回復のスピードに合わせた環境調整ができるように，ケアマネジャー，主治医もこの回復についてこられるように配慮していこう。

　最後に，弛緩性と直腸性と思われる便秘に対し浣腸を行い，陰部洗浄とともに褥瘡処置を施した。

訪問後，訪問看護事業所で担当看護師と話す

　担当看護師は自分が気づけなかったことに対して，「私，全然分かってなかったんですね」と自分を責めるような言動が見られたが，一緒に担当をしてCさんがトイレに行けるようにしようと目標を共有した。ケアマネジャーに連絡し，状況と目標について共有した。さらに，病院外来担当医に，看護師が評価したうえで，膀胱留置カテーテルを抜く許可を取った。

> 担当看護師は3回の訪問のなかで，本人の能力や意欲のアセスメントが十分にできていなかった。しかし，一般的に，運動機能回復の支援は訪問看護を始めた看護師が知識・経験不足を感じやすいといわれている。担当看護師もこれまで高齢者が目覚ましい運動機能回復をする過程を経験していないかもしれないので，このプロセスを体感して，支援できるようになってほしい。

61

　　　　　ケアマネジャーには，ADL向上に合わせて福祉用具の変更など，協働していく必要があるため，目標を共有してもらう。

2回目の訪問看護

　　　2回目の訪問看護では，膀胱留置カテーテルを抜去し，自尿が出ることを確認した。Cさんの回復に合わせて，着る物や食事，ベッドマット，移動方法を変更，修正した。

3回目の訪問看護

　　　Cさんはパジャマではなく私服で車椅子に座り，リビングで私を迎えてくれた。トイレでの排尿ができ，便秘も解消したので，浣腸も不要になった。目標が達成できたことを評価すると，「毎年京都に桜を見に行っていたから今年も行きたい」と，新しい目標を立てることができた。

　　Cさん自身の気持ちが寝たきりの療養者ではなく，自分の生活を自分でコントロールできる人に変わったことを感じる。今の方法で継続可能な生活ができると判断し，訪問看護終了も考慮する。

COMMENT

「評価」は誰のために行うか

今回の事例の「評価」は誰のために行うかを考えさせられた。

在宅看護師のピンチヒッターで訪問したCNSの佐藤さん，申し送られてきた，訪問患者の写真と経過に違和感をもった。そして，自分なりの評価項目をもって訪問する。家のなかは情報の嵐！　カオスのなかで，よいきっかけを見つけた。

CNS　大きくて立派なねこさんですね！（猫に）どうもこんにちは。
Cさん　ミーコ。ミーコっていうのよ（にっこり笑う）

そして，いろいろな評価――村上先生の解説では「見極め」というもっと味わいのある言葉を使っている――に入る。もともとの担当看護師の評価はどうしてそうなったのか？本人のせいとばかりはいえない。評価はやはり患者の協力がないと不確かになる。

Cさん　ベッドでね，この運動（足首回し）だけはしていたの。

CNS　誰も知りませんでしたよ。内緒にしていたんですか？
Cさん　うん，病院でできないできないって言われていたから，口利いてやらなかったんだ。
CNS　なるほど。悔しくて口利かなかったんですね（Cさんにんまり笑う）。

というわけである。

自己の反省である。医療に関わる者は，少なくとも私や私の周囲ではどういうわけか，できれば割り切って分類してしまおうとの思いがある。病名をつけて患者も医療者も分かった気になりたい。割り切ってしまって安心したい。不確定なものを嫌うあまり，早くラベルを貼ろうとしているのではないか。流動的に評価を行っていくのが，特に流れのなかにある訪問看護では本来的なのであろう。

佐藤さんがこのあと担当看護師に大変教育的に接しているが，私も担当看護師を責めるつもりはない。でも，誰のための評価・ラベリングなのか常に心しなくてはならない。

（大生定義）

CNS へのインタビュー〜現象学的分析

願いと力

村上靖彦

　佐藤さんは2010年に大学院を終了し，2012年に在宅看護専門看護師制度が定まると同時に認定を受けている。佐藤さんの語りは新人時代に経験した実母の看取りから始まった。病棟に勤務しはじめた頃に母親のがんが見つかり，佐藤さんは母の看護に専念するために退職する。この経験が決定的な意味を持つようになる。
註）本章は，「在宅無限大―訪問看護師がみた生と死」（医学書院，シリーズ「ケアをひらく」，第5章に加筆・修正を加えたものである。

佐藤　そのなかで気づいてしまったことは，私，病棟で業務はできるんです。オペ後の……手術後の人の体温を測り，『あ，なんかこれ，異常が起きてるぞ』とかって分かるんだけど，それ以外のことができないことに気づいてしまって。それ以外ってのは，〔患者さんは〕暮らすためにすごく不安だし，すごくだるいだろうし，でも薬とか処方をすることもできないし。『私，何にもできないな』って気づいてしまって。で，ちょっと病棟でこれから先やってく自信もなくなり，『ああ，うーん』と思って。……まあ母を看取るんですけど，そのあとに思い切って今度，暮らしを支える訪問看護に飛び込んでみたんです。〔……〕
　飛び込んでみて，自分の愛情を傾ける人たちっていうか，自分にとって大事な人たちを支えるって，本当に病院の看護だけじゃできないんだってことに気づいて。訪問看護をやってそれがよく分かったんですね。『ああ，こういうふうに家族は戸惑い，苦しみ，そして本人は戸惑いながらも力を発揮していくんだな』ってことにすごく気づかされて。私たちのやってる支援って，すごく小さい……大事だけど，すごく小さいなってことにも気づいて。(1)

　佐藤さんは看護師として就職するや否や，母親の病に直面した。母親の看病をするなかで「私，何にもできないなって気づいてしまって」いる。病棟における看護の技術が「看護」に結びつかないという無力さの感覚。これが第一の気づきである。業務「以外のこと」のなかに，じつは本当の看護はあるのだ。「大事な人たちを支える」ことが「病院の看護」では及ばないと佐藤さんには感じられている。
　それゆえ，母親の死のあとに「暮らしを支える」訪問看護に転職する。そこで病棟で抱いていた無力感が，「病院の看護だけじゃできないんだってことに気づいて」と，確信に変わる。暮らしのなかで患者が感じる「不安」「だるい」「戸惑い」「苦しみ」が，看護師が関わるべき事象であるということに気づく。これが第二段階である。
　さらに家族と患者は「戸惑いながらも力を発揮して」いくことに「気づく」。これ

64

で，新人時代の佐藤さんの気づきは三段階目を迎える。この「力」こそが，語り全体を貫くテーマとなる。

§1. 価値の見極めとしての看護

● 生活のなかでの価値の見極め

佐藤さんは訪問看護の要点を「見極める」ことにおく。佐藤さんの語りの一つ目の特徴は，在宅医療で個別性が高くなる理由の一つを具体的に示していることだ。これが「見極め」に関わる。

佐藤　大事なところは，見極めだと思うんです。

村上　ああ，なるほど。はい。分かりました。

佐藤　評価とか見極めとか，評価って言葉も使うんですけど，評価って言うと，なんか冷たい感じもするんで，見極めって言ったほうがいいのかなと思ったり。

村上　それは例えば，ほら看護の世界だとアセスメントっていう言葉をよく使ったりしませんか。それとはどう違う？

佐藤　見極めって最後，すごいてんびんに掛けるんですよ。すごい厳しいとこ，てんびんに掛けるんです。だけど，アセスメントって言うと，そこが含まれてないような感じになっちゃうので，あんまり使わないんですね。(5b)

佐藤さんの見極めは医療的な評価やアセスメントとは異なる。見極めはいくつかの価値を「てんびん」に掛けて選択するが，評価はおそらくは一つの症状などについて客観的な尺度を用いて冷静に（「冷たい」）判断することを指している。ここではなぜか「厳しい」と「冷たい」が対比されている。客観的で一義的に決まる「冷たい」アセスメントに対して，「てんびん」に掛ける「厳しいとこ」の見極めは，どちらが正しいとも決めきれない多様な選択肢を患者や家族とともに選んでいくというニュアンスを込めている。そしてアセスメントは誰にでもあてはまる一般的で匿名的な手順だが，「てんびん」はその人固有の個別的な価値の判断だ。在宅においては患者を取り巻く環境はさまざまな選択肢からなる。どれをとってどれをとらないのか，見極める必要がある。そしてこの選択肢は価値と力とが重要な要素となって形作られる。まずは価値について見てみる。

佐藤　病院って価値が一つ決まってるじゃないですか。病気を治し，帰す所です。「あなたは，病気を治して帰ります」っていう価値が決まってるんですけど，おうちって価値が決まってはないじゃないですか。治療をしないかもしれないし，治さないで死んでもいいという人もいる。そうすると，見極めになるんですよ。こうしたら，こうなっちゃう。こうしたら，こうなっちゃう。でも，どっち？「どっちかを決めるのは，誰の価値観なの？，それとも社会通念上の価値観なの？」っていうふうに，見極めをしなきゃいけなくて。

　　おしっこ漏らしちゃうっていうことに関しても，例えば，「おむつしなくても大

丈夫です」っていうことに関しても，じゃあ漏れた場合，何が起きるか？　パリッとした格好をされてて，立派なプライドが高く，しっかりした矜持をお持ちの方。この人が，お出掛けして，お外で漏らしたら，それはすごく社会的なショックを受けるだろうなとか。そういうことも含めた。そうするとやっぱり，見極めだと思うんですよ。アセスメントっていう言葉だけじゃちょっと言いたくない。(5c)

　病棟では価値が治療の効果一つに決まるが，在宅医療においては価値が「決まってはいない」。この価値をめぐる多様性が，佐藤さんが描く在宅医療の多様性の特徴だ。価値があらかじめ決まってはいないがゆえに見極めが必要になる。二つの選択肢が両立しないという難しさだけでなく，誰の価値観に従って選ぶかによって判断が変わる。見極めは判断される内容の選択と，誰の価値に従うのかという主体の選択の両面を持つのだ。それゆえ単に客観的な尺度を当てはめるアセスメントとは異なる。そのつど異なる多様な価値観が拡がるなかで見極めることが佐藤さんにとっての訪問看護の特徴となっている。看護の世界でアセスメントは頻出語だ。それだけに，アセスメントとは「言いたくない」という断言には強い意味が込められている。

● アセスメントではなく見極め

　アセスメントは「こうしたら，こうなっちゃう」という自然科学的な因果関係に基づく。これに対し見極めはどちらもありえる複数の価値観のあいだで「でも，どっち？」と選ぶので因果関係ではない。さらに「社会的なショックを受けるだろうなとか，そういうことも含めた」というように背景に横たわる文脈の広さを佐藤さんは意識することで，アセスメントと見極めを区別している。そもそも価値とは，何を望むのかという主観的な願いに関わるのであって，医療的で客観的な判断の問題ではない。

　おむつはしたくないというプライドと，プライドが高く外出時に失禁したらショックを受けるということとが対立している。現在のプライドか，未来にプライドが傷つくリスクか，どちらを優先するのかということが問われる。患者の力を信じるのか，それとも失禁をしたときのショックを考慮すべきなのかを見極めるのである。患者の持つ文脈全体をみたときの判断となっている。しかもプライドという社会的な価値が焦点となっているので，生存にあたっての最低限の快適さに関わる狭い意味でのQOLではない。

　このとき佐藤さんはある具体的な人物を思い出していたそうだ（それゆえ「患者さん」ではなく「この人」と呼ぶ）。インタビューのなかで何度もこの場面に立ち返るのだが，実際にはこの人は失禁したわけではないようだ。しかし「もし失禁したとしたら」，と取り返しのつかない未来という可能性を考慮しそこねたがゆえに，たとえ失敗が現実のものにならなかったとしても佐藤さんはおむつをしなかったことを悔やむのである。漏らしたら「ショックを受けるだろうな」という不確定な未来の予測に基づいて価値の見極めはなされる。

　「アセスメント」は現在の状態についての判断だが，自然科学の基準なので，未来は自然科学的な秩序によって因果的にすでに決定されている。これに対して「見極め」は過去の文脈の考察と未来の予測とにもとづくために幅を持つ。人間の生活の連関のなかでの価値の自由選択なので，過去と未来は因果的な関係にない。

この価値の見極めはどのような未来を実現したいのかという願いの問いかけであるから，前章の主題であった，願いを語り合うなかで作り上げられていく「その人らしさ」へとつながるであろう。何を望むのかという願いに基づいて見極めはなされるのだ。

§2. 「力」を見極める看護

● 多層の力と時間
まず佐藤さんが語る「力」がどのようなものなのか，見てみよう。

村上　何が患者さんの力なのか，もう一回分からなくなっちゃいました。

佐藤　はい。すごい多層ですよね。例えば，その人の細胞レベルで持ってる力もあるじゃないですか。「この人は今，貧血だから」とか，「今，白血球が低いから」とかっていう力。〔白血球の値が〕上がってきたっていう力もあって，それもすごく大事で。それこそ「こんにちは」と言って消毒して，手袋するかしないかとかも，本当は見極めなんです。〔……〕抵抗力っていわれる白血球がびゃーんと下がって，〔投薬して〕もう 3 か月たって上がってきてるから，手袋まではいらないとかっていうのも，その力の見極めなんですよ。それこそ，使った手袋を捨てるか捨てないか，とかも力の見極めですし。

　　もちろん臓器が持ってる力もありますよね。心機能がこれくらいだから座らせられるかどうかっていう見極めも。まあ，そこらへんをアセスメントって言っていいのか分かんないんですけど。もちろんその方の臓器と臓器がいろいろ動き合って保ってる気持ち。安定した精神とか，体温が一定に保たれてるようなシステムとしてのこの方の力もあるし。

　　それと，またさらに他者関係……二者関係ぐらいの……力もありますよね。奥さんとこの人はこれまでもずっと病気をともに歩んできた。だからこれができそうだ，とかっていうような力もあるし。特におうちの場合は，その地域とか，雇っているヘルパーさんとか，ケアマネジャーとかの力っていうのもあるので，すごい多層ですけど，力って。その見極めがすごい大事なんですよ。一人家族が亡くなるよっていうときも，周りの〔支援者の〕チームメンバーによってはすごい大変になるけれど，このチームメンバーだと力が生まれやすいので大丈夫だったり。(7)

「その人」（「この人」「その方」）の力には，細胞の持つ力，臓器の持つ力，身体全体のシステムの力，精神の安定，家族の力，利用できる社会的なサービスが持つ力……といったミクロからマクロまでの，そして物質から心や人間関係までの**多層かつ多様な力**がある（「亡くなるよってときも」力は働くわけだから，必ずしも回復する力とは限らない）。家族の力やサービスの力もまた，その人自身が持つ力の一部なのである。あるいは逆に，世界を貫いているさまざまな力の発現の場の一つが「患者の体」なのだと言ってもよい。訪問看護師は，多層の力の発揮を媒介する人として登場する。

そして力は，時間を含み込む。白血球の値が上がったり下がったりするリズムがあり，「これまでもずっと病気をともに歩んできた」という家族の歴史があり，他の力も含めて時間が経過するなかでの変化や安定が含まれている。佐藤さんは多層の力が持つさまざまなリズムの交点となる「今ここ」を捕まえる[1]。「見極め」という言葉とともに「今」が使われる。見極めという行為の瞬間が「今」というあり方なのだ。

そして細胞の力が話題になる場合であっても，問われているのは単なる自然科学的な因果関係ではない。細胞の力は「手袋するかしないか」というように，どのようなケアをするのがよいのかという実践上の見極めに直結する。臓器の力を把握することは「座らせられるかどうか」という実践の見極めに直結する。つまり「その人」が持つ多層の力は自然科学的な因果関係を越えるものであり，それぞれ患者の生活の質と，行うべきケアの見極めを要求する。

そしてケアは「座らせられる」「〔家族には〕これができそうだ」という可能性の発見に関わっているがゆえに，「力」の問題なのである。それゆえ「今」持っている力の見極めは，未来の可能性の見極めでもある。今持っている力を見極めて，「心臓の調子がよくなったから座らせられる」というように未来にすべきケアのプランを立てている。

● せめぎ合う「情報の嵐」を解きほぐす

村上　多層の力があって，それに気づくためには，そういう訓練が……。

佐藤　はい。見ただけでは整理がつかないんですよね。特に家って，入った瞬間に，もう情報の嵐じゃないですか。家族の歴史までバーンと入ってきちゃうので。それを整理つけるって，すごい大変だけど，私としてはその〔人と家族が持っている〕力の見極めなんだよって思ってるので。(13a)

自宅を訪れた瞬間の「情報の嵐」は，力の見極めの手前にある出発点のカオスである。「嵐」ではあるが，ここに力が潜在している。ここで佐藤さんが念頭に置いている事例があるので引用してみたい。認知症で寝たきりと診断されて退院した婦人の家を，佐藤さんが初回訪問する場面である。同居する妹が非協力的であるという情報が入っていた。

（妹は玄関で出迎え，部屋に入ってもずっと付き添っている。家政婦も部屋に入り，見守っている。本人と妹のベッドが隣り合わせで置いてあり，採光もよい）

妹は介護に拒否的と聞いてきたが，家のなかでよい場所へベッドを配置していたり，自分のベッドのすぐそばに本人のベッドを置いたりする様子から，姉を大事にしている印象を受ける。

Ｃさんはパジャマを着て，ベッドで布団を口元までかぶっている。入室時に私

---

[1] 中井久夫が，統合失調症の治療において，患者の年表をつくり，睡眠のリズムや病状から家族のイベント，活動状況などさまざまな事象を書き込んでいったときに，同じように多様なリズムをつかもうとしていた［中井 1982/2014, 79，村上 2017］。

をちらりと見る。

　妹さんに挨拶をしてからベッドサイドに行き，Cさんに挨拶をする。しっかりと目が合う。Cさんに話しかけるが反応に乏しく，意図的に看護師から目をそむけている様子が見られる。拒否はないので，全身の様子を見せてもらう。

> 他者を認識できないレベルの認知機能の低下はなさそうだ。戸惑いの表情や介護者に助けを求める様子もないので，初対面と認知したうえで目をそらしている。私との関係をはかりかねているのか。

　猫が入ってくると，猫を目で追う様子がみられる。

CNS　大きくて立派なねこさんですね！（猫に）どうもこんにちは。

Cさん　ミーコ。ミーコっていうのよ（にっこり笑う）。

　患者と妹のベッドが明るい部屋にくっついて並んでいる様子や，妹と家政婦さんが会話に参加し，そのあいだを猫が横切っていく様子が目に入っている。家に入った瞬間の「情報の嵐」を読み解いてみると，(1) 患者は佐藤さんの話を理解できている，(2) 妹とは良好な関係を保っている，(3) 妹と家政婦は患者のことを心配している，といったことが見えてくる。患者が持っている力がそこにあるはずだが，この場面では，まだはっきりとは見えていない状態でもある。情報の嵐のなかから，どのような力があり，使え，せめぎ合っているのかを見極めることで，「QOLが高い生活を目指す」ことができるようになる。

　違う見方をすると，カオスを整理するための補助線として，力の見極めを用いている。力の見極めとは，情報の嵐のなかに潜在する力を読み取り現実化することである。

● 本人と話し合う ── 力の見極め方

　ここで述べたように，力の見極めとは情報の嵐を解きほぐすことであり，過去と未来の秩序を作ることでもある。そして，隠れている力を明らかにする見極めは，本人に話しかけることを要求する。

> 佐藤　力の見極めって，やっぱ本人とかと話し合わないと分かんないとこいっぱいあるんですよね。そこに注目して本人と話すと，その人がどういう力を持ってるかってすごく分かる。話すっていうのは，体と話すときもあるんですよ。体にも聞くんです。でも，〔……〕病気を治す現場だと，やっぱりそこがなかなか重視されないので。訪問では本人と話す，本人の体と話して〔いきます〕。(14)

　情報の嵐のなかで力を見極めるためには，力に「注目して」，本人と話し合うことが大事である。本当に認知症があるのか，家族との関係はどうなのか，こういった力は「本人」と話し合ってみると分かる。そして言葉だけではなく「本人の体と話す」のだという。

　たとえば，病棟で寝たきりと思われていた患者の関節の可動域や足の筋肉を調べてみると，患者が座位をとり歩行も可能であることが分かるかもしれない。力を見極めることは単なる観察力ではなく，患者や家族に対して何らかの**働きかけをしてみて，**

隠し持っている力を探り出すというプロセスを含む。

　「病気を治す〔病院という〕現場」も体に働きかけるはずであるが，しかし佐藤さんのなかでは意味が違うようだ。佐藤さんが「体と話す」のは，単なる病状の把握とは異なるということであろう。「体に聞く」とは，**どのように力を蓄えているのか，未来に向けて何ができうるのか探り，それが実際にどのようにしたらできるのかプランを立てることである**。在宅では病状の見極めだけでなく，体が持っている力を見つけ，そこに働きかけている。

● 体に話しかけ，スイッチを押す

　ここで佐藤さんは，自身が研究会で発表した事例について話している。寝たきりで口を利かない認知症だと判断された老婦人が退院した場面である。佐藤さんが訪れてから，その老婦人に大きな変化が起きる。

佐藤　たぶんポイントは，その体の関節の柔らかさと，筋肉のつき具合だったと思うんです。そこがちょうど偶然，彼女の**スイッチ**だったというか。〔……〕本当にあの事例はすごくって，もうそこから一気にわーって話を ―― 「小さいときお父さんが〔足をよくストレッチしなさいと教えてくれた〕」みたいな話を ―― されたポイントだったんです。(16)

　佐藤さんは「彼女」の「体」に話しかける。まだ見えていない力を探るために，「体」の「スイッチ」を押す。具体的には，関節の柔らかさと足の筋力を見極めているのだが，これはじつは筋力だけの問題ではない。**体に語りかけたところ，患者が自ら語りはじめる**。つまり体への「話しかけ」が，本当に言葉の会話になるのだ。研究会で佐藤さんは次のようにそのときの会話を再現していた。Ｃさんは足に障害があり，子どもの頃から歩行が困難だった。

　　CNS　いいですね。足首がとても柔らかいですね，よく動かしているんですか？
　　Ｃさん　そうそう。お父さんがね，よく動かしてくれたの。学校に行ってからは自分でしっかりやらないといけないよって。
　　CNS　お父さんが動かしてくれたんですね。学校にも通ったのですね。
　　Ｃさん　自分でね，電車に乗って歩いていったのよ。1日も休まなかった。

　この語りに続けてＣさんは，幼少時から（身体障害を持つなかで）お父さんに大事に育てられてセルフケアの必要性を学んできたという成育歴に由来する力と，入院中も看護師に内緒で体操をしていたというセルフケアの力とを語りはじめた。つまり患者が持つ多層な力が，関節の動きを調べることをきっかけとして明らかになっている。**多層な力が折り重なっているポイントを探り当てる**点は，佐藤さんの実践に一貫している。

　そしてここで見極められた力は，病棟で続けられていたセルフケアにせよ，成育歴にせよ，過去の時間を含み込んだものだ。このいくつかの「過去」の文脈を踏まえ

て，ケアプランという「未来」が構想されている。関節に触れたことで，父親から大事に育てられた過去と，そして家族がCさんをケアする技術を身に着けていく未来をつないでいく。これが佐藤さんがここで行ったことである。患者が自分を大事にする力と家族が患者を支える力とが，変化の触媒となる佐藤さんによってつなぎとめられて，具体化していくのだ。

そして多重の力が交差するポイントにうまく看護師がアプローチできたときには，回復に向けた「彼女のスイッチ」が入る。スイッチが入るとき，「彼女」が佐藤さんに対して積極的に話をしはじめ，トイレに歩けるほどまでに回復することになる（入院中は一言も話さなかったがゆえに，看護師たちから認知症だと誤解されていた）。

訪問看護は，長期にわたってしだいに衰弱し，最終的には亡くなる人の看護であることが多いと私は感じていた。だから高齢者の訪問看護において，積極的に回復を論じることができることは私にとって驚きだった。抗いえない衰弱のプロセスのなかで，「力と回復」を佐藤さんは語るのである。これを佐藤さんは「よくなってあげたいというパワー」（26b）というように患者自身が持つ（家族への気遣いを含んだ）力として読み込むのだ。

註）もちろん，この「力」は在宅医療に限ったものではない。CASE 2の比田井さんも患者が持つ「力」について語っていた。

● 願いを引き出す技術

さて，力のスイッチを探すことは，患者が持つ願いを引き出すことへとつながっていく。ここまで力を見極めることを考えてきたが，実はそれが「患者自身がどうしたいのか？」という願いを見極めることを可能にする。

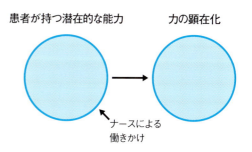

佐藤　初回は私は必ず，触ったり座ったりっていうことをするんですよ。
村上　座ったりっていうのは，その患者さんを座らせたり。
佐藤　はい。座らせたり……病状が許せば座っちゃうんですよね。そうすると，結構いろんなことが起きますよ。「ええ！　起きて座ってる！」とか家族が言う。びっくりしたりとか。よく「患者さんがどうしたいか聞きましょう」って言うんですけど，寝たきりで自分で体も動かせなくなっちゃってて，それで家に帰ってきて，こんな〔寝たきりに〕なってる人に「どうしたいですか？」って言っても出てこないことが多くて。(17)

「どうしたいですか？」と患者の願いを聞き出すことは看護，とりわけ在宅においてしばしば強調されることである。しかし，そのような力を持っているのかを本人が自分で自覚していないと，願いを持つこともできない。しかしどのような力を持っているのか，患者は自力では分からないことがある。それゆえ患者本人が願いを持つためにも，看護師が患者の力を発見してあげることが必要になる。

　私の問いかけは，「患者さんを座らせたり」と，佐藤さんを主語においたものだったが，佐藤さんは一貫して「〔本人が〕座っちゃう」と，「本人」の動作として語っている。本人が自分で力を発揮することが問題なのだ（さらには佐藤さんは「患者」という一般化を，意識せずに避けている）。自分でトイレに行きたいと願うことは，トイレに行く力を潜在的に持っているということなのだ。引用の場面のように，どのような願いを持つのかは，そのつど発揮できる力に応じて変わる。それゆえ願いは漫然と明らかになるものではない。聞いてみることが必要だし，さらにはこの引用のように，できないと思われていたことを試してみることも必要である。本人と話し合うことは，このように積極的に働きかけて，「実はできること」を取り出そうとする技術である。

　心機能という身体的な力を見極めることで，座ってもらうことができるようになる。そして座れるという力の発見が，さらなる回復への推進力を生む「スイッチ」となる。寝たきりの人の体を起こすとき，今まで諦めていた「一人でトイレに行きたい」といった願いがふたたび作動しはじめるからだ。回復は，力と願いの発見から生じる。患者が持っている力がかいま見させる未来の地平があり，そのうえで願いが開く具体的な未来が折り重なる。

　願いの探索は，（たとえ死を間近に控えたときであっても）患者が持ってる力を発見し，実現することを前提としている。願いを発見することが佐藤さんの役割であり，力の発現が妨げられているときには障害を取り除くことが看護師の役割であるということだ。

§3. もったいない

● 投げられた力のサインに気づいて次のプランを作る

　逆に言うと，力がうまく発揮できていないところを改善するのが看護師の役割である。うまくいかないことにはいくつかの理由がある。おそらく願いと力は気づくことが難しいものなのだろう。そこには見つけることの難しさと，そもそも患者が願いを持つことの難しさがある。さらにいうと，先ほどまでは看護師が力を発見するように語られていたが，佐藤さんは，実際にはこの見極めは，看護師単独の実践ではないと考えているようだ。

佐藤　話してて気がついたのは，患者さんの力を全然私たちが大きくしてるわけじゃない。この関係のなかで，なんか〔患者自身が〕見つけてくれた感じで。

村上　しかも，患者さんが，気づくことでもある。

佐藤　……ことも。患者さんからすごい……。これ本当に共同作業だと思ってるの

で，患者さんが気づいてくださることは本当に多くって。気づいて，一生懸命投げてくれるんですよね。で，それに私たちが気づかないこともいっぱいあって，一生懸命，こう，投げてくれてるのに気づかなくて，やっと気づく。

たとえば，「外出たい」って言ったのに，「じゃあ今日，外に出よう」って言うと，「やっぱ行かない」って言う。っていうのを繰り返してるときって，何かメッセージを投げかけているのに全然，見極められてないじゃないですか。見極められないから次のいいプラン，この人にとっていいプランが出てこない。専門家としても何もできてない。でも，〔患者さんが〕なんか投げてたのに ── 私がなんかしたっていうより ── 何を投げてくれてるのか気づく瞬間があると，〔そこが〕ポイントで。そうすると，その人の力とかが分かるんですよね。(18b)

「外出たい」という願望があるということは，患者自身は自分が持っている力に気づいていて，周囲へサインを「投げてくれてる」ということである。たしかに願いと力はつながっている。加えてサインを出して気づくという患者と看護師の共同作業なのだ。

しかし「外に出たい」と願うだけではだめであることが，この引用で分かる。願いと力のサインを周囲はキャッチしているが，力を実現するプランを見つけられていない。患者は自分の力に気づいて願いをもち，サインとして投げている。それをキャッチした看護師が「いいプラン」をつくるときに力がはじめて現実化するのだ。力の見極めの内実はこのようなものである。それゆえ願いを持っているのにうまく力に気づいて現実化するプランを作ることができないと，看護師は「何もできない」ことになる。力の見極め，願いの発見のつぎに，プラン作りというステップがある。

ところで，願いは一方で家にいたいとか子どもに迷惑を掛けたくないというような，家族に関わる願いである。他方で看護師に向けられたサインという姿をとる。つまり家族関係のなかでの願いを，第三者である看護師へ向けて投げるという重層的な対人関係のなかで初めて願いがクリアに分節される。家族のなかで絡み取られているときには見えない力と願いが，第三者が読み取ることでクリアになる。

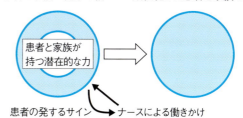

● 力が流れていないポイントを探す

このように，患者の願いは分かっていながら，実現するための方法が分からないことがある。そういうときには別のやり方も探す必要がある。

佐藤　今思ってたのは，特に家族のなかでの力の流れのことだったんですね。〔……〕たとえば，一生懸命ご飯食べさせてあげようとするんですよ。「ご飯食べて食べて」って，家族が言ってる。だけど本人は，食べたいけれど，もう機能がちょっと落ちてて，この形では食べれないっていうのがあるんだけど。そういう状態。力の流れがうまくいってないですよね。本人はよくなろうっていう気持ちもあるけど，悪いのはここ〔＝嚥下の機能〕だけ。だから違うアプローチをすれば，ものは食べれるんですよ。家族も，「食べさせてあげたい，早くよくなってほしい」って気持ち……気持ちとか能力とか……はあるのに，それが全然本人のためになってなくて。私の今のイメージは，「力の流れがうまくいってない」です。〔……〕『もったいないな』と思っちゃうんですよ。すごく気持ちも傾けて，力も傾けてるけど，うまくいってないんですよね。(20-21)

「早くよくなりたい」「早くよくなってほしい」という患者と家族双方の願いはあり，それを実現するための力もあるはずなのだが，しかし力が流れず停滞している[2]。

ここでもはっきり佐藤さんは「気持ち」（願望）と「能力」とをつなげている。患者が「食べたい」と願うときには潜在している食べる力を示しているし，家族が「食べて」って願うのも介助ができる力があるからである。しかし「この〔食べ物の〕形では食べれない」という力の発揮を妨げるポイントがある。

ここで佐藤さんは何度も「もったいない」という言葉を使っている。「もったいない」とは，力があるのに実現するためのアプローチを見つけられていないことに気づいたということである。逆に言うと，どのようにアプローチして実現できるのか，佐藤さんには見えるがゆえに「もったいない」と感じる。

つまり「もったいない」は，そこに介入すれば問題が解決できるという技術的なポイントを示している。「もったいない」は，潜在する力を現実化するべきポイントを自覚することなのだ。看護師の役割とは，うまくいっていないがゆえに「もったいない」ポイントで，力を見つけて実現する「アプローチ」を見つけることである。「もったいない」は佐藤さんのセンサーが作動したときに発せられる言葉なのだ。

● イメージの食い違い──技法としての「もったいない」の成立過程

あるいは家族間の「イメージが違うがゆえに〔……〕行動が違くなる」(21a) 場合がある。佐藤さんはふたたび自身の母親の看取りの場面を振り返る。ただし今度は家族のあいだの葛藤が話題となった。「もったいない」ということの意味が，ここで

---

[2] 佐藤さんは患者がうまくご飯を食べられないときに，「私の今のイメージは，『力の流れがうまくいってない』です」と言う。「力の流れ」というイメージは，「ご飯を食べる手段を周囲が見つけられない」という事態のことだから，目には見えないものであり形も持たない。この目には見えないイメージは，実践をめぐる状況を描く動的な構図である。

よりくわしく分かってくる。

佐藤　私の母が亡くなるときってすごく大変で……。50代だったんですね。だから家族にとっては予想外のことで。もちろん夫である父にとっても予想外のことで。もう本当にみんなで，きょうだいで苦しみながら，家族で苦しみながら，看取るぞっていう直前になって，父が —— 母はクリスチャンなんですけど —— 「葬式は仏式でやる」って言いはじめたんですね。そしたらもう家族の仲が荒れちゃって。兄はもう「縁を切る」って言いはじめて，父と。「ずっとクリスチャンで来たのに，死んだら仏式で葬式をやるなんて，なんてひどいんだ」って，怒っちゃったんです。

　そのときは，もうだから本当，混乱ですよね。でも，そこに牧師先生が**ちょうど**遊びに来てくださって，父と話をしたら，父がなんでそれを言ったのかってことが分かったんですね。亡くなったあとに母と一緒にいられないかもしれない。「キリスト教式に葬式をしてしまうと，あの世で別れ離れになっちゃうんじゃないかって思ったから，仏式でやってほしい」って言ったことが分かって。そのとき何となく直感的に思ったのは，すごくやっぱり『もったいない』って。そのときはもったいないと思わなかったけど，『ばかだな』と思ったっていうか。(23a)

　母を大切に思う気持ちは父と兄に共通するが，その気持ちを具体化するイメージが食い違っている。ここでは牧師という第三者が家族のイメージの食い違いをうまく見極めて介入する。

　家族間の願いをかなえるための力は，第三者が入って人間関係が重層化したときに初めて整理される。「患者と家族のあいだの力の食い違いを第三者が見つけ出して，力が流れるようにする」という構図は，現在の佐藤さんの実践と同じである。この場面では訪問看護師の代わりに牧師が登場しているだけのちがいだ。力の見極めとは，強度の見極めだけでなく方向の見極めでもある。

　佐藤さんは一度「もったいない」と言いかけて，「もったいない」ではなく「ばかだな」と言い換えている。当時はまだどうしたらいさかいを解決できるのかアプローチの仕方が分からなかったがゆえに，「もったいない」とは感じることができなかったのだ。つまり「もったいない」はこれから状況を改善できるという看護師のスキルを含んでいる。

佐藤　だから気持ちは一緒なんですよね。彼女を愛してるって気持ちは二人とも一緒なのに……フフ……危うく一家離散みたいな感じになっちゃうのを経験したこともあって。反対に見えることが決して反対ではないからこそ，**見極め**とか……。そのときはね，『**信じる**ってこともすごい大事だ』と思ったんです。『そんなわけないだろ』って思ってたんです，やっぱり。『父が，母のこと大事に思ってないこともないだろうし，きょうだいが母のこと，父のことを大事に思ってないこともないから，こんないがみ合うのはおかしいから，信じたいな』って。『もっと信じればいいのに』と思ったのもあったんですけど。

　だんだんそのあとナースとしての経験積んでくなかで，『**信じるだけじゃ駄目な**

んだ』と思ったので，見極めっていうふうになってったんですよね。だから，本当そういう家族を見るともったいないと思うので。(23b)

　本章冒頭の語りによると，新人時代の佐藤さんは「何もできない」ので「信じたい」と願うだけだった。それに対して十数年たった今は「力を見極める」ことでアプローチできるようになっている。
　力をかける方向が食い違うときに，若かった佐藤さんは「ばかだな」と感じ，それでも家族を「信じる」のだが，今では「もったいない」と感じて，力を見極めようとする。「ばかだな」が「もったいない」に変化し，力を「信じる」ことが「見極める」へと進化している。
　「信じる」とは力が潜在していることを信じることであり，「見極める」は潜在する力を現実化する方法を見極めることなのだ。「ばかだな」は単なる失敗への気づきにとどまるが，「もったいない」とは現実化ができる未来への見通しを持つ。つまり，「もったいない」と感じることは，佐藤さんが獲得した「見極め」の技術である。この技術を獲得する前の新人看護師時代は「ばかだな」と思っただけで，自らプランを立てることには結びつかなかったのだ。

§4. 力の見極めができなかったときと，できたとき

●「大丈夫？」の後悔
　インタビューの最後に佐藤さんは二つ長い事例を語った。一つ目の事例は，新人時代に経験した出来事を，何年もあとになって思い出す場面である。この事例を通して，力を見極めることができなかった場合に生じる深刻な意味と，専門看護師の役割がはっきりする。

佐藤　脳にがんができたときに，すごい吐き気が出るときがあるんです。それってお薬でなかなか制御ができない吐き気で，本当に「うーっ」て一日中吐いちゃうんですね。その人を病棟ナースだったときに担当してて。夜中に，その方に付き添ってる娘さんからナースコールで呼ばれて，「苦しそうなんで，時間がたったので吐き気止めの薬を入れてください」って言われて，私，吐き気止めの薬を入れたんですね。だけど，それじゃあすぐには治らないことも一応分かってたので，なんかもやもやしたまま，娘さんに「大丈夫ですか？」って声をかけちゃったんですね。そしたら娘さんは「大丈夫です」っておっしゃった……って，ただそれだけの事例なんですけど。
　それだけの事例なんですけど，あとでもう，もう何年もたってから何回も夢に見るようになって。何でしょうね。「なんでその娘さんは，目の前で吐いてる母親を前に，そこに居れたんだろう？」って，すごい思うようになって。……分かりますかね。
村上　まだ分かんないです。(25a)

CASE 3　在宅看護　専門看護師のコンピテンシー

　　新人だった佐藤さんは，（1）効かないと分かっている吐き気止めを出し，（2）大丈夫ではないはずの娘に「大丈夫ですか？」と声がけをし，（3）娘が母親に立ち会う力を持っているということに気づいていない。そしてずっと忘れていたこの事例を，大学院に進学してから思い出す。当時できていなかった点に気づくとともに，「もう何年もたってから何回も夢に見る」ほど取り憑かれることになる。新人時代もおそらく自分の実践について「もやもや」してはいたのだが，何を失敗したのかがクリアになったときに，夢に見るほど後悔するのである。

　　具体的に何か悪いことが起きたわけではないような場面である。インタビューの瞬間には佐藤さんが何を悔やんでいるのか私にはよく分からなかった。

佐藤　もうね，全然，私も分かんなかったんです。一つは『私，なんて言葉をかけちゃったんだろう？』って。大丈夫なわけないんですよ。母親が目の前で，おえおえ吐いてるんですよね。全然大丈夫じゃなくて。でもそこで「大丈夫ですか？」って聞いた私も相当**ばか者**だし「大丈夫です」って答えた娘さんは，『どんな気分だったのかな？』って思ったりとかしてて。

　　もうそこで，ずっと付き添うっていう決断をされた彼女の，その**パワー**にも正直，圧倒……圧倒されてるんですよ。それだけなんです。それだけなんですけど，今だったらたぶん「そういう状況でも**そこに居られる娘さんの力**を，どこに活かしてあげたらよかったのか」っていうふうに考えるだろう，と思うんです。だから私は，たぶんそのときは「大丈夫？」とは聞かないと思うんですよね。それだけなんですけど，すっごく印象に残ってる状況で。

村上　まだ分からないです。なぜ，夢に見るほどまでなのか。

佐藤　なんか，何も分かってなかったことに気づいちゃったからですよね，きっと。その場にいる家族が，どれだけしんどいかってことも分からなかったし，大丈夫じゃないってことも気づいてなかったし，そしてその場にいられる**彼女の強さとか，力とか，信念とか**にも気づいてなかったんですよ，私。勉強だけじゃないんだと思うんですけど，大学院に入って勉強してくなかで気づいちゃったんですね。『なんて**とんま**なんだろう，私』みたいな感じで気づいちゃったら……夢で本当にそうやって何回も追いかけられるぐらい，思い出し，の事例になっちゃったんです。(25b)

　　大丈夫ではないのに「大丈夫？」と尋ねる声がけは，何を意味するのであろうか。家族介護者はおそらく医療者によって努力を肯定されることによって支えられる。佐藤さんは「そこに居られる」ことを肯定するべきだったのではないか。

　　家族介護者が，苦しむ患者に立ち会いつづけることはよくあることであろう。私自身，呼吸の苦しい家族に一晩中立ち会いつづけたときには時間が止まったようでもあり，一瞬のうちに夜が明けたようでもあった。極度の吐き気，コントロールできない痛み，呼吸困難，これらに何時間もなすすべもなく付き添いつづけるとき，何もできないとしてもそばにいることそのものに大きな意味があるだろうが，同時に家族の側には立ち会いつづける覚悟と力が必要だ。そのとき，医療者がそばにいることの意味を強く伝えてくれたことは大きな支えとなった。今の佐藤さんであれば，娘の力に気

77

づいたうえで「どこに生かしてあげたらよかったのか」とアプローチを探し出すことができる。

この事例でも，娘が持つ力は，母親に向けられた対人の力であり，看護師の役割はそれを支えることであったはずだ。看護師は家族が力を発揮するときの媒介となることができるはずだが，このときの佐藤さんにはそれができなかった。

● 力とスイッチに気づけなかった

娘が母に立ち会いつづける「パワーに圧倒されている」と言いつつ，「何も分かってなかったことに気づいちゃった」とも佐藤さんは語っている。一見すると矛盾であるが，新人時代には潜在的に娘の力に圧倒されていたのに，そのことにも気づいていなかったということなのであろう。「もやもや」は感じていたが，「強さとか，力とか，信念とか」がまだ分節されていなかったのである。あとからこの「もやもや」がクリアに分節されて，本当はすべきだったケアに気づいたため，繰り返し見る悪夢になっている。

先ほどは母親の葬式をめぐっていがみ合っているときに「ばかだな」と感じ，今回は大丈夫ではない家族に「大丈夫ですか？」と尋ねた自分自身に，「ばか者」「とんま」と言っている。患者が力を発揮できていないときに「もったいない」と感じるのだが，力とスイッチに気づけない看護師は「ばか」なのだ。いずれにしても患者が持つ力が，流れたり，せき止められたりすることが佐藤さんを触発し，実践へと促している。

佐藤さんは，看護師としての能力が高まり，実践の構えが変化するとともに，過去の実践の意味を書き換えている。実践のスタイルを更新したことで，忘れていた記憶が後悔とともに「取り返しのつかないもの」として蘇るのである。今なら初回の訪問で患者が持つさまざまな力の流れに気づくが，このときには何年もたってから気づいているのだ[3]。

娘は吐きつづける母親に立ち会う力を持つわけだが，それは母親の症状が緩和されるのを願うがゆえにである。繰り返しになるが，願いは多くの場合，身近な他者へ向けての願いである。母に立ち会う力も，吐き気がやむようにという願いも，苦しむ母に向けてのものである。願いと力を支える看護は，それゆえ対人関係を支えることとほぼ同義となりうる。

● 死ぬ力を見極めた事例

力とは回復する力だけではない。死ぬ力でもありうる。これは佐藤さんの語りにおいて特徴的なことである。この死ぬ力は，見極めの重要性を学ぶきっかけになった数年前の事例において際立っていた。「〔患者に〕問いかけてみた。そしたら，その人が

---

[3] この事例はうまく答えを見つけられなかった事例だが，これが在宅ではなく病棟の事例であることと関係があるかもしれない。佐藤さん個人ではなく医療チームとして，このとき適切な応答ができていない。というのは病棟で治療に焦点が当たる場合，吐き気は害がないため医療的な対応とみなされていなかったからであろう（「でも，その話はいっさい出なかったです，そのときには。医療チームとしても。吐いても悪いことではないので」(26)）。ただし現在では病棟でも吐き気は対処すべき医療的項目である。ともあれ在宅看護の専門看護師としての配慮と考察は，医療行為とは異なる患者と家族の視点で生じている。

78

持ってる力がすごい分かったっていう。すごい，すごい，すごい，すごい教えられましたね」(30) という事例である。この事例を考えることで，患者が持っている力が，患者の願いとどのようにつながっているのかがより明瞭に見えてくる。

佐藤　専門看護師になる前の事例なんですけど，やっぱり患者さんから教えてもらうことがたくさんあって。なかなかめずらしいと思うんですけど，一人暮らしの人が，透析をしなきゃいけないのに，拒否して，そのまま看取るっていう事例があったんですね。一人暮らしで，料理もつくれないんです……フフフ……もともとしない人で……ハハハ。で，医者が透析を勧めるんだけど，「しない」って言うんですよ。そこで大もめになりまして。
　　でも，よくよく聴いていくと，すごく彼なりに深い事情があって。自分で建てた家なんです。自分の城なんです。で，親を看取ったり，妻を看取ったりした城を，ほんの透析の数時間空けることは許せないんですよ，自分で。「80 も超えてるし，このまま自分はここで死ぬ」っていうふうに言うんですね。(28a)

　一人住まいの家で，透析治療を受けずに苦しみながら一人で死ぬ覚悟をするというのは何かの「力」である。しかしこの「力」が何なのかよく分からないため，佐藤さんは「よくよく聴いていく」。つまり**患者に話しかけて「力」の由来を聴き取ろうとする**。そうすると，患者にとって自宅が大きな意味を持っている理由が明らかになっていく。
　願いと力は身近な他者に向けられることを先ほど確認したが，この事例では，患者は一人で自宅で死のうとする。しかしこの場合も事情は同じである。「親を看取ったり，妻を看取ったりした城」に一人で居つづけることは，親や妻とのつながりを維持しようという願いであり，親や妻を見守りたいという願いだ[4]。患者は実は一人になりたいのではなく，親や妻とともに居つづけたいのだ。ここには家にいることで発揮される力，家を志向する力，家族を看取った力，家が生み出す力といった多くの力が折り重なっている。願いとは（未来の夢ではなく），そこにおいて自分自身が本当に落ち着ける状態をめざすこと，自分らしさを保てる状態を見つけることなのだ。

● 死ぬまで生きる力
　しかし患者がどんどん衰弱するとき，一人で家に居つづけたいとは願っても，実際にその力があるのかどうかは，しだいに自明ではなくなる。そのため，力の聞き取りは一回で終わるものではない。

佐藤　正直まだそのとき，そうやって医療を拒否して亡くなる方の看護ってしたことがなくって。看護師として何をすべきなのかって，ちょっと見失うとこだったんですけど。でも『これはでもなあ』と思って，けっこう主治医とかの説得したりとか。
　　彼は結局，家で亡くなるんですけど。彼自身が**持ってる力**を，信じたり見極めたりするの，すごく難しくって。なぜなら，本人が最初「家にいたい」「一人でもい

---

[4] 「うん。ここが自分の城だっていう。ここで自分は一人でも全然構わない。一人じゃないってイメージだったんでしょうね。先祖代々の土地だったりとかっていうのもあったので」(30a)。

い」って言ったって，体はだんだんしんどくなるんですよ。腎不全ってだんだんだるくなってきて，体にお水がたまってきて熱が出たりとかして，しんどくなるんですよね。(28b)

　ここでは「医療を拒否して」，医療の外に出たとしても成立する看護が話題になっている。病棟時代に，医療業務はできるのに「何もできない」と感じたことへの回答が出される。看護は，医療のないところで，患者が力を出す手伝いをしている。
　この事例は患者が透析を拒否するがゆえに，医療の外側において「看護師として何をすべきなのか」がまさに問われることになる。看護師はむしろ，医療の価値とは別の重要な価値を持ち込む役割を担う（それゆえ「主治医とかの説得」をする）。
　「彼自身が持ってる力」とは，一人住まいの家で死ぬ力，あるいは同じことだが，家で透析を受けずに一人で生きつづける力である。死ぬ力は，結局のところ死ぬまで生き抜く力と同じことである。しかし家で死にたいという願望から，家で一人で死ぬ力を現実のものとしてどうやって確かめて現実化できるのかを佐藤さんは思案する。願いを実現するために，力を見極めることが条件となっていることが分かる。
　このとき佐藤さんが意識しているのは，身体の衰弱という別のリズムだ。最初は一人暮らしでよくても，「体はだんだんしんどくなる」。佐藤さんは終わりの時間も見極める。最初の願望が最後まで貫徹できるかどうかは分からない。見極めは身体的な「力」の衰弱と，家で死ぬための「力」という二つの力のあいだで起きている。衰弱と死という抵抗に照らしたとき，本当の「力」が見えてくる。それゆえ予後の見極めも重要になる。
　死ぬための力は，生物学的なものでもなければ，レジリエンスと呼ばれるようなものでもない。非常に名前が付けにくい死にいたるまで生きる力である。はじめ佐藤さんは多層の力を話題にしたが，最終的に諸力はこの力へと収斂するように見える。

● 信じることと見極めること

　先に述べたように「信じる」とは患者が力を持っていることを看護師が信じることであり，「見極める」とは力の現実化の方法を見極めることである。とすると，両者は対立するのではなく，この事例のように両方必要な場面もある。

佐藤　彼の持ってる力を生かしながら。〔力が生かせなかったら〕信じるって難しいなと思って。『最期しゃべれなくなっちゃったらどうしよう』とか思ってたんです。〔……〕本当に，『最期どうなっちゃうのかな』って。私も信じてるけど，まだ見極め……最期どうなるかが，看護師としても初めての経験〔だったので分からなくて〕。腎不全の人を何もしないで看取るなんてないので。そのなかで……何をこう……体の見極めだけじゃないなと。(29a)

　一つ前の引用では患者の力をまだ信じていなかったが，この引用では「私も信じてる」。しかし見極めはまだできていない。力の見極めは，最期の見通しと連動している。いつどのような状態になるのかが分からないと，力の発揮のめども立たないからであろう。『最期どうなっちゃうのかな』という戸惑いは，新人時代に母を看取った

80

ときと同じ「戸惑い」(1) である。初め戸惑っていた佐藤さんは，戸惑いを乗り越えて実践技法を発見する。つまりこれは，未知の状況に直面した佐藤さんが戸惑いから専門看護師へと脱皮する場面なのである。

● 衰弱の見極め

次の引用では，ついに死の見通しについても「若干見極め」ができている。

佐藤　最期のほうになって，『どうしよう？』と思ったんですけど。だるくなるなかで，気持ちが変わってないか。それをみんなに分かるようにしなきゃいけないし，聞かなきゃいけないと思ったので，すごいしんどかったんですけど。まだ私も ── 若くてって言い方はおかしいですけど ── 経験や確たる自信がないなかでケアしてたので。

死にゆくその本人と話をするようにしてて，若干見極めができてきて，亡くなる時間がなんとなく見えてきたので，「このままだと一人のときに，ぽっくり死んでしまうかもしれないけど，それでもいい？」と聞いたんですね。そしたら本人が「それでいい」って必ず言うんです。もう意識が本当にだんだんもうろうとしてきちゃってて。でも一時間訪問看護をやってれば，ちょっと意識が戻ってきてるときあるので，そのときに本人と話をすると「それでいい」って言うんです。「それでもいい」じゃない。「それでいい」っておっしゃるんですよ，絶対に。

患者さんって私たちが思ってる以上に，当たり前だけど自分のこと考えてるし，そういう力がある。でも，その力がこの体のなかに ── 自分のこと一生懸命考えて，一人ぼっちのときに死んじゃうかもしれないとか，でも「それでも自分はいいんだ」とか ── 一生懸命考えてる力って，私が今，聞かなければ全然出てこなくて。それが家族にも伝わらなくて。すごい家族も心配してたんですよ。〔……〕体のなかにあるのに出せないパワーみたいな。(29b)

見極めには，患者が持つ多層な力の見極め，患者の衰弱の見極めがある。最後の「衰弱の見極め」とは，力がなくなっていく見極めである。したがって「力の見極め」とは逆向きのベクトルであり，患者に残された時間，体のつらさ，というようなことを含む。これらを通してケアの方向性が定まってくるようだ。亡くなる間際にもこの人のように力が発揮されるのだが，それは衰弱に対抗して家で暮らし続けるというしかたで発揮される。つまり衰弱と（衰弱の只中でさえ働く）力とは別であり，双方の見極めが必要になる。

これらを医療チームの「みんなが分かるように」しないと，患者の願いをかなえることはできない。インタビューでの佐藤さんはあまりチーム医療について語らなかったが，「願い」の成就は，チームでの実践を前提とする。患者は自宅で一人で死ぬのであるが，これは佐藤さんとのコミュニケーションと，在宅医療チームのサポートによって可能になった。一人で死ぬ看取りも含めて，支えるチームの力がなければ人は主体的に死ねない。

ここでの「力」とは自分の生死について考える力であり，「体のなかにあるのに出せないパワー」とは，力が潜在していて目に見えないということのメタファーであ

る。この事例の場合では，自分の生死について考える力が隠れている。佐藤さんにとって看護師とは，患者の願いを引き出すべく問いかけ，諸力を最大化する人のことである。繰り返すと，ここでの願いとは，達成したい夢を空想することではなく，今までの実体験にもとづいて自分がほっとできる場所，生き生きとできる状態を取り戻そうとすることである。

CASE 4 老人看護

事例：「何とかやってます」──その人の流儀を重んじた
　　　関わり　　　　　　　　　　　　　　　　　　山下由香

現象学的分析：「私が入りたいのは風呂おけじゃなくて
　　　　　　　棺おけです」──意思の確認とユーモア　村上靖彦

老人看護　専門看護師のコンピテンシー

CASE4 「何とかやってます」
——その人の流儀を重んじた関わり

山下由香

一貫して本人の
意思を問い，
本人のペースを守る

　事前の情報では「認知症があり拒否が強い」といわれた
Ｄさん（女性，80代）を，老人看護 CNS は担当すること
になった。

　Ｄさんは新築3階建ての家のホームエレベーターから降
りてきた。両手を横に広げ脚を開き膝を伸ばして少しずつ
前進してきた。髪は乱れ，衣類は上半身の肌着以外は何も
着けていなかった。しかし，Ｄさんは「履いています」と
言い，おむつは2階の物品庫にあると主張する。

　この出会いから，Ｄさんの言動の謎解きが始まる。歩き
方，足の浮腫み，聴力，眼脂，視力，強い尿臭，衣類の散
乱，空白の薬カレンダー，汚れたリハビリパンツ，真ん中
が濡れた横シーツ。これらの"問題"に，CNS は一つひ
とつ向き合う。しかも，部屋に入っていってよいか，着替
えはどこにあるか，体温と血圧を測ってよいか，と必ず本
人に問うた。

　CNS は一貫してＤさんの意思を尊重し，Ｄさんのペー
スを守った。こうしてＤさんの「拒否」は解除された。

（井部俊子）

事例　　Ｄさん 80代　女性　糖尿病，高血圧，左大腿骨頸部骨折術後
　　　　既往歴：右大腿骨頸部骨折のほか，両膝関節人工関節置換術，喘息，脳梗
　　　　　　　　塞，右白内障があるが詳細不明。
　　　　生　活：80代の夫と二人暮らし。銭湯を営んでおり，現在は自宅隣に住む
　　　　　　　　息子が主となって経営している。

　50代から糖尿病を患い，インスリン注射による治療を続けてきた。右大腿骨
頸部骨折術後に一部介助が必要となり，1年前から週2回の訪問介護（家事援
助・清潔ケア）導入。半年前，糖尿病食の配食サービスの利用で血糖が落ち着
き，一時インスリン注射を中止し服薬管理となったが，1か月半前の受診で血
糖，HbA1c が高値となり服薬のみでは血糖コントロール困難と判断。週1回の
トルリシティ注射（GLP-1 受容体作動薬）が開始され，訪問看護導入（週1回）
となった。

　私はＤさんの主担当として，初回から訪問することとなった。ケアマネ

CASE 4　老人看護　専門看護師のコンピテンシー

ジャーからは，「認知症があり拒否が強い」などの事前情報があったが，私はケアマネジャーが認知症に対して，拒否するというレッテルを貼っているようにも感じていた。少し前まで自分のことを自分でできていた人へどう関わるかを考えながら，ケアマネジャーとステーションの管理者とともに，訪問に向かった。

場面①　初回訪問時での出会い

　D氏宅は新築の3階建てで，銭湯の裏にある。夫の第一声は，「今日はだめだから今度にしてほしいと本人が言っています」との言葉。ケアマネジャーが注射の必要性を繰り返し訴えて了承を得たが，「今日は（居室がある）2階ではなく，そこでお願いしたいとのことです」と，銭湯の掃除用具や販売品等を置く物品庫を指定された。ケアマネジャーが，「なぜですか？　ここでは注射できません。Dさんは？」と聞くと，ホームエレベーターからDさんが降りてきた。両手を横に広げて脚を肩幅ほどに開き，膝を伸ばした状態で少しずつ前進してくる。髪は寝癖で乱れ，衣類は上の肌着以外，何も着けていない。私たちには目もくれず，物品庫に向かおうとする。

> 認知症とはいえ，エレベーターの操作をしたのだな。何も穿いていないのは理由があるのかな？　歩き方からして，いつも杖を使っているのだろうか。膝を曲げられないのは手術の影響か。足がずいぶん浮腫んでいるが，人工膝関節の影響だろうか？

　ケアマネジャーは咄嗟に，「なぜ何も穿いていないのですか！」と強く問い質すが，Dさんは，「穿いています」と言う。そして，おむつが2階にあるはずなので2階に行くことを主張するケアマネジャーと，おむつは物品庫にあると答えるDさんとの問答が続く。

> おむつ，おむつって……。おむつ以外にも物品庫に行こうとする理由があるのかも？　あの歩き方では転倒の可能性もあるし，手が出せる距離にいたほうがよさそうだ。杖はないのかな？

　私（CNS）は夫に声をかけて玄関をあがり，Dさんの肩に軽く触れて声をかけた。するとDさんは私に顔を向けて，普通に挨拶を返してくれた。続く管理者からの言葉にも応えてくれたが，すぐに視線が前方に戻る。

> 聴力は問題なさそう。攻撃的でもなく拒否する感じもなく会話が成立している。足の浮腫みは心臓か筋力低下か。呼吸が少し早い。チアノーゼ，喘鳴はない。両目は眼脂が多く，右目の眼球が白濁しているが，見えるのかな？　物品庫には何が……？　あ，杖がある。これを探しに来られたのだな

Dさん　（杖を指差して）それ。
CNS　杖ですね。このお部屋に入ってもいいですか？（D氏の頷きを確認して部屋に入り，物品庫の杖をDさんに渡す）
Dさん　おむつも，この部屋にあります。2階にもあります。
ケアマネジャー　だからね，ここでは話し合いできないから2階に行きましょう。

85

Dさん　じゃ，どうぞ。エレベーターをお使いください。私は階段で行きます。
管理者　ありがとうございます。でもどうぞ先にエレベーターで行ってください。私たちは階段で行きますね。

> 杖の場所を覚えていて，ホームエレベーターの操作をして杖を取りに来た。記憶障害，実行機能障害はないのでは？　対応にも社会性が見受けられ，コミュニケーションも成立している。認知症というより，糖尿病（高血糖，脱水）や向精神薬（使用しているかもしれないという情報あり）の影響かな？　最近はデイサービスを休んでいて活動性が低下しているとの情報もあったし体調も悪いのかもしれない。活動性の低下から，筋力低下や心機能の低下が考えられる。心不全の急性増悪のリスクも高いかもしれない。

　2階に上がる途中から強い尿臭。介護用ベッドが2台並んだ部屋には新聞紙や衣類が散乱し，手前のベッドは布団がめくられ，その上に尿で汚染したリハビリパンツがある。横シーツがあるが，真ん中は濡れている。低いタンスの上にはおむつや尿取りパットの空袋，衣類が山積。薬カレンダーがあるが，本日は服用していない。Dさんが手前のベッドに端坐位で座る。

場面②　一つずつDさんの意思を確認しながら関わり，心身の状態を確かめる

　私が，何かを穿いてもらいたいこととその介助をDさんに申し出ると，拒否なく承諾された。着替えの所在を聞くと，タンスの「上から2段目だったかな」との返答。ズボンを見つけて，管理者が物品庫からもってきたリハビリパンツと一緒に穿いてもらおうとすると，特に説明しなくてもDさんはズボンを見ながら脚を上げるなどして，介助に応じた。ズボンを上げる際に立ち上がったDさんの殿部に，スキントラブルはない。

> タンスの中身を把握されているし，記憶障害はどうなのだろう？　下腿の浮腫は強いが，今はまだ褥瘡や受傷はないし，熱感もない。乾燥は強い。足底の色はやや暗赤色だが冷感はない。あとで足背動脈も確認しよう。端坐位も保持できている。右目の混濁が結構強いな

CNS　Dさん，右目がずいぶん白く濁っていますが，見えますか？
Dさん　分かりますか？　ほとんど見えないので，とても困ります。目薬も効かないの。でも何とかやってます。

CASE 4　老人看護　専門看護師のコンピテンシー

> 目が見えにくく血糖のコントロールも悪いと，倦怠感を伴ったりして認知機能が低下し，着替えを探すのも着衣の動作も難しいときがあるかもしれない。何も穿いていなかったのは，濡れたリハビリパンツの替えがなく，脱いだまま物品庫に取りに来たからだろう。それに，この部屋にはゴミ箱がない。だから濡れたおむつがベッドに置いたままになっているのだ。皮膚が乾燥して張りがないがスキントラブルはないということは，失禁は想像していたよりは多くないのかな？　自分で「何とかやって」いる。銭湯のおかみさんとして人の世話をしてきたDさんにとって，逆に自分が人から世話を受けることには抵抗があるのかもしれない。自分なりに対処をし，自分なりにやることを望んでいる。Dさんの生き方・価値観を確かめながら関わろう。

　その後，バイタルサインを計測する同意を得ると，Dさんは自ら体温計を脇に挟み，血圧計を巻く際も腕を少し持ち上げるなどして協力してくださった。バイタルサインは特に問題なく，脱水でもない模様。今日は服薬できていないが高血糖症状もない。ただ血圧が低く，降圧剤が処方されていたことから，経過を見て医師に報告が必要かもしれない。右腹部にトルリシティ皮下注射0.75mgを行うと，Dさんは痛みに耐えつつも暴れる様子はなかった。

> 長年の糖尿病生活で血管病変もあるだろうし，脳梗塞の既往もある。年齢的に，心機能や腎機能へのダメージもあるだろう。体調が悪い日も多いはずだ。換気しても部屋の臭いがなかなか消えないが，失禁は昨日今日始まったものではないだろう。筋力低下や視力の問題で，間に合わないのかもしれない。訪問介護を断るのも，体調の悪さや失禁を自覚しているからかもしれない。また最初にケアマネジャーに「下は穿いている」と答えたのは，糖尿病による神経障害だろうか。機能維持のためにリハビリもしたいが，Dさんの意思を確認しながら，次回から少しずつ進めるほうがよさそうだな）

　注射後，Dさんは「ありがとうございます」と言ってくださり，今後の週1回の注射にも承諾が得られた。ずっと黙っていたケアマネジャーは，「安心しました」と話す。実は，Dさんから訪問看護の承諾を得るまでには20日かかり，訪問も2回キャンセルがあったらしい。

　その後のサービス担当者会議で私は訪問の様子を報告し，身体状況や今後起こりうることを伝えた。そして，「プライドがとても高い」という家族の情報や，訪問介護からの情報を共有し，本人の「何とかやっている」気持ちを大事にし，ケアの際は必ず意思を確認して，拒否のあるときは無理に行わないということで意思統一を図った。

　以降，訪問看護・訪問介護ともに断られることはなくなり，ほかの看護師が訪問しても拒否はなかった。下肢浮腫は改善してトイレでの排泄もみられるようになり，日常生活活動作が少しずつ改善に向かった。そして本人から通所介護の利用希望があったため，新たなサービス導入の準備が進められた。

　認知症高齢者のケアの拒否や行動・心理症状は，関わる側の言葉や態度が原因

になることも多い。認知機能を含めた心身の機能のアセスメントとともに，その人の生活のなかに入る以上，本人の価値観や流儀を尊重したケアが重要である。そのことを初回に感じ，サービス提供者全体で共有できたのは，ある意味，Dさんへのケアのあり方の転機になったのではないか。実は私は当初，認知症に偏見を抱いているように思われたケアマネジャーに少しイライラしていた。しかし，「安心した」という言葉にあるように，ケアマネジャーはケアマネジャーで困っていた。そして，ケアマネジャーは2回も訪問することを拒まれながらも何とか初回訪問につなげサービス開始に至った。そのことに対する敬意とねぎらいが必要であった。傲慢な私を感じる。しかし，そのような私自身を意識しながら，高齢者への関わりやケアのあり方を，個人から組織，組織から地域へと，多職種と共に考えていくことがCNSとしての今後の課題だと思っている。

COMMENT
患者の目線に立った関わりと理解

　訪問現場でありがちな事例に対して，山下CNSの正統的な対応の意味づけを，肯定・否定のバランスや言い換えという言葉を使いながら，村上先生が鮮やかに解き明かしている。臨床の現場の物事の進め方は，一見相矛盾する考えを同時に持ちながらやらねばならない。例えば，ケアマネジャーの「認知症」というレッテル貼りも，医療者にとっては一種の防波堤にもなり，ありがたいこともある。患者から向けられた辛い言動には，病気なのだから，と受容しやすくなる。しかし，「認知症」というレッテルがいったん貼られると，患者の個別性を無視することが起きやすい。CNSは，認知症とは症候群であり，残された機能は個々に違い，また脳機能は場面・場面，時間帯，周囲の状況で変動しやすいと考える。さらに患者は，スケールで測れる能力だけで生活しているのではない。関わる者のたたずまいや言葉の調子，表情などが言語情報そのものよりもっと重要であり，さらに患者の価値観や尊厳を守り，思いを尊重するという姿勢がないと，ケアは受容されない。希死念慮の真意が，「人に迷惑をかけずに生きたい」という思いだった……と，否定

文を肯定文に言い換えることもできない。

　患者の目線に立った関わりと理解——『あ，だから治らなくてもよくて，この人にとって痛くなければいいけど，私たちは治そうとしちゃうので，目標をやっぱ本人の目線で治すんじゃなくって，悪化しなくて，痛くない生活が送れるようにしていくっていう，支援が必要なんじゃないかな』——さらにユーモア——「死にたい」と「生きていてもよい」が同時に伝えられるメッセージとしてユーモアが登場している。しっかりと大事にされるケアを受けたときに死にたいという気持ちは，生きていてもよいという気持ちと釣り合いが取れるようになる——。山下CNSの言動から，村上先生は多くのクリニカルパールを指摘している。確かにユーモアは，ケアが成功し，患者によって肯定された証拠なのだろう。

　最後に，二つの言葉を引用したい。「知性が一級かどうかは，二つの正反対の考えを同時に抱きつつ活動できるか否かで分かる（F. フィッツジェラルド：作家）」「すべての立場に一理ある（アンソニー・ウエストン：イーロン大学哲学科主任教授）」（大生定義）

CNS へのインタビュー〜現象学的分析

「私が入りたいのは風呂おけじゃなくて棺おけです」
―意思の確認とユーモア

村上靖彦

§1. 一つひとつ意思を確認する

　認知症であっても本人の意思を尊重すること，この単純だがなかなか実現していないケアを追求すること，山下さんの語りはそこに収斂していった。「治療とかそういうことの意思決定よりも，やっぱ日々の意思決定を大事にする」（2回目 1b）ことが山下さんの語りでは一貫して話題になった。インタビューは2回行った。

山下　認知症で，高齢者って言うと，拒否があって介入しにくいと思うかもしれないけど，基本的にはやっぱ，その高齢者の一つひとつの意思を確認しながら，入っていくのが，その人を尊重することであり，で，その人の価値観を確かめることで。（1回目 27）

　認知症があると言われている人からケアが拒否されるような場面でも，一つひとつ「その人の気持ち」を確認して尊重することで問題は解決される（山下さんは「患者」という言葉を使わない。ほとんど「その人」「本人」か，まれに「高齢者」である。「患者」というラベルで接してはいないのである）。「意思を確認」することには，言葉を丁寧に聴くという行為が含まれる。山下さんの研修を受講した看護師からの相談にも同じように答える。

山下　「今訪問行ってる人，90過ぎでリハビリをやってるんですけど，最近やってくれない。どうしたらいいですか」っていう相談があって。「リハビリは誰のご希望ですか？」って聞くと，「はっ！」みたいな感じになったりとかして。〔……〕「デイサービスに行くときにその〔玄関先の〕5段ぐらい〔の階段〕が降りてもらえないで困るっていうご家族の希望もあって」っておっしゃっていて。「90過ぎてリハビリするのは大変なことも結構ありますよ」って，「だから本人に訊いてみたらどうですかね」っていうふうに言ったら〔……〕「そうですね。本人がどうしたいかなんて全然考えませんでした」って。「聞いてもいないし」って言ってたので。〔……〕やっぱそういうこと〔＝本人の希望〕がないがしろにされがちなんだなあって。で，「うまくいかない」とか，「拒否する」とかいうとらえ方をされるけど，「そもそもあなたがやっていいかどうか訊いてないでしょ」っていう話かなって，そんときもやっぱり思いました。（2回目 30）

89

本稿では省略したが，1回目のインタビューで山下さんは訪問看護におけるリハビリの重要性を力説した。この場面もリハビリについての講習だったのだろう。しかし無理にリハビリを導入することはできない。医療の拒否と言われるものがあるときに，そもそも本人の意思を確認せずに強制しているから拒否されるのだという。家族の意向が優先されがちな日本において「本人の希望」を確認することの重要性がこれから一貫して語られることになる。「胃ろうを造るとか，点滴をどうするとか」（1回目15c）というような医療の意思決定ではなく，日常生活のなかでの本人の希望を細かく聞き取ることの重要性こそが，山下さんが語ったことである。

　認知症と言われる人でも支援者の言葉を理解していると山下さんは言う。しかし支援者がそもそも認知症という先入観を持つために，患者の意思をキャッチしようとしない。つまり言葉を理解していないのは，患者ではなく支援者のほうなのだ。

山下　認知症だって言われてた人でも，ちゃんと自分の問題を捉えている，ていうことが分かったので。認知症っていう診断が，まず当てにならないっていうのと，認知症だって，私たちが思って見てしまうと，それ以上，見れない，ていうふうに思いました。〔……〕その人の気持ちを，その人が何を思ってるのかとか，一つひとつ確認をしていくとかっていうことが，その人を無視しないことであり，そこを解決すると，意外と物事がスムーズにいくんだなっていうことも，あるんだなっていうふうに思ったりも。（1回目15c）

「物事がスムーズにいく」のは「医療の拒否」の逆である。本人の気持ちを確認することは「その人を無視しない」で尊重することであるだけでなく，ケアを円滑に進めるための技術でもあるのだ。

§2.　患者の意思を聞いてケアの目標を設定する ── 90代の男性の事例

● 「早く死にたい」
　山下さんには2回インタビューをとったのだが，1回目に実践の転機となったと紹介された人について，2回目の2時間のうち1時間半にわたって語られた。以下，本論ではこの事例についてのみ考える。

山下　90歳代の男性の所に，「褥瘡があるので，訪問看護に入ってほしい」っていうふうに言われて，で，行ったんです。一人暮らしの方で，で，それまではヘルパーさんとかが，褥瘡の処置をしていたんだけど，「良くならないので，訪問看護が入ってほしい」って言われて，行って。「認知症がある」っていうふうに言われてたんですけど，「ケアの拒否もときどきある」とか，言っていて。ケアマネジャーさんのことが，どうも，あんまり好きじゃなかったみたいで，「自分はもう，何もしてほしくないから帰ってくれ」って，言われちゃうときもあるような方で。
　行って，聞いていたら，「とにかく自分，早く死にたいんだ」と。「早くあの山に持ってってくれ」って。山っていうのは，その方のお墓がある山だったんですけ

ど，「そこに早く行きたいんだ」っていうふうにおっしゃっていて。（1回目 18a）

　この山下さんの転機になったという男性は，三つのうまくいかない問題を当初医療者たちに投げかけていた。一つは褥瘡が治らないという医療上の問題であり，これがきっかけとなって山下さんのステーションが訪問することになった。もう一つの問題は，この人が特にケアマネジャーを拒否して，ときに家に上がることも拒んでいたというケア拒否の問題である。この二つは事前の情報である。三つ目はいざ訪問して「聞いていたら」分かった問題である。本人が「死にたい」という訴えを繰り返していた。つまり本人の言葉を聴くことで，そもそもケアが始まり，新しい局面が開かれている。

　この三つの問題は，山下さんの訪問によって大きく変わり，その人本人が変化しただけでなく。医療チーム自体も変化していったという。

山下　週1回しか訪問できなかったんですけど，行くたびに，その人の話をゆっくり聞きながら，残りの30分で処置。その最初の30分はまず同じ話を繰り返して，「早く，あの山へ持ってってもらいたい」って言うので，「あ，そんなふうに思うんですね」って言いながら，聞いていって。そうしたら，「こんな90過ぎて，こんなふうに生きてるのは，化け物しかいない」と。で，「もう自分はもう，人に迷惑しかかけてなくって，皆さんの，やっぱり世話になりながら，生きているっていうの，こんなに，やっぱりみんなに迷惑をかけて生きてるのは意味がない」っておっしゃって。
　　で，『あ，なんか認知症って言ってたけど，そんなに悪くはないんじゃないかな』っていうふうに思って。
　　『あ，この人にとっては，こう，人に迷惑をかけずに生きるっていうことが，すごく大事なんだな』って思ったりして。で，「あんまり人に迷惑をかけずに，やっぱ生きたいんですね」って言ったら，「まあ，そのとおり」だっていうふうにおっしゃっていて。
　　自分がどういうふうに生きてきたのかっていうような，お話をしながら。あんまりこう，ケアの拒否っていうことは，結局はなくって。で，褥瘡は，なかなか治らなくって，ていうのがあったんですけど。（1回目 18b）

　山下さんの言葉遣いのくせについて一つ指摘しておきたい。山下さんには「やっぱり」「こう」「あ，」「で，」「なんか」といったさまざまな口ぐせがあるのだが，そのなかで「もう」と「まあ」は対照的であり法則性がある。「もう」はその文の主語の人物が状況に巻き込まれており動きがある場面，「まあ」は山下さんが一歩引いた位置から俯瞰的に語っていて動作が描かれていても静止画的な印象を与える場面で使われる。「もう」で状況の動きが描写され，そのあとで「あっ」と気づきが語られたり，「で，」と結論が語られることも多い。今回の引用でも，「もう」自分が生きているのは意味がないという本人の言葉に対して，山下さんは「あ，」と「迷惑をかけずに生きる」ことがこの人にとって大事だという気づきを得ている。
　「その人の話をゆっくり聞きながら」訪問の際に丁寧に本人の意思を確認していく

と，本当の願いが見えてくる。たしかに「早く死にたい」という訴えが前面に出てき
ているのだが，「早く死にたい」というのは偽の願いである。特に死にたいという
「同じ話を繰り返して」もらうことで，山下さんは希死念慮の真意が「人に迷惑をか
けずに生きたい」という思いだったことを突き止める。正確に言うと，本人の言葉は
「迷惑をかけて生きてるのは意味がない」であり，山下さんがそれを「人に迷惑をか
けずに生きるっていうことが，すごく大事なんだな」と，否定文を肯定文に言い換え
る。実はここに，生を肯定しようとする山下さんの方向性がある。このあとの引用で
も少しずつ，山下さんが本人のメッセージを単に聞くだけでなく，生きる方向へと読
み替えていく。そしてこのあとでケアを続けるうちに「まあ，そのとおり」と本人の
思いも変化していくことになる。このようにしてケアの方向性，未来の組み立てを山
下さんは試みる。山下さんは「言葉を聴く」ことを強調したが，同時に能動的に言葉
を使って人を動かす場面がいくつかでてくる。

　「人に迷惑をかけずに，やっぱ生きたい」という生への希望は，「どういうふうに生
きてきたのか」聞き取ることと連動している。この人が背景にもつ歴史を引き出すこ
とが，生を肯定するケアを可能にしている。

　本人の気持ちを理解するとともに，山下さんは「認知症って言ってたけど，そんな
に悪くはないんじゃないかな」と思うようになる。死にたいという訴えには論理的な
理由があり，そのこと自体が認知能力を示している。話をしっかり聞くことで，この
人の能力も確かめられていく。本人の話をしっかり聞くことと，認知症という先入観
を持たないこととは，山下さんの語りのなかではどちらが原因でどちらが結果なのか
決めがたい。両方同時に生じる並行したプロセスのようだ。

　そして，話を聞いてくれる山下さんたちに対してはケアの拒否はなかった。ケアの
拒否は本人の意向を無視することで起きる。当初の問題であった「死にたい」は変化
の兆しをみせ，「ケアの拒否」は見られない。当初の支援のきっかけだった褥瘡は
治ってはいないのだが，問題としては背景に退いている。

● ケアの目標設定の変化

　褥瘡はなかなか治らないので，訪問看護導入のきっかけとなった医療的問題は解決
はされていないのだが，本人の希望を聞いていくうちに問題の焦点が移動していくこ
とになる。褥瘡は「早く死にたい」という訴えとの関係で，位置づけ直されていくこ
とになる。

山下　あの，「お尻に，ま，床ずれがあるんだけど，まあ実は，その処置に私たちは
　　来てるんだけど，そのことについてはどう思いますか？」って，その人に聞いた
　　ら，「もう，そんなことはどうでもいい」って言われたんですよ。「やってくれるの
　　は構わないけど，自分はもう，明日にでも死にたいから，だから，ここがどうなろ
　　うと，私には関係ない」と，いうふうにおっしゃっていて。『あ，この人は別に
　　治っても治らなくてもいいんだな』〔って〕。
　　　「でも，痛くないですか？」って聞いたら，「たまに痛い」って。じゃあ「痛いの
　　と，痛くないの，どっちがいいですか？」って聞いたら，「そりゃ痛くないほうが
　　いい」って。「じゃあ，痛くないようにするっていう感じでどうですか？」った

ら，「それだったらいい」っておっしゃって。

『あ，だから治らなくてもよくて，この人にとって痛くなければいいけど，私たちは治そうとしちゃうので，目標をやっぱ本人の目線で〔置いて〕治すんじゃなくって，悪化しなくて，痛くない生活が送れるようにしていくっていう，支援が必要なんじゃないかな』って思ったことがありました。（1回目19a）

　治療に係る決定においても，山下さんは丁寧に希望を尋ねている。それゆえにこの引用では疑問文が多い。その結果，褥瘡についても医療者の見解と本人の希望とのあいだにズレが有ることを突き止める。この人にとっては「もう，明日にでも死にたいから」褥瘡はどうでもいいのだ。ここで山下さんは「あ，」と気づきを得る。本人の気持ちを丁寧に聞くことで，「死にたい」は「迷惑をかけずに生きたい」であると翻訳されていった。そして今回の引用で，丁寧に質問を重ねることで褥瘡は「治さなくてもよい」という意思が分かってくる。これによって支援の方向性（未来の地平）が決まってくる。

　褥瘡はなかなか治らなかったわけだが，本人の希望を丁寧に聞き取っていくと，この人は治すことを望んではおらず，「痛く」なければよかったことが分かる。「でも，痛くないですか？」と山下さんは問題の位置をずらす。本人にとって問題は褥瘡ではないのだから，本人にとって問題となるポイントを探しだすのだ。そこで医療者の目標を，褥瘡を治すことから，本人の（自立を可能にする）ADLとQOLの維持へと転換している。患者の意思を確認していくと，ケアの目標の設定が変化してくるのだ。

§3. 座椅子と自立 ── チームの変化を触媒する

● 自立の支点としての座椅子

　訪問開始から2，3か月たち，ケアの方針を山下さんたちが立てつつあった頃に事件が起きる。このことをきっかけに周りに迷惑をかけない生活を可能にする最後の砦が明らかになる。

山下　実はその人，ずっと座椅子に座っていて。24時間，座椅子に座ってたんですよね。

村上　あ，寝たきりじゃないんですね。

山下　寝たきりじゃないんですよ。でも座椅子に座りっきりなので，座椅子に座ってることが褥瘡の原因だったんですよ。それをケアマネジャーさんに言ったら，ケアマネジャーさんが，「もう，じゃあ座椅子は」って言って，取り上げちゃって，2階に上げちゃったんです。

　でも，そうすると今度，その人寝たきりになっちゃう。ていうのは，もう筋力も低下してるし。あと，その座椅子につかまりながら，立ち上がってトイレに行ったりとか。まあ失禁はしてたんだ。間に合わないこともあったんですけど。その人の生活動線を考えると，その座椅子がとても大事なんだっていうことが分かって。

　で，その人が，人に迷惑をかけるのが最小限で済む，済んで生活をしていくの

は，座椅子がとても大事。ていうことが分かったので，座椅子は取り上げずに。(1
回目 19b)

　訪問看護導入のきっかけだった褥瘡はなかなか治らなかった。その褥瘡の原因は
24時間座椅子に座っていることだと看護師が突き止めたときに，医療的な治癒を優
先させていたケアマネは座椅子を片付けた。しかし座椅子がないとこの人は寝たきり
になってしまう。この座椅子の一件が，この事例の最初の転機となる。
　褥瘡という訪問看護導入の原因は突き止められたが，褥瘡を治すことはケアの目的
ではない。山下さんは「もう筋力も低下してる」という状況を受けて，「で，座椅子
が大事」と「で」で結論を出した。そのため逆説的であるが，褥瘡の原因となった座
椅子での生活を維持できることこそが目的となる。というのは，座椅子こそが，(褥
瘡の原因であると同時に) この人が一人で自立した生活を行うために不可欠の支えで
あるからだ。座椅子は，「迷惑をかけるのが最小限で済む」生活を可能にする砦であ
る。「寝たきり」になってしまうと，この目標，未来の生活が閉ざされてしまう。
　ところで「人に迷惑をかけるのが最小限で済む」とは，本人が生きていく力を発揮
することである。「力」という言葉は登場しないのだが，おそらくこの点がこの人の
ポイントの一つになる。
　ケアの関心が褥瘡の治療から本人の希望へと移ったとき，ケアの組み立てられ方が
大きく変更される。褥瘡の治療はもはや目指されることがない。そのかわりに，褥瘡
の原因とはなるが ADL を維持するための基礎となる座椅子を維持したまま，可能な
限り快適な生活ができることを目指したケアの組み立てになる (その結果，最終的に
は褥瘡も改善したそうだ)。§2 では，褥瘡の治療から痛みのケアに重心が移ったの
を見たが，ここでそこに座椅子を維持しつつ生活を維持するという要点が付け加わっ
た。そして本人の QOL のために最も重要なのは，話を聞くことであり，それが徹底
される。このようなケアの組み立てに CNS としての仕事が表れている。

● 「座椅子」と訪問看護ステーション管理者の変化
　「座椅子」は，ケアの方針の転機であるだけでなく，訪問看護ステーションの管理
者の看護師の転換点ともなったという。

山下　その〔座椅子を片付けた〕ことを最初は管理者は，『まあそれでいい』と思っ
　　てたみたいなんですよね。『座椅子はもう座らない。日中起きてるときだけで，そ
　　れでいい』と〔管理者は〕思ってたんだけど，私が，「いや，でも前も言ったけ
　　ど，やっぱ座椅子があるから，あの人は自立した生活を，一人でトイレにも行け
　　て，送ることができていて。本人の価値としては，布団に寝るとか，ベッドを借り
　　て寝るとかっていうことはなくて，「自分はもう座椅子でいいんだ」って言ってる
　　背景には，「座椅子があるから自立した生活ができるんだっていう説明をしました
　　よね」っていうようなちょっと話をして。
　　　で，そのときになんかその管理者が，『私は何てことをしちゃったんだろう』っ
　　て思ったみたいで，ケアマネが 2 階に座椅子を上げたのを，容認してしまったって
　　いうことで，で，「申し訳ないけど，山下さん，2 階から座椅子を持ってきてほし

い」って。「もう一回訪問していいから，降ろして，本人にあやまってほしい。私が行ったほうがいいんだけど，私は今行けれないから」っていうことで私が行ったら，まあもう〔すでに〕[1]本人が自分で降ろしてきてて，座ってたんですけど。(2回目 1b)

　管理者はもともと，自立を維持することと，「本人の価値」を尊重するという方針を山下さんと共有していたようだ。それゆえ，価値をないがしろにして褥瘡ケアという医療を優先してしまったことに気づいたときに，後悔するのである。座椅子の扱いという現実の問題を突きつけられたとき，すでに頭にあった本人を尊重するという価値観が，抽象的な観念から現実化・実践化するのである。
　ところで山下さんは，本人の「自分はもう［寝起きできないから］座椅子でいいんだ」という言葉を「座椅子があるから自立した生活ができる」と言い換える。ここでも生を肯定する方向で読み替えている。
　面白いのは，山下さんが座椅子をもとに戻しに戻ったとき，「もう本人が自分で降ろしてきてて，座ってた」ことである。座椅子がなければ寝たきりになるようなADLの低い人であるにも関わらず，自分で2階から大きな荷物を降ろしているのは，危険であるとともにユーモラスでもある。このユーモアは，本人が周りに流されることなく自立した生活を維持しようとする力を示しているであろう。やはりここでも患者が持つ力が話題となるのであり，そして力はユーモアとともに現れる。こうして力とユーモアが山下さんの隠れたテーマとなっていく。

●「血だらけ」とケアマネジャーの変化
　この出来事のきっかけは褥瘡ケアを優先しようとして座椅子を片付けたケアマネジャーの判断だった。しかし結果としては訪問看護ステーション管理者の心構えを変更させた一方で，ケアマネジャーには響かなかったようだ。ケアマネジャーは本人に拒否されていたのだが，そもそもそのことを気にしてもいなかった。

山下　はい，はい。多分その〔座椅子事件の〕ときも，〔ケアマネさんは〕拒否されるとかそういうこととかはあまり気づいてないというか，多分ケアマネさんは違和感〔を持っていない〕というか，「認知症だからそういうふうに拒否するんだ」とか，そういう多分見方をしてたんじゃないかなあって思います。〔……〕ご本人，ケアマネさん自身が問題意識がご自分になかった。『自分がこういう関わりをしているから拒否されちゃうんだ』とか，『怒られちゃうんだ』っていうふうな認識は多分なかったんだと思いますね。(2回目 5-6)

　認知症であるという先入観は，本人の希望をキャッチする力を曇らせ，ケアの失敗の原因を高齢者へと押し付ける原因になる。このときケアマネジャーの関心は治療にあったのであり，本人の意思をケアの中心に置いていないのだ。

---

[1] この部分は「まあ」と「もう」が連続して使われている例外的な場面である。本来対照的な役割をするので並列はしないのだが，ここでの「もう」は状況への巻き込みというよりも，「もうすでに」というニュアンスが強いからであろう。

ところでなぜ「多分」という類推にとどまっているかと言うと，拒否されていることに気づいていないがゆえに，ケアマネジャーからは相談も不満も表明されなかったからだ。山下さんにはうまくいっていないことが自明なのだが，それがケアマネジャーから表明されていないということそのものにも，ケアマネジャーが問題に気づいていないことが表現されている。1）認知症だから分からないという先入観，2）医療中心であって患者目線ではないこと，3）患者からの拒否にも気づいていないこと，この3つは連動している。ケアマネジャーは本人との食い違いを，認知症が原因だという思い込みへと変換する。

　このあとケアマネジャーが変化するきっかけは，医療を遂行しようとしたときに拒否が顕在化して立ち行かなくなった事件である。

山下　ヘルパーさんが行ったらもう血だらけで，その方が。要はそのお尻の床ずれに貼ったガーゼをはがして，どうもかゆかったみたいで，結構ひっかいちゃったら血だらけになってしまったみたいで。なんかそれで家中あらゆる所になんか血が付いていて。

　もうそれを見たヘルパーさんがすごいびっくりしちゃって，ケアマネさんに連絡をし。でケアマネさんが飛んでいって，もうどこから出血してるか，ケアマネさん分かんないので「救急車を呼びましょう」とか，「病院に行きましょう」って言ったら，「もういいから，おまえは帰れ」ぐらいのこと言われちゃったみたいで。

　それで困ってまた電話が私たちのとこにかかってきて，「とにかく出血をしているので必要があれば，救急車で行ったほうがいいと思うし，もしあれだったら先生の往診をお願いしたほうがいいんじゃないか」みたいな相談があって。「でも自分は『とにかくもう帰れ』って言われちゃったから帰ってきたんです」っていうことだったので，まあ私たちが行って。（2回目3a）

　医療的なケアを第一に考えていたケアマネジャー[2]は出血を見て狼狽する（そのため巻き込みを表す「もう」が頻出する。最後に山下さんは引いた位置から「まあ私たちが行って」，とまとめている）。しかしケアマネジャーは本人の希望を無視して救急車を呼ぼうとしたために「もう帰れ」と追い返されたという。

　山下さんたちは，この人の未来の生活を組み立てることを軸にしてケアを考えている。これに対し，ケアマネジャーは座椅子のときも，血まみれのときも，そのつどの身体症状にのみ反応していて，生活については配慮がおよんでいない。それゆえ未来の生活についても考えていない。

山下　そしたらまあ別にご本人は，あの普通に〔私たちのことは〕受け入れてくださって。

　まあ褥瘡からの出血で。出血はしてましたけど，受診するほどじゃないので。まあケアマネさんに言ったら，「いや，僕はもうとにかく救急車を呼んだらいいんじゃないかとか，先生に診てもらったほうがいいんじゃないかって，そうしましょ

---
[2] 「こうすべきとか，治療，褥瘡はやっぱ治療すべきとか，より良いほうに持ってくっていうことをやっぱ進めていくのが自分の役割だと思っていたみたいなので」（2回目3a）

96

うよって結構言ったんです」って言ったので。

　「多分そこを本人が望んでないのに，そういうふうに言ったことが，多分『もう，おまえは帰れ』になっちゃったんじゃないんですかね」って言って。〔……〕「看護師さんに来てもらっていいですかね」とか「『こうしましょう』っていうよりも，むしろ『どうですか？』っていう提案をして，ご本人がどうしたいか確認をするっていう，こう関わり方のほうがいいんじゃないですかね」っていうご説明をしたら，「じゃあ今度からそうしてみます」っていうようなことおっしゃって。(2回目 3b-4)

　実は座椅子のときも血まみれのときも，本人の言葉を聴こうとする場面は登場していない（§1，§2と対照的である）。2つの出来事がトラブルになってしまったのは，本人の意思を聞かなかったことに由来している。

　(1) 事件が起きることでうまくいかないポイントをケアマネジャーは自覚し，(2)「どうですか？」と意向を尋ねることでケアがスムーズになることを学ぶ[3]。(3) ケアマネジャーの変化を促したのは，すでに山下さんたちの実践がうまく行っており，それを頼りにしていたことだ。このケアマネジャーの場合，倫理ではなく，どのようにしたらスムーズに仕事ができるのか実感できたというところで響いたのだろう。倫理的な動機を持った管理者の変化と，効率重視のケアマネジャーの変化はそれぞれ理由が異なるのだが，(1) 患者の意思確認を怠ったことが出発点となり，(2)「うまくいかない」事件がきっかけとなったことと (3) 山下さんがモデルを示したことは共通する。

　このエピソードは，問題を一つひとつボトムアップで考えていって，結果としてチームを変革していくという山下さんのCNS実践の方針を具体的に表現している。どちらの「事件」でも山下さんがケアマネジャーという同僚に「説明」することで変化が生まれている。同僚が変化に向けての力と動機を蓄えたときに，「説明」する言葉が変化の触媒となっている。患者の言葉を聴くことと，同僚が納得するように説明することというように，言葉に重みが置かれたケアである。

● 言葉を拾うチーム

　さて，このようにしてチームとしてケアの方向性が共有されたのだが，その次の段階について見てみたい。言葉を聴き取ることは単に山下さん個人の実践であるだけでなく，多職種が連携して作るチーム全体で共有される必要がある。CNSが他職種連携と教育に関わるとすると，山下さんの場合は，本人の言葉を聴く実践を共有することがそれにあたる。

---

[3] 「まあそういうことを少しずつこうケアマネさんも積み重ねていって。あるとき行ったら，「いつもお世話になってますぐらいのこと言われて，〔家に〕上がることができたんです」って言うようになってきてっていうようなこう，何となくこう周りが変わって，ケアマネさんは変わっていったっていうところの経験をケアマネさんがしたので。なのでケアマネさんはすごい，やっぱりご本人がどうしたいかとか，ご本人の思いを大事にするっていうことがとても大事なんだっていうことは，そのプロセスを通して，納得はしてたので。なので，まあ，〔ケア〕会議を開いてくれるっていうことにはなったんだと思いますし，「ご家族がそれでいいって言うんだったら，あとご本人も治癒を望んでないっていうことで，今の生活が維持できればいいっていうことであれば，それで私もいいと思います」みたいな多分話になったんだと思います。(2回目 4)

山下さんは毎日ケアをするヘルパーさんからの情報は貴重であり，情報共有が重要だという話をした。チームの連絡を作ることが重視されている。

山下　なので，その担当者会議のときには，私たちは1時間もってて，ヘルパーさんも1時間半とか1時間入るんですけど，やることがいっぱいあるんですけど，なるべくご本人の話を聞いていただくようには，担当者会議でもお伝えは，お願いはしました。
　で，私たちは，看護職は，褥瘡の処置をする前にご本人の話をたっぷり聴く。うん。週1回しかないけど。ていうように，しましたね。ひとしきりその本人が，ご本人がひとしきり話をし終えたところで，「そろそろお尻の傷のケアを，手当てをしてもいいですか」っていう感じで，そういう流れにするっていうことで統一をしたりとかしました。はい。（2回目23b）

　山下さんは何度も患者の意思を聞き取ることの重要性を語ったが，それは単に本人に向かって訊くことだけではない。本人の言葉を集めてチームで共有することも含まれる。山下さんはその流れで，訪問時にノートで情報交換する場面を語った。

山下　ノートには，例えばお食事の量，いつも「こういうことをした」っていうふうにしか書いてないことが多かったので，「ご本人の言葉とかもう少し入れていただけるとありがたいです」みたいなことを書いていくと，本当に本人の言葉を毎回書いてくださったりとか。まあそうすると，「きょうは泣いてました」とか，「もう誰も来なくて，もうこんなじじいは死んだほうがいいんだ」ぐらいのことが書いてありました。「泣いてました」とか，「でもおいしそうにうどんは食べてました」とか。（2回目8a）

　本人の気持ちを聴き取るためには，希望を尋ねるだけでなく，そもそも日常的に患者の言葉を拾い集める努力をすることが有効である。ノートに患者の言葉をつけていくこともその一部だ。ノートは患者の言葉を聴き取るための補聴器となるのである。そうすることで看護師以外のヘルパーや訪問入浴の支援者においても，患者の言葉への関心が高まる。つまりノートに言葉を記述することは，本人の言葉を聞き取ることを徹底するというチームの教育となっているのだ。
　ところで死にたいと泣いていたけれども「でもおいしそうにうどんは食べてました」という矛盾こそが，自ずと醸し出される生き様のユーモアであり本人の生きる力の表現である。次の節で，この点を考えてみたい。

§4. 死にたい気持ちとユーモア

● 「早く死にたい」気持ちとその背景

　さて，本事例は患者本人の希望を確認することの重要性を示すために語られたのだが，他にも大事な副旋律がある。一つは「早く死にたい」と訴える高齢者へのケアである。冒頭で見たとおり，この人に訪問し始めたときに前景に立ったのが褥瘡という症状ではなく「死にたい」という訴えだった。言葉を聴く実践の内容が，この事例の場合「早く死にたい」へと焦点化している。

山下　はい。座椅子に座ったまま亡くなってましたので。
村上　すごい，ご立派ですね。ああいう，なんか。
山下　ご立派でした。はい。はい。なんかもう，本当に。うん。そうですね。で，最初は，「早く死にたい」って言ってたんですけど。ま，「早く死にたい」っていうことも，割と最後まで言うんですけど，「話を聞いてもらうと，すっきりする自分がいます」とか，あと，「来週また来ますね」って言うと，「来週また来てください」って，「ここでこうして，待ってますから」っておっしゃってくださったりとか。「お迎えが来るまで，こうやって生きていようと思います」っていうふうに，おっしゃってくれるようになって。〔……〕その3秒後ぐらいに，「早く迎えが来ませんかね」，ていうようなことを，「早く，あの山に行けませんかね」，みたいなことは言うんですけど。でも，ずっと，そんなことばっかりではなくて，そういうふうにこう，生きててもいいというか，うん。お迎えが来るまで待つ，みたいなふうに，変わってったかなっていうふうに思いますね。(1回目22)

　結局この方はケアを始めて2年ほどで「生きていてもいい」と語るようになり，さらに2年ほど存命で96歳の生涯を座椅子の上でまっとうしたそうだ。
　「生きていてもいい」という生の肯定は，山下さんの次回の訪問を待つことに表れている。「ここでこうして，待ってますから」という患者の言葉は，山下さんを待つこと，つまり人とつながろうとする意思と生きていこうという意思が同じものであることを告げている。生の肯定は対人関係の肯定そのものなのだ。そして「来週また来てください」と具体的な未来の時間を見通せている。
　日常の小さな願いを聞き取っていったときに患者と医療者のつながりが具体化され，「死にたい」という願いとは異なる「生きていてもいい」という生を肯定する力を生み出す。「死にたい」思いは消えてはいないが，それと並行して生きる力が出てくる。意思決定支援には「死にたい」という意思を尊重することは含まれない。生活に関わる細かい願いを汲み取ったときには生が肯定される。患者が自身の生を肯定できること目指すのがケアであると定義することができるかもしれない。このことは高齢者の安楽死や尊厳死と言われるものを肯定しようとする安易な議論に歯止めをかける。言葉を聴き取ることはケアの目標を変化させ（§2），支援者にも変化をもたらした（§3）。さらにここでは患者をも変化させたのだ。専門看護師としての山下さんの役割は，このように全体として状況全体の変化の触媒となることだとも言える。

ところで「死にたい」という思いと「生きていてもいい」という思いが両立するのはなぜだろうか。おそらく別の由来を持つからであろう。「死にたい」という思いの背後には離別と見捨てられによる悲しさがあり，そちらのほうが希死念慮の内実である。つまり「話を聴く」ことの内実は，単に日々の意思確認なのではなく，その人が背景に持つ歴史を聴き取っていくことなのだ。

山下　まあその方は実は同じ敷地内に長男さんが住んでたんですけど，ちょっと仲たがいしていて。いつもは，ちょっと離れた次男さんが来て，ケアをしていて。だから本当だったらやっぱり，ご本人のなかにはその同じ敷地内に住んでいる「長男のお嫁さんとかが，もっと自分の世話をしてくれればいいのに，自分，皆さんにこうこんなに世話になって」みたいなことがあったみたいで。(2回目 8b)

　死にたいという「気持ちが出てくる言葉の裏」には，徴兵検査に合格できずに戦争に行けなかった後悔，妻に先立たれたこと，体調を崩したときに暴れて以来長男夫妻との関係が途絶えてしまったことがある（本人は詳細を覚えていないようだ）。それゆえ「もう本当『こんな自分はもう生きていても意味がない』っていうようなことはおっしゃっていました」(2回目 21a) という。死にたいという気持ちには背景となる理由がある。本来はその背景の傷に対してケアがなされるべきだろうが，この事例のようにそれが難しい場合もある。いずれにしても死にたいということそれ自体が肯定されるわけではない。

● 死にたいという訴えの言葉尻を取る

　「死にたい」という希望を実現することはケアではないという確信が山下さんにはあるわけだが，そのことがはっきり示されるエピソードがある。ここでもチームで話し合いをしながら，ケアが作られていっている様子も伺える。

山下　例えば水分を取っていただくよう，長男に多分ケアマネさんが言ったら，「もう死にたいって言ってるんだからいいじゃないか」ぐらいのこと言ったみたいなんです。長男さんが。「放っとけばいいんじゃないか」って。
　で，大体その，「認知症なんだし，言ってることだってあの怪しいんだし」っていう。だからその「本人が死にたいって言ってんだったら，もうそんな放っとけばいいんじゃないか」ぐらいのこと〔ケアマネが長男の言葉を代弁して私たちに〕言ったときに，管理者が「認知症だっていうんだったら，その本人が言ってることが怪しいっていうんだったら，死にたいっていう言葉だって本心かどうか分からないのに，そういうやっぱり，そういう言い方はおかしいんじゃないか」っていうような感じで，結構ケアマネに食らいついて。
　ま，多分ケアマネさんも長男が言った言葉をそのまま管理者に返したと思うんだけども。ま，だから「本人がいらないって言ったって，あのやっぱりそこを関わってる以上は，そういうふうにしないようにしてくのがやっぱ必要だから」っていう話をちょっとまあしてたことがありましたね。(2回目 11a)

認知症なので言葉が信用できないと決めつけることと，「死にたい」という言葉を真に受けることは矛盾している。しかしどちらもこの人をないがしろにしようとする感情面の共通点がある。「いやだ」と思っている態度が矛盾した言葉を生じている。管理者はおそらくこのネガティブな感情を感じ取っているがゆえに，ケアマネに食いついている。

この人の「死にたい」という言葉と対応する形で，家族が「死にたいって言ってんだから〔……〕放っておけばいい」と死を許容する。このように家族から見捨てられている感覚が，本人の希死念慮と裏表となっているであろう。言いかえると「生きていてもいい」と最後に思えたのは，山下さんたちが本人の生を肯定し，丁寧に言葉を聴いたからである。これも裏表の関係にある。死を肯定する関わりは希死念慮を生み，生を肯定するケアは生きる意思を生む。それゆえ「もうそんな放っとけばいい」という状況に対し，距離をおいて「ま」と生を支えるケアを進める。

山下　周りの人って，高齢者のそういう言葉をなんか都合良く取るっていうか，普段はちゃんと聞かないくせに，そういう言葉ばっかり，言葉尻ばっかり取って。自分たちの都合のいいように解釈しちゃう周りがいるのかなって，私なんかは思ったりとかはするんですよね。なのでやっぱり本人の気持ちが出てくる言葉の裏には何があるのかとか，そういうことを思いながら聴くことが結構大事なのかなあと思ったりは，してます。(2回目 12a)

「都合のいいように解釈しちゃう」というのは，「患者への拒否感を暗に反映して」ということである。「言葉尻」を取ることは実際には言葉を聴き取っていないのだから，言葉を丁寧に聴き取ることと対照的だ。

「死にたい」という気持ちの背景には，ケアされるべき出来事がある。つまり「死にたい」と言っているからといって早く死なせてあげたら良いわけではない（「『死にたいって言ってるんだからそうすればいいじゃないか』っていうふうになっちゃうのは，もう本当に，本当暴力，暴力的ですよね。」2回目 14b）。その「言葉の裏」にある歴史と悲しさや後悔への配慮こそが求められている。言いかえると死にたいという気持ちとその背後を含めた状況全体へと応答するケアが求められており，それがここでは本人の希望を尊重して，座椅子での自立した生活をかなえられるようにサポートすることなのである。死にたいという気持ち自体は消えないかもしれない。しかし背景の歴史を含めて言葉を聴き取って尊重したときに変化が起きる。

● 生を肯定するための技法としての話を聴くこと

「死にたい」をめぐる議論をまとめておこう。

山下　だから『本当に早く死にたいんだな』って私は最初そう思ってはいたんですけど，よくよく聴いてると，『まあなんかそんなに死に急ぎたいわけでもどうもなさそうだな』っていうのが，こう「来週来ますね」って言うと，そういうふうにおっしゃったりとか。なんかお迎えが，最終的には「お迎えが来るまでこうして生きようと思います」っていうふうにおっしゃったりとか，だから「死にたい」って言う

けど，決して死に急ぎたいわけではない。（1回目14a）

　「よくよく聴いてると」には，本人の歴史を聴き取ることが含まれる。歴史を捕まえることで未来も開かれる。「お迎えが来るまでこうして生きようと思います」と言うこの人にとって最大限の未来が受け入れられるのである。つまり生を肯定することは，すなわち未来の時間を受け容れることでもある。

山下　90歳で「なんで死にたいのかな？」って思ったら，もうその奥さまも亡くなられちゃってるし，ある意味『誰かに必要とされる存在ではもうない』っていうふうに思ったときに，そこに「ああしろ，こうせい」っていう価値観を押し付けられて，誰も話を聴いてくれないとかそういうふうになってしまうと，やっぱりそうなっちゃうんじゃないか，自分が生きている意味を肯定的にとらえることができないっていうのは，やっぱりあるんじゃないかなって思いますね。
　　　　なのでやっぱり，『生きててもいいんだ』って思ってもらうとか，そういうするためにはどうしたらいいのかっていうことは結構考えながら関わってましたけど。
　　　　結論的には「話を聴く」っていうことが，その近道っていうか，それなんだなっていうふうには思い立ちましたけど。（2回目23a）

　結局「死にたい」と語った人に「生きててもいいんだ」と思ってもらうためにも，「話を聴く」ことが結論になる。丁寧に意思確認をし，背景の歴史を聴き取っていくことが，生を肯定しうるようになるための近道だというのだ。

● ユーモアについて

　本人の希望を尊重することで，生きていてもよいと思ってもらえるようにケアすること，これが山下さんが追求しているケアだった。このことはしかし特に意外な主張ではないかもしれない。実は，私はこの事例の特徴はもう少し別の部分にあるように感じている。それはユーモアである。例えば訪問入浴の人に対して「私が入りたいのは風呂おけではなくて棺おけです」[4]と語る本人のユーモアと，それをキャッチしてケアをつないでいく山下さんたちのコミュニケーションこそがポイントであるように感じられる。
　そもそも「死にたい」という訴えこそがユーモアになっていく。支援者が一堂に会したケア会議での本人の発言がどうだったのか私が尋ねた場面を見てみよう。

山下　ご本人はあんまりそういう〔会議の〕ときは〔ケアについての〕発言はされないんですね。しなかったですね，そのときは。はい。「早く死にたいです」ってよく言われる。ずっと。アハハハハ。
村上　ハハハハハハ。そのカンファレンスのなかで？

---

[4]　これは訪問入浴を断る場面である。「まあもうこの方は6時になると，冬の6時だともう寝てる時間なので，それをたたき起こすっていう状況がそもそも断られやすい状況であるのと，ご本人に聞くと，もうね「私が入りたいのは風呂おけじゃなくて棺おけです」っておっしゃったと」（2回目25）：結局お昼に時間を変えたところ入ってくださったそうだ。

山下　そう，そう，そう，そう，そう。もう議題に関係なく，「早くあの世に持っ
　　てってもらいたい」っていうことずっと言ってました。ハハハ。はい。(2回目10)

　本人は真剣に死にたいと言っているのであるが，この場面もどことなくユーモラス
である。快適な生活を実現するための話し合いのなかに，「早く死にたいです」とい
う深刻な話題をユーモアとして挟み込んでいる。なぜこれがユーモアなのかという
と，死にたいと言いつつも生を肯定するケアは否定されていないからである。

山下　私もなんか最初「早くあの山へ持っていってもらいたい」って言ったときに，
　　『早く死にたいっていうことなんだろうなあ』とか思ったんですけど。で，例えば
　　私が血圧を測ると，「あと何秒であの世に行けますか？」とか言うんですよ，その
　　人。〔……〕例えば，「血圧測っていいですか？」って言うと，「いいですよ」って
　　言って，ちゃんとこう腕を出して協力をしてくださって，で，測ったときに「あな
　　たにこういうふうに言うのは，きっとあなたが困るだろうけど，ぷっと打ってぷっ
　　と逝けるのないですか？」とか。ハハハ。「きょう持ってないんですか？」とか。
　　そういうなんかこうユーモアがすごくあって。で。
村上　なるほど。うん，うん。
山下　「私が言うとすごく困るだろうけど」って前置きをしながら，なんかやっぱり
　　笑顔でそういうことを言ったりとか，あ，なんかすごいそこでこう二人で笑ったり
　　とかして，「いや，ないですよ」って言うと，「ないですかあ，そうですよね」，み
　　たいな感じなんですよね。で，私が「また来週来ますね」って言ったら，「また来
　　週来てください」って，「私ここにこうやって座って待ってますから」っていうふ
　　うに，ま，おっしゃるようになったりとか。ま，最初は，ま，「早く死にたい」と
　　か言うんだけども。(2回目12-13)

　「あと何秒であの世に行けますか？」はユーモアである。というのは，「死」という
深刻な話題をテーマにしつつも，「あと何秒？」と分かりようがない質問を笑いなが
ら軽く扱っているからだ。
　この人はケアを拒否することなく，協力的に腕を差し出す。これは能動的なコミュ
ニケーションによって山下さんとつながろうとする本人の意思を示している。人とつ
ながりたいというところには，生きていこうとする意思が働いているであろう。そし
てこのつながりへの意思がユーモアの前提となる。「二人で笑ったり」したことも，
ユーモアが対人関係と連動していることを示している。
　ユーモアとしての希死念慮がある。家族から見放されて「死にたい」という文脈
と，ケアのおかげで生きていてもいいと感じられたという文脈の交点で，ユーモアと
笑いが生まれる。フロイトは，ユーモアとは相容れない異なる文脈同士がぶつかる場
面で生じる現象であると語った[5]。希死念慮と生の肯定のどちらも真実であり，それ
ゆえに両者の交わるところでユーモアになる。「死にたい」の背景にある妻の死や長
男一家との静いという歴史があり，かつ「また来週」という「生の肯定」の背後に

---

[5] フロイト (2008)，『機知　全集8』，中岡成文，太寿堂真，多賀健太郎訳，岩波書店

は，自立した生活を営んでこれたこれまでの生活の歴史からくる余裕がある。

　ユーモアは，山下さんたちによるケアが患者によって肯定された証拠でもある。「死にたい」思いの背後に，別の文脈の生活史を丁寧に聴き取ったがゆえに可能になったユーモアだ。たしかに「死にたい」気持ちは消えていない。しかし「死にたい」と「生きていてもよい」が同時に伝えられるメッセージとしてユーモアが登場している。しっかりと大事にされるケアを受けたときに，死にたいという気持ちは，生きていても良いという気持ちと釣り合いが取れるようになる。ユーモアとは，死にたい気持ちと生きていてもよいという力とが釣り合ったときに生まれる本人の生き様であり，支援者へのコミュニケーションであろう。とすると，歴史の聞き取りを未来の可能性の地平を言葉を聴くことで開いたケアが，この人のユーモアを可能にしたと言っても良い。言葉を大事にすること，それによってケアの重心が全体として移動したとき，「死にたい」がユーモアに変化する。

　この人のユーモアが生まれたのは，山下さんが生を肯定する方向へと彼の言葉を読み替える姿勢を貫いていたからだ。それゆえ，「ぷっと逝ける」注射は笑いの種となるのだ。支援者がユーモアをキャッチすることで成立するコミュニケーションは，生を肯定することへ向けての方向づけを背景に持つ。

CASE 5 慢性疾患看護

事例：**患者が水遊びをしていた頃の足の感覚の体験を捉え，"感じない""離れている"足をEさんに近づける**　　　米田昭子

現象学的分析：**糖尿病の悲しい体**　　　村上靖彦

慢性疾患看護　専門看護師のコンピテンシー

CASE **5** 患者が水遊びをしていた頃の足の感覚の体験を捉え，
"感じない""離れている"足をEさんに近づける

米田昭子

オブジェのようで
あった義足

　透析治療が始まって数か月後，右足部に潰瘍ができて壊死となり下肢を切断したEさん（60歳代，女性）の担当看護師は，Eさんがいろいろな"指導"に反応しないことや，義足をつけて歩こうと思えば歩けるのに，義足はベッドサイドに立てかけたままあることに"問題"を感じ，慢性疾患看護CNSに相談した。

　Eさんにとって「大切なもの」は何なのかをCNSと担当看護師は考えることとなった。義足はEさんの「義の足」とはなっておらずオブジェのようであった。二人は失われた足は，もともとEさんにとって自分の体とはつながっていなかった存在であったことに気づいていく。こうしてオブジェから義足へと認知してもらうための関わりが始まる。

　CNS米田さんの捉え方の根底には，常に人生の肯定があり，その記述は読者にほのかな歓びをもたらす。それは私が最初に村上春樹の作品に出会ったときの感動に似ている。

（井部俊子）

事例　　　Eさん　60代　女性　糖尿病腎症により透析療法中
　　　　　糖尿病神経障害による強い知覚鈍麻があり，手足の皮膚の損傷が絶えない
　　　　　生　活：男ばかりの家族で家事はEさんの役割。色が白く，いつも赤い口
　　　　　　　　　紅をつけて身なりが整っている。

　糖尿病歴は30年ほど。Eさんとは，私が急性期病院でCNSの活動を始めて5年ほど経過した頃に出会った。子育て中は外来受診が滞っていたが，糖尿病の合併症の進行により治療を再開。手の知覚鈍麻は家事にも影響し，料理の際に熱いフライパンに素手で触れて熱傷することが何度もあった。視力も低下しているため，煙が出ていることに気づけなかったようだ。「熱いとか痛いとか全然感じないのに，変な身体。困っちゃうわねー」とEさんは自嘲気味に言うものの，顔には笑顔を浮かべている。

　透析治療が始まって数か月後，右足部に潰瘍ができて壊疽に進行し，右下肢を膝部分から切断した。そのことに非常にショックを受けた担当看護師から，私はフットケアについて相談を受けた。そしてフットケア開始から数か月後，再び担

当看護師から相談された。熱心にフットケアを続けても，Eさんは，切断していない足の爪を切る際に皮膚まで切って出血させたり，軽度の熱傷を繰り返したり，白癬があっても治療を始めたりしなかった。看護師はそれを問題と捉え，解決策に悩んでいたのだった。

　私はCNSとしての活動を続けるなかで，慢性疾患患者に向けられる医療者のまなざしは，がん患者へのそれと比べて厳しいところがあると感じていた。すなわち，自己管理が悪い，意思が弱い，生活がだらしないといった捉え方である。例えば，医療者側の示す診療システムにのれず，服薬のコンプライアンスが悪く，食事療法を守らないといった理由で予約外の診察や夜間の救急外来を受診する慢性疾患患者は，病院側の仕事量を増やして業務を複雑にする「困った人」として捉えられがちである。病院をあげて「業務のスリム化」「仕事の効率化」を謳う傾向にある昨今，患者の療養の困難さを理解しようとする努力よりも，問題患者として「排除」する方向に進んでいるように感じられるときもある。だから常に私はCNSとしての活動において，慢性疾患患者への優しいまなざしを持つ素地を，急性期病院で育むことを意識して行っていた。

透析部門の状況

　私はまず透析部門に行き，ナースステーションで担当看護師と隣り合わせに座った。透析部門はオープンスペースで，透析療法を受ける人々のベッドが見渡せる。Eさんのベッドは私たちの真後ろだが距離は遠く，Eさんの気配は感じられない。スタッフはほかの患者のベッドサイドに行ったり翌日の透析物品を準備したりしており，ステーションには私たち二人だけ。CNSはケースカンファレンスに定期的に参加しているので，特定の看護師と個別に話すのは珍しい光景ではない。

　透析部門には常時100名ほどの透析患者がいる。看護体制はプライマリナーシングで，看護師にとって「私の患者さん」がそれぞれ数名あり，週3日，受け持ち患者と関わる。この部門に5年もいれば，さまざまな時期の透析患者に対し，豊富な看護経験を積んでいるといえる。

　Eさんの担当看護師は30代の女性で，この部門に配属されて5年以上経過している。仕事には真摯に取り組み，正義感にあふれ，患者の困り事に親身になって応えようとする。CNSへの相談にも積極的である。

担当看護師の捉えた「問題」

　担当看護師　Eさんには，足を失うような悲しいことには二度とならないでほしい。Eさん自身も，そう言っています。だからこそ，「爪は看護師が切るから自分で切らないでね」とか，「水虫を治療しないとまた感染して壊疽になるから，皮膚科から処方された薬を塗ってくださいね」と伝えているのに，そのときだけは「やらないとだめよね」と言いながら，結局全然やってくれない。私もつい強い口調になって，「どうしてやらないのですか」と責めてしまうのですが，する

とEさんは,「ごめんなさい」と謝るんです。それも,なんだか悲しい。それに,義足をつけずに車椅子で動いてるんです。義足を家から持ってきても,ベッドの横に立てかけてあるだけ。まだ若いから,義足をつけて歩こうと思えば歩けるのに。歩かないと筋力が衰えて歩けなくなる。ADLの問題も出てくると思う。

> 確かに,義足がベッドの横に立てかけてあるのが見える。まるでオブジェのようだ。担当看護師は,今ある足を大切にしてほしいと願って関わっている。その思いは伝わっているのかもしれないが,Eさんの行動にはつながっていない。担当看護師は,腹も立てているだろうが,うまくいかないことや状況の理解しがたさに無力感を抱き,Eさんと分かり合えない悲しみも感じているようだ。私は,既にフットケアの技術を身に付けているこの看護師に何をどのように伝えたら,助けになるのかすぐには分からなかった。

　CNS　うーん,そうだねー。なんだろうねー。

> CNSはいつも答えを用意しているわけではない。とにかく考え,また考えて,答えを探すのだ。今私は,どうしたらEさんが足の手入れを始めるよう認識を変えてくれるのか,という方法を提案する言葉を探してはいない。この相談の深いところにある「大切なもの」は何か探している。私は,慢性疾患看護CNSとして出会った多くの患者さんとの関わりを通じて,「慢性疾患患者には,病気とともに長く,懸命に生きてきたことで得られた"肝の座り方"が,間違いなく"在る"」ことを知った。それは例えば,壊疽でぐちゃぐちゃになった足趾を靴下のなかに隠し,「焼き鳥屋のパートをきっちり終えて,夜間の外来に行きますから」と電話で伝えてきた女性や,糖尿病網膜症で失明して人の手に頼らざるを得ない状況になっても,自分が嫌う医療者を声で聴き分け,「俺の体に触るな」と言い捨てて医療者の手を払った男性の姿である。
> 今,ここで探すべき「大切なもの」は,Eさんが現在までどんな身体で生きてきたのか,週3日も透析療法に休まず通うことは,Eさんにとってどのようなことなのかを考えることであろう。それはすなわち,片足を失い,知覚も乏しい手足で熱傷を繰り返すような身体とともに生きていくEさんに対する理解である。Eさんの過去と今,未来へ思いを馳せることである。それをどうやって伝えようか……。

　ふと振り向くと,オブジェの義足がまた目に入る。

> 義足はオブジェか。Eさんとは関係がない。ただ,そこにあるだけ。……あ,そうか,私たちにとってのEさんの義足は,Eさんにとっては義の足ではないのだな。そこから入ってみよう。

担当看護師に対する関わり

　CNS　前に一緒にみたEさんの足の膝から下は,刷毛で触れてもEさんには分からなかったよね？　つまり,Eさんが分かっている自分の身体と,その足はつ

ながっていない。足はEさんの身体の部分だけど，私たちと同じようには，足として捉えられないのかもしれない。

担当看護師　（「え？」というような表情）

CNS　だから，義足は，私たちからみれば失われた足の部分の代わりだけど，Eさんにとってはもともと足として捉えられていなかったのだから，それが切断で失われて義足になっても，もとの足の代わりだとか，そういう感じではないのかも。

担当看護師　（「はあ？」という表情）

CNS　つまりEさんと私たちは，足というものを同じようには捉えていないということ。だから義足も，Eさんにとっては私たちと同じような位置づけではないということ。……だから，オブジェなの。

担当看護師　（表情がパッと変わって）あっ，私，Eさんは手足の感覚がすごく鈍いことを忘れていました。そもそも鈍いから，片方の足を切断するようなことになったんだった。

CNS　足が捉えられないから，足を失ったのはもちろん悲しいことではあるけれど，だからといって，感じない足を看護師に言われたように手入れするのが難しいのかもしれない。手入れして自分の手で触れても，触れられている足は何も感じないし，触れている手も感じない。なんだか，想像できないね。

担当看護師　（大きくうなずいて）Eさんにとって，足がどう捉えられているかなんて考えもしなかった。そういえば，Eさんは小さいときはおてんばで，野山を駆け回わり，池で遊んでいたと話していた。だから足にはお世話になったの，って。そんな足を失くしてしまって，って……（Eさんとの会話を思い出している様子で，両手を縦に大きく振る身振りをつけていた）。

CNS　そんな話をしてくれたときがあったんだ。Eさんにとっての足は，野山を駆け回って，池で遊ぶのを支えてくれていたものなんだ。

担当看護師　私は，指導したことを「やったか／やらないか」だけでみていた。足を失って悲しいのはEさんなのに。悲しい気持ちを思うよりも，もう片方の足を失わないように，って。それももちろん大事だけど，そればかりだった。眼からウロコみたいなボロボロって何かが落ちていった感じがする。

CNS　よかった，少し役に立ったみたいで。

（相談は終盤に差し掛かっている）

担当看護師　今度Eさんにとっての足について，私が思うことを投げかけて，聴いてみます。

相談終了だ。ここまでたどりついたEさんと，今，ここにいるEさんをつなげて理解しようとする担当看護師は，これからを生きるEさんの助けになるケアを生み出していくだろう。

　2週間後に担当看護師のもとを訪れると，うれしそうな顔をしている。

担当看護師　Eさんに今までのことを謝って，足について聞いてみました。そうしたら，子どもの頃のことを再び話してくれました。Eさんが膝まで池の水につ

かって，冷たいなと思って，魚が足の周りを泳いで，足がくすぐったい。その感覚を思い出して忘れられないって私に言ったんです。それが，Eさんの足なんですね。冷たかったり，くすぐったかったり。いま何も感じなくて，お風呂でお湯の温度も分からないのは，Eさんにとって，自分の足だとは思えないんですよね。
CNS　すごいことを聴けたのですね。すばらしい。

> これ以外の言葉はない。患者さんと育んだケアがそこにある。私には，Eさんが池で遊ぶ光景がすぐに想像できた。
> Eさんにはこれから，自分の身体とは離れているその足を，段々と自分に引き寄せていけるようなケアが必要である。担当看護師は，すでに身につけたフットケアの技術に加え，「自分にとって大切な足」という意識を患者さんが膨らませていけるよう，足をみる方法を一緒に試したり，触れるようになるのを手伝ったり，一緒に薬を塗ったりするなどのケアを新たに入れ込むことになるだろう。

　ベッドサイドに行くと，Eさんは笑顔で迎えてくれた。「ここの看護師さん，よくやってくれるのよー」。赤い口紅も，健在だ。

> だから，この時は，担当看護師に，具体的な次のケアについては，伝えなかった。きっと，それを分かっているはずだから。これまで十二分な透析看護の経験と，前回，一緒に習得したフットケアの技術を携えた体で，きっとやれるだろう。例え，困難でも，Eさんへのケアは，この担当看護師のものであるから，Eさんと担当看護師が育くんでいくほかない。困ったら，相談する力もあるだろう。それは，CNSではなく，同じ部署の先輩や同僚看護師かもしれない，あるいは，WOCCNといった他の分野の専門家であるかもしれない。楽しみなことだ。お手並み拝見である。

　透析療法を担うこの部署では，フットケアの実践が徐々に根づいていった。
　ちょっとした時間に足を見る，気になる人は皮膚科受診を勧める，胼胝や白癬があればケアする，知覚鈍麻があればなおさら気にかけて観るといったアセスメントに基づいたメリハリのあるケアが実践されている。
　コンサルテーションに関わって，3年くらいたった頃には，透析療法を受ける人のベッドのあちこちで，足が布団からちょこっと出ていて，胼胝のケア，爪切りなど行って，透析療法を受ける人と看護師とが会話している光景があった。足をケアされる人もケアするナースもそして，ケアされている足も私には輝いて見えた。

COMMENT

正義感あふれる医療者の抱く陰性感情

今回は，米田CNSから医療者のあり方や教育者のあり方を考えるときに，まさに最重要と思われるポイントを示してもらった。村上先生の分析がさらにこの思いを深めてくれる。

米田CNSの指摘は，全く正しい。「私はCNSとしての活動を続けるなかで，慢性疾患患者に向けられる医療者のまなざしは，がん患者へのそれと比べて厳しいところがあると感じていた」。確かに正義感あふれる医療者は，「こうあるべき」志向が強く，そうでない患者に陰性感情を抱いてしまう。逆に自分に，いわば無条件に従ってくる患者には，陽性感情を寄せすぎることがある。医師のプロフェッショナリズムの基本原則を示している，米欧内科医師憲章（http://www.acpja-pan.org/before/jpnchap/chart3.html）の3つの原則，10の責務の，患者と社会に対する奉仕をともに行うことや，適切な関係を保つことも言及されている。医療者の患者との距離感は大切である。

さらに，正義感あふれる担当看護師との教育的問答は素晴らしい！「CNSはいつも答えを用意しているわけではない。とにかく考え，また考えて，答えを探すのだ。……（中略）。この相談の深いところにある『大切なもの』は何かを探している」として，即興的に（しかし，経験のなかから半ば必然的に）キーワードを提示して，担当看護師に振り返りを促し，彼女自身が忘れていたことを気づかせるのだ。知の産婆である。

もちろん，主題の悲しい体 —— 悲しさと普通に生きるという，看護としては意外な2つの言葉を軸とした —— をめぐる村上先生の分析が，この回の圧巻である。

単に肯定するとか，寄り添うとかいうものではなく，ある意味では，もっと厳しく辛い試練を患者さんに何気なくやらせてしまっているような，気負うことない自然体が描かれていると感じている。　　　　　（大生定義）

CNSへのインタビュー〜現象学的分析

糖尿病の悲しい体

村上靖彦

　米田さんは一貫して慢性疾患の看護に携わってきたのだが，いちばん最後に研究会で事例を発表したときのレジュメの作り方が他の看護師たちとは異なった。他のメンバーが使用した電子カルテを模したような区切られたフォーマットではなく，エッセイのような書き方だったのだが，それが医療制度の枠にとらわれない実践のスタイルとも関係しているように感じる。

　米田さんは糖尿病を中心として慢性期の看護を捉えているが，そのとき悲しさと普通に生きるという看護としては意外な二つの言葉を軸にして語りが進んだ。

§1. かつての何もできなかった自分を助ける

● 何もできなかった

　まず語られたのは学生時代の看護実習で肝硬変の患者についた場面である。これがきっかけとなって慢性期病棟へと就職し，さらには現在のCNSの実践にもつながっている。

米田　そのときに，私，何もできなかったので，なんかずっとそばにいて，50代か60代の人かな，「そばにいてもいいですか」みたいにしたら，「いいよ」ってすごいだるそうにおじさんが，横たわっていて。ほんで，ちーんって。アハハ。彼もしゃべんないし，私もあんまりしゃべんなかったんで，朝行ってずっと座って，じーっとしてる。西日が当たる部屋なので，まあ実習終わりになってくると冬だったから，日が陰るの早いから西日が差してくると，「じゃあ今日は」みたいな感じで帰る。それが結構毎日。他にまあ清拭なんか着替え手伝ったり，ちょっとあったのかもしれないけど，私が覚えているのは，そうやって毎日毎日単調な。

村上　ほう。

米田　日々がその肝臓なので，そんな痛くもない。ただちょっと腹水があって，時々腹水穿刺をして，点滴してて，しーんてした感じで，私はそのときに，「ああ肝臓病って，慢性疾患って」っていうふうに思ってたか分かんないですけど，そういう，『こういう病気の人はこうやって入院して過ごすのかあ，退屈だなあ』みたいに思って。(4)

　「何もできなかった」ことが出発点となる。「ちーん」「しーん」という無音の音がこの場面の特徴になる。この「ちーん」はこのインタビューを支配する根本的な気分をなす。ハイデガーが「根本気分 Grundstimmung」と呼んだものだ［Heidegger

1993]。ハイデガーの議論と同様に米田さんの語りにおいても，気分は誰か個人のものではなく，場全体を支配する非人称的な現象であり，その場にいる人全員に浸透する。本章の前半は，この気分がどのように克服され，あるいはどのように分節されていくのか，その様子を描いていく。この引用で，「そばにいる」ことが他には「何もできない」という能力の限界を表現することになるのだが，続きの語りではまた違った意味を持つことになるだろう。

米田　で，実習が終わって，そのあと，患者さんに，また会いに行ったんですね。
村上　はい。
米田　そしたら死んじゃってたの。
村上　ああ。
米田　今，思えば，肝臓悪いんで大量出血かなんかして急変したのかなと思うんですけど。あんなに穏やかな日々で，「ちーん」て，そんなかで担当した人が，私が受け持ち終わって翌週行ったら亡くなってることに，「え，人は……」って，そういう感じだったのと。その，なんか，外科系のああいうガヤガヤってしたのじゃなく，こういう「ちーん」てしたなかで，こう患者さんと。付き合うじゃないな，患者さんのこうやってそばにいる，『ああ病気ってこういうことなのか』っていうことができる病棟に行きたいなって思って。(5)

　「ちーん」とした根本気分は，唐突な患者の死とつながる。ちーんという静けさのなかでの「何もできない」という無力さは，患者の死をその裏面に隠している。この全体を引き受けて「病気ってこういうことなのか」という全体的な把握が生じる。この全体という現象は本章の最後で話題になるだろう。
　「ガヤガヤ」ではなくて「ちーん」という対比には静けさとともにゆっくりなリズムも感じられる。ところがこれからさきはどちらかというとガヤガヤした場面が描かれるので，この「ちーん」という静けさを回復することが目的となるのかもしれない。冒頭の「ちーん」は何もできなかったことにつながるが，今回は反転されてポジティブになる。ここには両義的な曖昧さがある。一方が消えることはなく，どちらの価値もとどまり続けるのだ。
　このとき「付き合う」じゃなくて「そばにいる」という仕方で，まずは患者との関係が描かれている。前の引用では何もできなくてそばにいることしかできないという能力不足を意味していたが，今回はそばにいることができることに価値を見出している。
　米田さんは，なぜ慢性疾患に惹かれるのかをはっきりとは語らなかった。肝不全の患者の「ちーん」という気分と何もできることなく唐突に訪れた患者の死に導かれるように慢性疾患の看護を志す。のちほど慢性疾患患者の生き方を全面的に肯定する視点とつながっているように思える。慢性期疾患は独特のあいまいさをはらみ，それが語り全体を支配している。

● かつての患者に恩返しする
　米田さんはこうして慢性期病棟に就職する。新人時代の様子は後ほど引用する。ここではまず「ちーん」という何もできなかった学生時代の経験が，どうして大学院進

学とCNSのキャリアへとつながったのかを見ていく。米田さんは何度も「恩返し」という言葉を使った。慢性期病棟が魅力的であるだけでなく，技術を身につけようという動機づけにもなっている。

米田　それともう一点思い出しました，アハハ。このできそこないナースとかが，さっき言った，そのちーんとそばにいるだけしかできない私が，今，患者さんに，今の私で恩返しをできるとすれば，やっぱり学んで，何か技術を身に付けて，臨床でもう一回することで，あのとき何もできなかったけれども，でも急変した人にも何もできなかったりとか。それこそ，肝臓がんの人，ただそばにいるだけじゃなくて，何かケアすることが，〔昔は〕できなかったけど，今の私で何かすることで，昔の患者さんのお世話になったのに恩返しができるんじゃないかって，多分そう思ったんだ。〔……〕主任だったので，他のナースの助けになりたい，他のナースの力になりたい，と思ったんですね。で，大学院の受験。(8)

　米田さんは「何もできなかった」新人時代の自分を助け，当時の患者さんへと恩返しするために技術を身につけようとする。つまり今困っている後輩たちや患者さんを助ける技術を身につけ「今の私で何かする」ことで，過去とつながろうとする。とはいえ「多分そう思ったんだ」と留保が入る。今現在から振り返って後づけの意味が与えられている可能性を意識している。このような事後的な意味づけが，これからも何回か登場する。事後的に意味づけられたとしても，そのように過去を思い出すということは，過去が現在に対して何らかの意味を持っているということであろう。
　過去の患者に恩返しするというのは，独特な時間感覚である。何もできなかった過去は，克服されるだけでなく，恩返しという仕方で過去も積極的に意味づけられて，有機的に現在へと繋げられて行く。「お世話になった患者さんへの恩返し」はそのまま「他のナースの助けに」なることなのだ。かつて何もできなかった米田さんに，今現在困っている「他のナース」が重ねられる。そしてこの過去と現在の重ね合わせは同時に，そのまま現在におけるケアの改善の動きでもある。「患者さんへの恩返し」「他のナースの力になりたい」「あのときの私を助ける」(11)といった仕方で，すべての関係者にまたがって過去と現在とをつなぐのだ。米田さんの語りで，過去と現在の実践がこのように交錯して語られる場面はケアの改善点を示す場面である。
　先ほどの引用では患者の「そばにいる」と言われた。今回は「ただそばにいるだけじゃなくて」「何かケアする」「恩返しする」と積極的になる。「そばにいる」は基本のベースとなるが，そこに新たなものが付け加わる。「そばにいる」ことの意味は連続的に進化するのではなく，そのつどの場面ごとに非連続的に変化するようだ。次の引用からもそのことが分かる。

村上　その恩返しの内容って，今されることがあるとしたらどんなことですか。〔……〕
米田　内容は，何でもいいんですよ。ケアだったら。お話をよく聞いて，理解しよう，今の言葉になっちゃうけど[1]。命を救うとかいうことでもなくても，まあその

---
[1] これも現在からの事後的な意味づけである。

人が，『ああ気持ちいいな』と思う体の触れ方とか，拭き方とか，足を洗うとか，困ってるんだっていうときに，今ならできる，足をケアをしてますよね。

村上　はいはい。

米田　そういうのとか。「なんでこんな低血糖になっちゃうの？」とかって言った，そんとき「分かんない」って言ってたのが，「いやいや，こういうことがあるからだよ」とか，「こうすると，少し楽になるよ」とか，そういう知識と技術を伝えるとか。

　　　うん，生きづらさをちょっと楽にしてあげることが，今ならできる。あのときは，患者さんが「苦しい」って言ったら，もう悲しすぎてなんか一緒に，「はあっ」てなってるだけだったけど，今なら「悲しい」と言ったことには，もちろん，「そうだよな」って思うけど，その悲しみをちょっと和らげる手だてを持った感じはします。

村上　例えば，悲しみを和らげるって，どうやって。

米田　なんかこないだも。いや，あのときは，「悲しい」ったら，「そうなんだあ」って言って，部屋からすぐ出てきちゃって，「悲しがってます」っていうだけだったと思うんですけど。今は「その悲しい」って言ったら，じゃあちょっとそばにいて，「悲しい」ってその人が言ってるときにもそばにこういれるかなとか。少しは，「そばにいますね」って言えるかなとか。「話を聞いてもいいですか」って言えるかなとか。そういうこと。(10-11a)

　「内容は，何でもいんですよ。ケアだったら」，つまりケアのやり方，患者との関わり方はある意味で何でもよいのだという。患者の「悲しみを和らげる」のであれば手段は問われない。

　米田さんの語りには「悲しい」という言葉が何度も登場する。次第に意味が変化するのだが，この場面では，患者が悲しみ，そのことを看護師が一緒に悲しむと言われている。「ちーん」という気分は「悲しみ」として分節される。これは§2のテーマとなる。

　この引用では「あのとき」「そんとき」と「今なら」「こないだも」が対比される。しかしこれは単なる過去と現在の対比を指しているのではない。「あのとき」何もできなかったことを基盤として現在の実践が組み立てられているという有機的な連関を表している。悲しんでいる患者に対してかつては「何もできなかった」のだが，今は「ああ気持ちいいな」と思ってもらえる「体の触れ方とか，拭き方」「和らげる手立て」というコンフォートを確保する技術を身につけている。あるいは今なら患者が分からないことを説明する。つまり今では生きづらさや悲しみをちょっと楽にしてあげる「知識と技術」をもっている。さらには「知識と技術を伝える」と医療的な基準ではじめは言われたものが，「生きづらさを楽にする」と生活に関わる基準で言いかえられる。コンフォートと知識提供が加わることによって，「そばにいる」ことがここでは積極的に意味を持つのだ。そばにいることはずっと続くのであるが，ネガティブな価値づけからポジティブになるためには「何もできない」が「和らげる手立て」を手にするところまで変化すればよい。「知識と技術」が伴うことで，「そばにこういれる」と，学生時代には消極的に「そばにいるしかできなかった」場面がポジティブな

意味を持つようになる。

● かつての現場全体を助ける

　患者の状態を説明できる知識とそれをケアする技術を持つことと，患者の悲しみに立ち会うということは，患者の立場に立ちうるということである。患者の立場を理解して，他の医療者へと説明できるということでもある。

米田　恩返し。あとは，〔……〕その人がどうしてそういうことになってるかを他の医療者にちょっと代弁するとか，「いやあ，あの人こう思ってんじゃないの？」って「私は思うんだけどねー」って言って。ちょっと，擁護するとか，意思を伝えるとか。やり過ぎちゃいけないけど。総括すると，患者さんの味方でいるっていうこと。

村上　うん。うん，あ，それはでもしっくりきます。

米田　フフフ。ただ，CNS になってからの恩返しで，今，言われて気がついたのは，看護師さんの代弁も患者さんに〔対して〕代わってしてるかもしれない。だから，双方をつなぐ。それが，今この晩年になってからの，最近の私の多分，恩返しなんじゃないかな。

　　　医療者と患者さんをつなぐ。患者さんの味方にいるんだけど，〔……〕苦しがってる看護師さんたちの味方にもなって，患者さんに「看護師さんたちこの辺で苦しんでるから，なんか，なんか考えない？　一緒に」っていうことをするとか。

　　　あと，ドクターたちも「あの患者さん全然分かんないんだよな，言うこと聞かないしさ」なあんて苦しがっているのを，「患者さんはこういうつもりで言ってるよ」って言ったり，「先生はこういうつもりで，こういう治療を出してるみたいだよ」とかって〔患者さんに〕言って，「そうなんだ」みたいな患者さんが言うのをつないでいくって感じですか。それが大きく言えば恩返しかな。世話になった患者さんへの恩返しであり。(11b)

　患者，医師，看護師がお互いを理解できずにすれ違っているときに，米田さんは代弁をしてばらばらの人をつなげる（ただし「ちょっと」「やり過ぎちゃいけない」という塩梅が必要なようだ）。悲しさや苦しさは場全体を支配し，それぞれの人を貫く。それゆえに他の人の苦しさの位置に立つことも可能になる。米田さんの語りにおいて，共感可能性は，気分（「悲しみ」「苦しみ」etc.）が場面全体を支配することに由来するようにみえる。それゆえに「なんか考えない？　一緒に」と，共同で答えを生み出そうとするのだろう。

　あるいは「言うこと聞かないしさ」というような表現からすると患者に対する不満を語る医師について「〔医師も〕苦しがっている」というように読み替えている。実は問われているのは医療現場での人間関係の行きちがいであることが次第に際立ってくる。「患者さんへの恩返し」が，実は看護師や医師を助けることでもあることに，「今，言われて気がついたのは」と米田さんは語りながら気がついていく。代弁はお互いの理解ができていないときにお互いにつないでいくという役割を持つ。患者の代弁だけでなく，看護師が医師の代弁をする。これらは，すべて患者のより快適な生活につながるがゆえに，総括して米田さんは「患者の味方でいる」と呼んでいる。この

言葉はおそらく米田さんの語り全体をまとめる言葉である。さまざまな行きちがいが患者にとっての不利益になっており，それゆえ「患者の味方でいる」とは，患者だけでなくさまざまなアクター間をつなぐことなのだ。

米田　CNSを取る前の大学行く前の病棟はもう，不条理な指示が出る医師とか。
　あと暴言，夜中に緊急に入院してくる患者さんがいたり，急変したりして，てんてこ舞いな時代で。みんな混乱して，私もそうですけど混乱していたんですよね。だから，ちょっとなんか，少し糖尿病なら糖尿病のこと，少し分かっているナースがいることで，助かることがあるんですよね。あのときに，あのときに今の私が，80年代の困ってる病棟の，私がいてね。そこに私のような者がいたら，私はすごく助かった。
　コンサルテーションするときでもなんでも，あのときの私を助けるっていう感じかしら。さっき言った，他のナースの助けになりたいは，要はそのときの自分，幼い自分を助けたいのかなあ。助けてるつもりの感覚なのかなあ。（12a）

　はじめは「あのときの患者さんに恩返しする」と言われていたものが「あのときの私を助ける」に変化していく。緊急入院や急患で「てんてこ舞いな時代」というのは病棟全体のリズムを示している。みんなも米田さんも「混乱」しているのだが，その内実は，医師の「不条理な指示」や患者さんの「暴言」といった言葉の行きちがいにあるようだ。人間関係の行きちがいに由来する混乱も，今の米田さんなら調整できる。こうして，80年代の「困ってる病棟」は，今の「私のような」CNSがいたら「すごく助かった」とCNSの働きへとつなげられている。専門看護師は，1980年代の病棟が抱えていた患者・看護師・医師の間の行きちがいを解決しうる存在として位置づけられている。これはおそらく日本でのCNS制度の導入の背景を表現しているだろう。

　ところで学生時代の米田さんは「ちーん」としたゆっくりした場面に出会った。ここでは「混乱」したスピードの早い場面である。このとき看護師は状況をコントロールできないのであり，これに対し何もできなかった学生であったとしても「ちーん」とゆっくりとした静かな病室は（気詰まりな沈黙はあったとしても言葉の行きちがいに由来する混乱はなかったのだから）決して悪い場面ではなかったことが分かる。ここでも気分が持つ両義性が見られる。しかしスキルが身についたがゆえにネガティブだった気分がポジティブな意味を持ちうるのである。

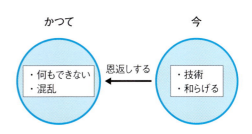

● 看護が頑張んなきゃいけない

　　かつての何もできなかった私を助けるということは，裏返すと看護師にはもっとできることがあるということでもある。米田さん自身の成長と恩返しは，他の看護師を助けるだけでなく，「頑張る看護師さんたちをいっぱい作れる」という教育の視点へと拡張される。

米田　でも，あのときはそんな発想もなく，「ドクターに聞いてみよう」とかさ。「医師の指示を仰ごう」とか。「先生に精神安定剤を処方してもらおう」とか，そんなことばっかりやっていた気がするんですね。そうだそうだ，そういうのが，私としては『なんで看護なのに，すぐに最後のそのところでは医師の指示をもらおうとするんだろう？』って，『もっと看護独自の何かをしないといけないんじゃないか』って思ってたけど，それが何なのか分かんない。どう考えていいかも分かんないし，勉強する時間もないし，インターネットもないし，今みたいには。

　　だから，そう。そうだ，そうですね。修士行ったのは，『看護がもっと頑張んなきゃいけないのに，頑張ってないじゃん』，頑張る看護師さんになりたいし，頑張る看護師さんをいっぱい作れるじゃない，頑張る看護師，看護頑張りたいために行ったんだ，修士。さっき医師とけんかできるって言ったのはそういう意味ですね。(12b)

　　米田さんは CNS を担った動機を「そうだそうだ」と，語りながら再発見していく。「混乱」した病棟においては，看護師はどうしたらよいか分からないので「ドクターに聞いてみよう」と他人任せにしてしまう。学生時代の米田さんは「ちーん」とした静かな病室で何もできずに出てきてしまったが，若い米田さんの同僚たちは自分で考えずにドクターに投げている。少し違いもあるが共通点もある。つまり解決策は自分で考えて状況に対処できるようになることであり，過去と現在の対比は過去の状況の乗り越えとして描かれるのだ。過去が乗り越えられたとき，「ちーん」とゆっくりだったり，「混乱」して早く動いていたりするリズムは語りから消える。つまり過去と現在の重ね合わせという時間構造が，病棟においてうまくいっていない状況が生み出す停滞あるいは混乱のリズムあるいは気分を消すのだ。

　　どう対応したらよいか「分からない」ときに昔の看護師は，医師に対応を投げてしまっていた。つまり「分からない」ときは自立できていない。技術を身につけること，看護師として自立・主体化すること，看護師の仕事を頑張ること，はつながっているのだ。それゆえ「ナースを助けるために大学院に行く」が「看護師が頑張る」へと変化する。看護師が受け身で助けられる状態から，看護師の自立へと意味づけが変化している。獲得していった技術が看護師の自立への動機づけになっていく。混乱を解決する技術を持つということは，看護師が医師から自立して「もっと頑張る」ことでもある。介入は「ちょっと」でよいのだが，そのためには「もっと」頑張る必要がある。そうすれば「すごく」助かるのだ。§2以降，実践内容についての語りを分析することになるのだが，この場面も教育の視点が背景につねに広がっている。

§2. 患者の悲しさ

● 糖尿病のリズム

　さて次は看護師の苦労ではなく患者の側の悲しさが話題となった場面を検討する。§1では，かつての米田さんが出会ったうまくいかない場面が描かれた。§2以降はそれをどのように解決していくのかという具体的な実践が話題となる。冒頭の「ちーん」という音で表現された悲しさは，どちらかというと米田さんが感じた気分として描かれていた。しかし繰り返しになるがハイデガーによると気分は場全体を包み込み支配するものであって，決して個人の意識に帰属するものではないという（Heidegger 1927）。冒頭の場面も，決して米田さんだけが感じたわけではなく，患者さんが感じたはずの気分とつながっているはずだ。悲しみは，看護師だけのものではない。その場で，患者と看護師を貫くものなのだ。ここではとりわけ神経障害を持つ糖尿病患者が話題になる。

米田　食べてもすぐ吸収してくれないから，インスリンすると，インスリンだけ効いてくる。食べたもの吸収されないで。

村上　ああ，低血糖になっちゃう。

米田　低血糖，ドタンってなって，しかも，神経障害あると，アドレナリンとか出るのが遅くなっちゃって，初期症状に手に汗かいたりとかが気づかなくて，突然〔血糖値が〕30ぐらいになってバタンって倒れるんですね。

村上　わあ，ほう。

米田　で，慌てて糖分補給して。でも上がりにくいんですよ，吸収障害があるから。で，今度，何時間かたったら，今度それが吸収されて，で，500，600でバンって上がる。それって全然予想できなくて，私が見たその人は，年齢が50，60ぐらいの大の男の人が，不安で，どうしていいか分からなくて，泣いちゃったんですね。

村上　へえ。

米田　食べないから低血糖とか，インスリン多く打ち過ぎたから低血糖だったら，『ああくるな』とかすぐ分かるから，お砂糖を飲むとか対処できるけど，どうしようもないので泣くって，混乱して。で，しかも神経障害って多彩なんですよ，自律神経障害が入ると。いろんな症状があって人によって全然違うので，マニュアルないんですよね。どうしていくかとか。

村上　あ，そうなんですか。

米田　典型的な症状が分からないから。

村上　へえー。

米田　「こういうときはこうしましょう」はなくって。

村上　ああ，そうなんだ。

米田　ないんです。何にもないんです。

村上　へえー。

米田　で，患者さんはその自分で対処の仕方を打ち出せる人は，打ち出せるし。なすがままの人は，なすがままだけど，そうなったのも，「自分がコントロールできな

かった自分がいたから」って責めながら，日々こう生き抜いていく。

　まあそういう人を，このCNSになって10年ぐらいのあいだにいっぱいいっぱい見てきて，だから私は悲しい，「神経障害の人は悲しい」っていうのがあったので，看護師さんにはそういう悲しい体を持って生き抜いてる人っていうことを理解してもらうっていうところも，〔教育の方針として私のなかに〕早く入って。

村上　おお，なるほど。

米田　だから，糖尿病の人は，単に血糖が高くて，好きなもの食べて，運動しないで，楽観的っていうんじゃなくて，悲しみのなかにいるっていう。(17)

　ここでは何度も「気づかなくて」「〔対処できることが〕何もない」「予想できなくて」「分からなくて」「どうしようもない」「なすがまま」と繰り返される。新人看護師の米田さんが何もできなかった場面と呼応するかのように，患者もまたどうしようもない。患者の「混乱」はインスリン注射と血糖値をめぐるリズムの「混乱」である（§1では医療現場の混乱が話題となったが，今回は患者の側の混乱である）。このような身体を米田さんは「悲しい体」と呼ぶ。そして神経障害を持つ糖尿病患者は「悲しい体を持って生き抜いてる人」と名づけられる。「生き抜いている」という言葉がここで2箇所，そしてのちほども登場する。糖尿病の「悲しい体」を持つことと「生き抜く」という単語とが結び付けられていく。

　神経障害を持つ患者は自分で自分の体の状態をコントロールできないがために「混乱」する。健康な人の場合，自分の体は自分でコントロールでき，ある程度変化を予想できると想定されているだろうが，それができていない。予測不可能で一人ひとり違うためにマニュアルが作れないという病気固有のリズムがある。しかも「自分がコントロールできなかった」ゆえに生じた病であると患者が自分を「責め」る。生活のリズムをコントロールできなかったという後悔である。それゆえに患者は「悲しみのなかにいる」。ここでも看護師にとっての分からないがゆえの悲しみと，患者におけるコントロールできない悲しみとが対応している。そして過去への目線が現在を規定している。悲しさは混乱したリズムをコントロールできないときに起きる。そして悲しい体を「〔スタッフに〕理解してもらう」の部分に，教育の視点から米田さんが語っていることが示されている。看護師の役割は，患者の混乱したリズムと悲しさを理解すること，それによって行きちがいを解消しようとすることにあるように語られている。

米田　私がフットケアをするときは，神経障害の人の足で，しかもプラス血流障害があると，触るともう心底，「ああ冷たい」っていう足なんですよ。

村上　ああ，そうなんですか。

米田　それ，私はだからその，その触ったときの感覚が自分のなかにこう。冷たいって入ったときには，なんか悲し，悲しいって思うんですよね。

村上　ほう。へえー。

米田　この足を抱えて頑張って，頑張ってるのは私の修飾語ですね，この足を抱えて生き抜いてるんだって思うこと自体で，私としてはなんか，悲しい体だって，すごい思うんですよ。〔冷たくて，足の感覚もないCASE 5の患者の足浴をして〕

CASE 5　慢性疾患看護　専門看護師のコンピテンシー

「今，洗ってるんだよ」とかって言うと，「ああ，そうなんだ」。洗ってくれる姿を見て，「ああ，足あるんだ」と思うんだとかっていう会話を結構すると，私としては『神経障害の体は悲しいな』って思うわけです。そういうのが，凝縮されてるっていうことです。(19a)

　「悲しい体」は，自分の体の一部が失われて思うようにはならなくなっている体であろう。患者はどうしたらよいのか分からないだけでなく，自分の体の感覚も分からない。それゆえに「冷たい足」は自分の体であるはずなのに，どんどん異物化していっているであろう。動かず，脱毛し，冷たく，自分でも感じない，と足に患者の悲しさが凝縮していると米田さんは感じている。患者自身の悲しさだけでなく，「私としては神経障害の体は悲しいな」と米田さんの悲しさも凝縮されている。患者の「悲しい体」を語るとき，ことさらに「私としては」と米田さん個人の思いが強調される。つまり悲しさという患者と米田さん個人を貫く気分が，ここで冷たい足へと凝縮する。逆に言うと冷たい足は，悲しみという場全体の気分を表現する比喩（メトニミー）となっている。前の引用では，患者の混乱と看護師の理解が組みになっていた。今回は患者の悲しい体と，それを看護師の側が「足を抱えて生き抜いてるんだ」と理解することが組みになっている。
　看護師が悲しい体を生き抜く患者の「そばにいる」こと，そして患者の悲しさを理解することによって，（それまでは誰にも理解されず孤立していた）患者の混乱や悲しみは言語化され共有されていくのだ。

● 悲しい体の歴史性

　患者にとっては昔は自分の足の感覚が「分かった」のに今は「分からない」。看護師にとっては，今は患者のことが「分からない」が，これから「分かろう」とする。新人看護師だった米田さんの悲しさは，今の実践の基盤となることで歴史的に構造化されたが，患者の側でも悲しさは実は歴史的に分節されている。冷たい体が悲しいのは，冷たくはなかった過去があるからだ。

米田　慢性患者にとってのアセスメントっていうならばですよ，その体とか，その患者さんの理解っていうならば，過去からつながってる。まあ，生まれたときからとは言わないけど。病気になったっていうのが，〔足の感覚が〕分かった頃からがつながっていることによってできてる体なので，今だけを見て捉えても，分からないんですよね，体の状況が。
　　だから，私は今ここにたどり着くまでどんな体で生きてきた人なのか。だって，〔足の感覚がない患者さんでも病気になる〕前は池に入れば〔水の冷たさが〕分かる。
村上　ですね，そうですね。
米田　そういうことも含めて，それがあるけど今は分からない体って。だから，分かった過去がある。まあ，普通に分かった過去があるっていう体で生きてきた人で。で，今，あの週3日，透析療法に休まず通っている人ですよね。
村上　うん，はい。

121

米田　っていうことへの理解と，これから，これから別に知覚が戻るわけじゃなくって，これからも片足がなくて。知覚が乏しい手足で，やけどしちゃったりする体を，やっぱりそれは，紛れもなくその人の体で，それとともにっていうのかな，その体でっていうんですかね，あと何年か生きていく。そういうことを理解してほしいなあっていうのが，まあ凝縮ですか。(20a)

　先ほどの「生き抜いてきた」体は，ここでは「どんな体で生きてきた人なのか」と言いかえられる。「生き抜いた」「生きてきた」には時間の経過が表現されているが，今回の引用で悲しさのなかに時間が織り込まれていることが明らかになる。足の感覚が「分かった過去」と「今は分からない体」の対比がある。過去と現在の差異が織り込まれることで，悲しさが生まれる。患者の場合は，「前は池に入れば分かる体」だったものが，「今は分からない体」になる。悲しい体は病の歴史の帰結として生じるが，それを理解する〔分かる〕ことが看護師の実践の一部となる。
　§1で論じた看護師の実践は分からない状態，何もできない状態が出発点で，「理解と技術」を手に入れることがゴールになった。過去と未来が重ね合わせられつつケアが組み立てられる。§2で論じてきた患者は，自分の体を感じていた過去が起点となって，今は分からなくなっている状態を悲しむ。過去と現在の重ね合わせが「悲しい体」というケアの眼差しを生む。それゆえ「悲しい体」を理解することは，「生き抜いてきた」という時間を含む生を理解することと不可分なのだ。つまり悲しいと思うためには，看護師としての熟練が必要であり，患者の歴史を理解するところに教育の可能性がある。こうして混乱したリズムをはらむ「悲しい体」という患者のゴールが看護師のケアが始まる出発点となる。患者は今の分からない体から過去の分かった体へと送り返され，そのとき看護師もまた患者の「今だけを見て捉えても，分からない」から過去を「理解」するようにと送り返される。こうしたケアの視点が入ったときに，冷たい足には過去だけでなく，「これから」「その体であと何年か生きてく」というように未来の地平も凝縮されていくことになる。
　ここでも米田さんは体の感覚がないにも関わらず透析をまめに続ける患者について「そういうことを〔スタッフは〕理解してほしい」と教育の視点を取り，行きちがいを解消しようとする。このように混乱したリズムを，過去と現在をつないで歴史として整理して理解することが，米田さんの実践の形として浮かび上がってきた。

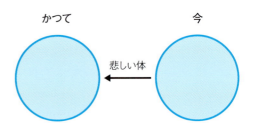

CASE 5　慢性疾患看護　専門看護師のコンピテンシー

§3.　普通に生きる

● 糖尿病の患者が忘れられる

　「悲しい体」は米田さんの語りの大きなモチーフだったが，もう一つ対照的なライトモチーフがある。それは「普通に生きる」ということである。新人時代を語った場面に戻ってみる。

米田　〔就職して最初に〕行ったのは糖尿病の病棟と血液疾患がある病棟。〔……〕糖尿病と白血病とかの血液疾患が一緒の病棟って，どういう感じと思います？〔……〕今とは違うので。当時は抗がん剤使っても，副作用がものすごく強い。

村上　ああ，そうか。

米田　だけど病名告知してない。

村上　あ，そうだ。

米田　今とすごく違うの。みんな若い白血病の人たち，30代，40代，まあお年寄りの方もいましたけれども，あとは10代とか。

村上　ああ，そうですね，そっか。

米田　で，片や糖尿病は教育入院なので，なんでも自分でできて，太ってて，よく食べて，高血糖で。〔……〕元気っちゃ元気。そうすると何が起こるかっていうと，何が起こるでしょう？みたいな。看護師さんはどうなると思います？

村上　えーと，その白血病の患者さんのほうに同情する。

米田　そうなんですよ，みんなそう，こうなっちゃって。で，それは私としては，『おかしいじゃない？』って。多分『おかしいんじゃない？』って思ってたのは，まあ，私があとになって思った言葉なのかもしれないけど，『なんか差別してない？』みたい感じで。糖尿病の患者さんが「微熱がある，ちょっと〔氷〕枕欲しい」って言うと忘れちゃうの，看護師さん。

村上　まあ。

米田　でも，白血病の患者さんが7度3分だったりしたらもう本人は希望しないけど，すぐに先生にドクターコールして，えっと血培準備とか，もう氷とか，「大丈夫，僕？　血圧測って〔いい？〕」みたいになって。「なんか違わない？」って言って，そこが私としては，『なんかおかしくない？』。(5-6)

　先ほどからときどき使われていたのだが，「なんか」という単語がこの前後の場面で多用される。「なんか」は感情を表す単語とともに使われることが多く，米田さんが状況に巻き込まれている場面を示しているようだ。この感情的な巻き込みが変化への動機づけとなっている。

　1980年代の白血病患者は抗がん剤の過酷な副作用に耐えながら，しかし病名告知を受けていないという困難な状況にあった。これに対し，糖尿病の患者は「元気っちゃ元気」である。「普通に生きている」人だ。昔の糖尿病の患者が，白血病の患者に比べて差別されていたことに米田さんは少なくとも今では気づいている。「多分『おかしいんじゃない？』って思ってた」「私があとになって思った言葉なのかもしれ

123

ないけど」と，ここでも今から振り返ったときの意味づけであることを断っているが，いずれにしても当時の看護師たちは気づいていない。後づけで意味づけられるポイントは，（想起が正確かどうかを置いたとしても）ケアを改善すべきポイントを示している。

糖尿病患者が放っておかれてしまうことは，しかし看護師の個人が意地悪するという問題ではない。もう少しちがう意味づけを持ってくる。さきほどは「混乱」を整理することがあるべき実践として描かれたが，しばしば病院という制度は混乱をもたらす異分子を排除してしまおうとするというのだ。

米田　「服薬してね」って言うのに飲まないで，で，コントロール悪くて困って来たりとか，食事を守らないから体重増えたり，水分増えたりしてっていうそのために予約外でまた来たりとかいう人たちに対しては，やっぱり「自分の仕事量を増やす人」とか，「業務を煩雑にしちゃう人」っていうふうに慢性疾患患者さんを，まあ捉えちゃうのかなって思っているのと，今病院っていうのは，特に昨今，効率化じゃないですか。で，業務のスリム化とか，仕事の効率化とか謳うんですけど，そのところの焦点になっちゃうのが，その慢性疾患患者さんのそういうところ。

　だから，それを「じゃあどうしてそういうことが起こるのか？」っていうことを理解しようとする努力にいくんじゃなくって，「それは困った，私たちを困らせる人だから排除」。「このなんとかさんは救急外来かかっても，ブラックリスト作って受診させない」っていうリストを作る病院があったりとか，そういうのを精力的に出して，外来に来ても，この人この人は要注意人物としてリストを作ったりとか，そういう排除する，したい感覚が，まあ私としてはあるのかなあって感じられていて。

　で，慢性疾患の看護の専門家なんだって，自分の自負が徐々に出てきたので，その専門家としては，こういった部分にも，意識して働きかけて，みんなが，だって，誰しもなりえますよね，慢性疾患患者さんね。だから，そういうこう優しい，厳しいんじゃなくて，「なんでなんだろう？」っていう，こう考えるような優しいまなざしを持つ組織を育む活動をしていきたいなっていうふうに思った10何年でした。(15)

前の引用では単に看護師個人にとって糖尿病の患者は「言うこと聞かない人」だったものが，ここでは医療の「効率化」に抗う人になっている。つまりここでは個人ではなく組織全体による「排除」という制度・規範の問題となる。「排除する，したい感覚」というように排除「したい」という意思が生まれる。

医療の「効率化」は，患者が医療の規範を守ることを要請する。つまり患者自身が医療化することを要請する。医療化に抗う患者は「排除」される。冒頭の引用では「氷枕を忘れる」ことが帰結だったが，今回は制度化されて「ブラックリスト作って受診させない」ほどだ。制度の規範・パターナリズムがあるがゆえに，性格類型として慢性病の患者が産出されている。そして病院の規範から見たとき規範から外れるがゆえに「焦点になっちゃう」のが糖尿病患者なのだ。

新人の頃は同情されない糖尿病患者への同情だったが，同じことが現在では少し違う見方へと変化している。なぜ白血病の患者が看護師に好かれたのだろうか。白血病

の患者は医療者に従順だからである。糖尿病の患者は医療に反抗的だ。現在の米田さんは医療の規範に従わない患者をそのままの姿で医療のなかで守ろうとする。米田さんは，排除しようとするスタッフの態度を「理解しようとする努力」へと変えようとする。「『なんでなんだろう？』っていう，こう考えるような優しいまなざし」という理解への努力が行きちがいを解消する。「できないナース」だった米田さんが「慢性疾患の看護の専門家」としての「自分の自負」を手にしたとき，この「優しいまなざしを持つ組織を育む」教育が目的になる。

● サバイバーではない患者

　それでは病院によって排除されてしまう糖尿病患者，医療化に抗う患者とはどのような人たちであるといえばよいか。米田さんによると，糖尿病患者は人生の「積み重ね」を反映するのでそもそも歴史的であり，病は医療の対象である前に生活の一部である。

米田　がんの患者さんのことは何だっけ，サバイバーとか。よく最近言われますよね。だけど，慢性の人にあんまりサバイバーって言わない。

村上　ああ，そうか。

米田　何でかなあって思うけど。私もサバイバーって思わないんだよな。そんな何ていうんですかね，気を張ってサバイバルしてるっていう感じで，生きていくわけにはいかないっていう。その長いあいだ。頑張るとか頑張らないとかじゃなくても，生きるっていう。だから，よくがん患者さんの芸能人って，がんを公表して，がんと共に頑張ってサバイバルしてくみたいだけど，慢性疾患患者さんは多分そうとは違うんだろうなって。うん，そんな感じなんですかね。

村上　そうです，面白いですね。そこ違いますね。うん，何だろう。

米田　何だろう。だから慢性疾患患者さんに「頑張ってるよね」って，あんまりこう別に，「頑張ってるよね」とか，「これからも頑張って生きていく人として応援しよう」とかでも，頑張るっていう修飾語は，取ってもらいたいっていうか。「頑張らなくてもいいじゃん」っていうか。ああ，頑張って生きることを肯定しちゃうとつらくなっちゃうとでもいいますかね。(21a)

　がんとの対比では3つのことが問われているように見える。

　がんは患者にとって闘う対象となる。闘病を「頑張る」がゆえに「サバイバー」となる。看護師は頑張る人を応援しがちであり，頑張らない患者を排除しがちなのはすでに見た[2]。

　サバイバーという単語にはもう一つ体と病の関係が含意されるだろう。がんはどこか患者にとって自分自身の外部にある。がんの場合，診断自体が死というメタファーを持ちスティグマとなるということは『隠喩としての病』(1978)を書いたソンタグ

---

[2] がん患者のようなサバイバーではないことと関連して，スピリチュアルケアを信頼しないということも言われる。
「米田　スピリチュアル。そのなかにはスピリチュアルケアをあんまり信頼しないっていうのもあるかもしれませんけど，そんなもんで患者さんの悲しさとか，この身体のつらさ，心身共につらいところが，そんな簡単には癒やせないって思ってんのかなあ。」(28b)

の時代だけではなく，今でもそうであろう。がん患者は死のリスクを生き延びるべく
闘っている人という意味づけを自ら持つ。ところが糖尿病のような慢性疾患の場合，
がんと同じように重篤化すれば死にいたるのだが，メタファーとしての死というス
ティグマはない。糖尿病でも自分の体の感覚が失われて異物化していくのだが，がん
細胞を異物として対象化する視点とは大きく異なる。病は自分自身の生活習慣の一部
であり自分から切り離して闘うことができない。「生き抜いていた」と「サバイバル
した」は，辞書的には同義語だが米田さんの語りのなかでは，はっきりと区別され
る。「悲しい体を生き抜く」ことは，外部から到来した逆境を頑張ってサバイバルす
ることではない。「生き抜く」は，何かまだ日本語では言葉になっていないあり方を
名指しているように思える。米田さんの語りの難しさは，この部分に由来しているよ
うに感じる。

　三つ目にがんの診断は生活を切断する。診断以前と以後とで生活もがらりと変わる
（川端 2017）。ところが糖尿病の患者の場合，診断の前の生活からのつながりで病に
なり，しかも診断の後も前と同じ生活が続いている（透析を導入しても，足を切断し
ても，ある意味で生活はそれまでと連続している）。病は生活の積み重ねの一部であ
る。闘病を「頑張る」とは，生活が診断の前と後で断絶されているということでもあ
る。頑張るという言葉には患者が闘病を熱心にする，すなわち率先して自らを医療化
するというニュアンスがある。頑張るときには，生活は医療化されてしまう。もとも
と大事にされていたその人の生活が失われてしまう。「頑張る」がん患者と対比され
るのは，「普通に生きる」ことがもつ価値である。

村上　そのとき，患者さんのどこをサポートしてることになるんですかね，頑張ると
　　ころじゃないとこってサポートしてる。
米田　普通に生きるところ。〔……〕そうそうそう，こないだ，どなたかが，「全人的
　　に捉えてますよね」とかっておっしゃって。
村上　まあまあ，今，ああいうのって。
米田　私，あの言葉を聞いて，『ああ，私にはそれないな』って。「何々的に捉え
　　る」ってない，全人的ってない。じゃあ，だからその今言った「部分」がないの
　　で，「全人的」もないんですよ，きっと。
　　〔……〕誰でも頑張んなくて生きるじゃない。何ていうか，50 年生きるじゃない
　　ですか，私ももう生きてきたし。だから，別に誰かにスイッチポンなんて入れても
　　らわなくても，なんか普通にみんな生きるので，あー，ちょっとなんか言えないけ
　　ど，こう，普通でいきましょう，お互い。(22)

　インタビューのとき，米田さんはここで体の輪郭を描き，そのまわりを何重か波線
で囲んだ。体とその周囲を含めた全体だというニュアンスなのだという。しかしそれ
は「全人的」な看護ではないのだ。米田さんが「全人的」という言葉をも拒絶するの
は，「全人的」な医療は，病と闘う医療化された患者についてその人格的な面をサ
ポートするというニュアンスがあるからであろう。「全人的」ですらないというの
は，そもそも患者は医療化されていないので「全人的」という用語を用いる医療の目
線のなかには収まらないからである。医療化することなく，「頑張んなくて生きる人」

として普通に付き合うからだ。このとき看護師と患者のあいだのある種のヒエラルキーはなくなり，「お互い」普通になる。

米田　うーん。病気，生きる。病気と，病気がくっついちゃってるので，なんかそれを病気とくっついて生きていくことが，まあ大変なので，生きることそのものを支え，支え。生きることそのものに関わるか。うーん。
村上　うん。あ，でもちょっと。
米田　そうなんでしょうね。だから，血糖値，「昨日さ，バーベキューしてさあ，測ったら500もあんだぜ」とか言うじゃないですか。で，アハハって笑うんなら「いやだー」ってこっちも笑うっていうんでしょうか。
村上　ウフフ。難しい。
米田　ハハハ。はあ。
村上　ハハハ。難しすぎる。ハハハ。
米田　それはだって，「500もあったんだぜ，笑っちゃうよな」っていうその人がいたら，「笑っちゃうよね」って言って，まあ，沿うって言葉あんまり好きじゃないんですけど，うん。
村上　まあ，笑っちゃう。
米田　いっちょに笑っちゃう。
村上　うんうん。
米田　いっちょに笑う。いっちょに笑う。うーん。(27-28)

　病も不摂生もふくめて「生きること」である。医療規範から逸脱してバーベキューしてしまう部分も含めて関わることになる。ここでは「支える」あるいは「沿う」のではなく「関わる」のだと言われている。「支える」「沿う」はおそらく医療者としての態度であり，「関わる」は同じ立ち位置での関わりなのだろう。医療化しようとするときにはバーベキューをして血糖値を上げる患者を医療者がとがめるであろう。米田さんが「いっちょに笑う」のは，病の大変さも不摂生もひっくるめて患者の生活に付き合っていくということだろう。

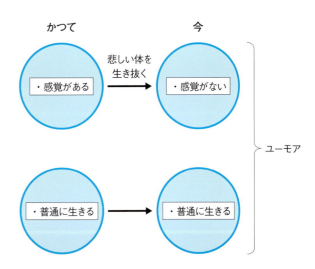

頑張らない患者に付き合うとき米田さんは「いっちょに笑っちゃう」と幼児語を使う。医療者然として「支える」のではなく，「いっちょに笑う」のだ。幼児語は，おそらく米田さん自身も窮屈な医療のものさしから外れたことのサインであろう。そして，もう一つは笑いがユーモアとして機能していることを示している。「悲しい体」と，それにも関わらず「普通に生きる」患者と出会ったときに，二つの相反する歴史が交差して，それが看護師と共有されたときユーモアが生まれるのだ。病院の規範からは排除されがちな糖尿病の患者の普通に生きる姿を「いっちょに笑う」こと，そしてそのような「優しいまなざし」をスタッフに導入すること，これがここで語られた専門看護師の実践である。

§4. きっかけになった患者

最後に，米田さんの看護が変化するきっかけとなる患者について語っていただいた。「ちょっと〔患者を〕指導したら，何もかもできるっていうそんな簡単なことじゃない」(28c) ことを学んだ事例である。

米田 『あー，そんな簡単じゃない』ってすごく，思ったのは N さん。その人も 2 型糖尿病ですけれども，うちの病院に来るまでは，他の病院を転々としてきた。というよりも，転々じゃないんですね。注射がなくなると行く。

村上 うん。

米田 で，その人は勤務地が変わるので。だから，転々と別にしてるわけじゃないんだけど，結果的に勤務地で。

村上 変わらざるを，うん。

米田 勤務地の病院へ行く，それなんで今まで。また，薬をもらって，なくなったら行く。ていうようなのを，何年ぐらいですかね，10 年以上繰り返してたのかな。で，もう当たり前ですけど，どんどん悪くなっていって，私たちの病院の外来に来たときは，上司の人に首根っこをつかまれて，来ていて。もう腎症も進んでたし，もちろん神経障害も進んでたし，まあ目はそんなに見えないとかはないかな。まあ，とにかく体ぼろぼろになってた人がいて。〔……〕その男の人は 40 代だったんだけど，へらへらしてんですよ。

村上 ほう。

米田 「いやあ」とか言いながら。その人と，多分私 10 年ぐらい外来で，まあ 10 年弱ぐらいかな，ずっとやって，外来には今度は定期的に来るようになったんです。
　今までは，外来は薬をいったんもらって，なくなったら 1 年後ぐらいに行く，なんで 1 年もつのか分かんないんですけど。ていうところだったのが，まあ比較的 2 か月に一遍，まあときどき 3 か月になっちゃうけど，まあまあ来て，インスリンも打ったり打たなかったりしたけど，まあまあ打ち，血糖測定もまあまあやり，まあまあで，まあまあで。だけど，それで面接をして，低血糖起こしちゃうから予防の話をしたりとか，普通の医療指導をして，全部は言うこと聞かないけど，まあほぼほぼ。

で，電話でも相談してきて。なんかね，思考が単純で，血糖測って今 500 だとインスリンを倍を心配で打っちゃうんですよ。で，食べるの控えるから，低血糖になるじゃないですか。で，今測って血糖が 70 だと，慌ててがあーって食べてインスリンやめちゃう。そういうあの「もう，なんでそんなこと？　駄目じゃん！」みたいなのを繰り返し繰り返していって。で，でも結構，私も「どうしてそんなことするの？」とかって言って，すごいもうなんか費やして，時間と労力を。で，じゃあ電話相談，「困ったら電話でいつでもいいから」って，もう携帯に電話をもらうなどして，濃密に関わっていった何年かがあって，どんどん腎症って悪くなるんですよね。(29)

　定期的に自己注射しないがために「どんどん」悪くなる N さんは，米田さんと出会うことで「まあまあ」セルフケアできるようになった。米田さんは「いつでも」患者を受け入れ，何年か「濃密に関わっていった」が，それでも患者は「繰り返し繰り返して」「だめじゃん」というようなことをする。このようなさまざまなリズムが折り重なるのが慢性疾患の時間である。ぎくしゃくして混乱したリズムをそれとして受け止めることを可能にするのが看護師の実践なのだろう。
　無秩序だったインスリンの管理が粘り強い米田さんの関わりによって「まあまあ」「ほぼほぼ」セルフケアできるようにはなった。ここでも混乱したリズムを整えるという看護師の役割がある。リズムを整えるプロセスが，「濃密に関わった」「時間と労力」というケアの時間である（さきほどは過去と現在の重ね合わせとして描かれたので，ここでは少し過去と現在のつなぎ方がちがう。先ほどの場面では神経障害に伴って過去にあった感覚が現在では失われるのだが，今回はセルフコントロールをどれだけ指導しても生活は昔も今も変わりがないのだ。それが「普通に生きる」歴史性である）。
　とはいえ血糖値が高いときにはインスリンを打ちすぎ，血糖が低いとインスリン注射をやめてしまってコントロールができなくなる。このぎくしゃくしたリズムは悲しい体の場面でも登場した。そのときには「悲しさ」が前面に立っていたが，同じことがここではユーモアとともに語られる。「悲しい体」の歴史性が「普通に生きる」歴史性と交差して看護師に語られたとき，悲しさを超えてユーモアになるのだ。「まあまあ」医療に従うが，むちゃくちゃもする生活が，N さんの姿である。これが糖尿病患者において，医療と生活がやりとりする姿である。

米田　で，シャントっていって透析をするのを作らなきゃいけないときになって，「透析なんて嫌だ」って言ってたけど作ることになって。で，入院をして。入院をしたときに，すごい関わってたので，『いや，こんだけやったからといって合併症を食い止める，やめるなんてことはできないんだな』って。で，すごい関わったからその人がインスリンをちゃんと打てるようになるっていうこともなく，やっぱり高いとがあーと打ち，やっぱり低いと〔打たない〕，その繰り返しで。
村上　ほう。
米田　はあ，やっぱり簡単にはいかないんだなって思い知った。で，『患者は悲しいだろうな，そのあの「透析なんて嫌だ」って言ってたしなあ』って。『つらいだろ

うな』なんて思っていたんですけど，入院したら看護師さんが若いから，うれしそうなんですよね。

村上　ウフフ。

米田　〔看護師さん〕いっぱいで。シャント作りに行ったら，看護師さん，局所麻酔なので意識があるんで，「若い看護師さんの手をじっと握っていて，いたんだよ」って手術室のその師長さんが教えにきてくれて，そう，結構みんなに愛されて。で，師長さんもそうやって私に報告するぐらいだから，「いや，面白い人だよね」っていうまなざしで見られていて。『あの人，人にあんなに愛されるんだ』って思ったのと。（30a）

　「悲しいだろうな」と米田さんが想像しても，「看護師さんが若いからうれしそう」というようにユーモラスに裏切る。血糖値の変化の予測できないリズムが，悲しい体とユーモラスな語りを生むという両義性と同じである。悲しさを超えるユーモアの可能性があるのだ。

　この人は排除されるのではなく「愛される」。つまりセルフコントロールができないからといって医療から排除されるのではなく，「悲しい体」を反転した楽天性が「愛される」要素となっているのかもしれない。「悲しい体」と「普通に生きる」ことが交わったときに，患者の生き方が決まり，それを肯定するときに看護師のあり方が決まる。コントロールの悪い患者も同じように愛するような病院こそ，米田さんが作りたい病院であろう。

米田　あと入院してこんだけ合併症進んで，もうあとがないって，もう今悪くしたら，もう明日から透析だぐらいになったときに，病院のかばんのなかに，お菓子がいっぱい入ってて。「あ，カレーパン！　何やってんの！」って先生が言ったら，出して，「先生食べる？」って聞いたの。そしたら賞味期限が切れてて，「あ，賞味期限が切れちゃった」って，「いや，そこじゃないでしょ」ってみんなにやんや言われて。

　そういうのを見たときに，患者さんてなんかなんていう，普通に暮らして。こっちが関わったから改心するとか，反省するとか，もうちゃんとあの病気と向き合っていくとか言わないで，なんか普通の病気の進行が，まあちょっとゆっくりになったかもしれないけど，それにこう応じて生きていく人生がやっぱりあるんだなって，いうのをすごく私はその事例から感じて。まあ，なかなか伝わりにくいかも。（30b）

　がんのように病をサバイブするのではなく，病に応じて生きていく人生。医療は本人の生活のあり方を大きくは変えることなく，「病気の進行が，まあちょっとゆっくりになったかもしれないけど」と若干は意味を持つ，そういうようなありかたが，米田さんのイメージする慢性病患者である。「排除」が「愛」に転換するとき，「普通に暮らす」ことに看護師はつきあうことになる。「いっちょに笑う」とはそのことの言いかえでもあろう。

CASE 5　慢性疾患看護　専門看護師のコンピテンシー

米田　でも，看護師さんたちにそれをするのは，一生懸命関われば患者さんも変わって。改心して，合併症もよくなる。よくならないけど，まあ進行が止まるみたいに思っていて，それがいい看護だとすると，「いやいやいや，一生懸命やったってそうはいかない事実があって，あるんだよ」っていうのを，よく分かってほしいのと。だから一生懸命やったのに変わらないと，相手を責めるじゃないですか。

　　　「でも，病気ってそういうもんだから」みたいのを，結構私は言ってきたかなあって。で，変わらないからといって，患者さんを突き放したりするんじゃなくて，変わらない，変わらさせるためにやるんじゃなくて，変わらないとか，変わらないとか，変わるとかじゃなく，病気と一緒に生きていくための私たちはなんかツールとして，私が関われば，やっぱり電話して，やっぱり安心するじゃない。できるできないに関わらず，「なんで今インスリン打ったの？」とかいうふうに反応がこう返ってきたら，「えへへ」って言って，「また失敗しちゃった」っていうのが，あるから，そう，『それでしか助けられないんだな』っていうのが，よく思う，思ったところなので，それはよくナース，若い人たちにも言います。あと，急性期病棟のナースたちにも。「全然変わんないのによく関わってるよね」って，「よく腹が立ちませんね」ってよく言われるけど，「いや，変わることだけ期待してないから」って。「人ってみんなそうじゃん」みたいなことはよく言ってます。

村上　なるほど。(30c-31a)

　「一生懸命にやったって」変わらないし良くならない。しかし「変わらないとか，変わるとかじゃなく，病気と一緒に生きていくための」ツールになる。この部分が米田さんがいちばんはっきりと看護を定義した箇所である。しかも「それでしか助けられないんだな」と強い仕方で語られる。今まで支援に関わる言葉が避けられてきただけに，「助ける」という言葉は印象的に響く。「病気と一緒に生きていく」というあいまいな表現が，逆説的ではあるが糖尿病患者をもっとも的確に表す言葉なのだろう。このとき「突き放す」ことなく「関わる」看護師は，患者が生きていくためのツールになる。

米田　で，しかも結構，楽観的って言っちゃああれですけど，強いっていうか。
村上　患者さんが？
米田　そうですね，悲しいのは悲しいんだけど，こんな感じの人でしたけど，悲しさの上にもういっちょう超えたところにいる。この〔CASE 5 の〕人だって手にやけどして，泣いてばかりじゃないですよね。「なんか分かんないんだあ」とかって言いながらも，透析週3日もちゃんと来て，受けて帰るわけですよね。で，また，足切断しちゃったのに来るわけですよね。なんか，私は慢性疾患とは，ずーっとある人たちは，その病気にいろいろやられちゃうんだけど，それを超えた所にいるっていうふうに思ってるから。

　　　あ，だから，癒しとか，スピリチュアルケアとかいらないんだ。患者さん自身がもうそれを超えてるっていうか。そんな簡単に医療者にスピリチュアルケアなんかされなくても，もう何十年もこの病気と一緒なのよっていう，暗黙の自負みたいなのがあるんじゃないかって多分思ってるので，悲しいけれども，なんか，もうひと

131

超えしちゃった患者さんたちは，やっぱ私にとっては尊敬する人としてケアする対象なのかなあ。そう，そうですね，そうですね。患者さんのユニークさとか，面白さとか，根性の座り方みたいなんですかね。

それがちょっと言葉にしてないけど，この人の根性の座り方もやっぱりあるわけですよね。

なんか，そっか，糖尿，慢性疾患と共に生きてきたからこそ，根づいてる，なんかこう，対処の仕方っていうとおかしい，根づいてる感覚，生き方，捉え方。(31)

　悲しい体を受け入れたうえで「患者さん自身がもうそれを超えてる」「それに応じて生きていく人生」がある。米田さんは「超えちゃった」ことを3回強調している。このとき患者と看護師の関係の様子も変わる。叱るのではなくユーモアとして受けとめて「いっちょに笑う」ことができるようになるとき，「尊敬する人」として患者をケアすることができる。

　糖尿病患者にスピリチュアルケアがいらないのは，神頼みになるような他力が必要ないということであろうか。そもそも患者が持っている普通の生き方，悲しさを超えた生き方は内的な力であり，外から「救い」や「平安」のようなものを持ち込む必要がない。

　いくら指導しても変化しない患者の裏面には，「何十年もこの病気と一緒」という自負がある。これは「どうしたらいいか分からない」という神経障害の患者が感じる「悲しさ」の裏面にある「自負」でもある。とすると，「何もできない」無力さが，すなわち生きる力でもあるような不思議なレジリエンスが話題となっていることになる。

　看護師は，患者が直面する体の混乱を健康だった過去と重ね合わせることで「悲しい体」として分節した。患者から見たときにはさらにその先がある。過去から現在にいたる病の歴史を背負ったとき，患者は感覚を失った分からない体をそれとして引き受け，そのうえで「普通に生きる」ことになる。このとき悲しさを超えることになる。言い換えると，過去と現在をつないだとき，患者の視点からは「悲しいけれど」「ひと超えしちゃった患者さん」になるのだ。

　悲しい体を持つ人としての患者を，「普通に生きる」患者として見るとき，「悲しさを超える」というふうに患者の姿も変化する。看護師は悲しい体をケアしていくわけだが，ケアが意味を持つのはおそらく患者自身が悲しさを超えて「根性の座り方」を身につけているからだ。看護師はそんな患者を「尊敬する」とともに「いっちょに笑う」のである。

Heidegger, M. (1993). Hölderlins Hymne "Der Ister" — Gesamtausgabe Bd.53. Frankfurt am Main: Klostermann. (ハイデガー『ヘルダーリンの讃歌イスター　ハイデッガー全集　第53巻』，創文社，1987)
川端愛 (2017),『治療の終わりに近づいた進行がん患者の経験 —— 自己の在りように焦点を当てた希望の構造』(聖路加国際大学，博士論文)
Sontag, S. (1978). Illness as Metaphor. New York: Farrar, Straus & Giroux. (S. ソンタグ，『隠喩としての病い　エイズとその隠喩』，富山太佳夫訳，みすず書房，2012)

CASE 6 精神看護

事例：**健康的な行動を強化することで，無力感を抱えた
看護師のケアする意欲を引き出す**　　大橋明子

現象学的分析：**薬に勝つケア**　　　　　　村上靖彦

精神看護　専門看護師のコンピテンシー

CASE 6 健康的な行動を強化することで，無力感を抱えた看護師のケアする意欲を引き出す

大橋明子

「いつもと変わらず多弁・多動」と申し送られる患者への介入

　申し送りの常套句のように「いつもと変わらず多弁・多動です」「時間で隔離をしています」と報告される男性患者（30代）がいた。長期の隔離となっているが，共有される情報量が少ないことや，解決策もなく看護師が対応に苦慮していることを察知した精神看護CNSは，病棟の看護師の見立てを聞き，彼の部屋を訪れた。彼は駄洒落や韻を踏む発話を連発，排尿はパックにするなど退行していた。

　CNSは，彼は文字が思考を刺激して観念奔逸となり気分が高揚すること，さらにこの症状によって日常生活行動に関心や集中が向けられなくなっていると判断した。また，母親の死や重要他者との別れなどが自我の不安を高め，躁的防衛をするようになったと考えた。

　CNSは，病棟の看護師が彼にもっと関わってみようと思うまで，彼の健康的な行動を強化し，退行や躁状態を軽減するケアを担当することにした。2週間で彼とCNSの関係は終結した。

（井部俊子）

事例　　Fさん 30代　男性　双極性感情障害（Ｉ型の躁状態）
　　　　家　族：父（50代同居），母（2年前に病死）

　7年前，母親の発病と，自身が社会人として就職したことを契機に抑うつ状態となり，精神科外来への通院を開始する。2年ほど前に母親が亡くなり，過去に交際していた女性からの近況を知らせる手紙が届いた頃より，不眠，多幸感，多動，暴言，気分変動などが見られるようになった。夜間に裸で外を歩き回ったため，家族が保護して精神科に入院となった。入院後は薬物療法により著しい危険行為はなくなったが，約1年が経過しても多弁・多動で，日常生活行動に集中できず，行動制限が長期化していた。また，入院中に友人が亡くなったことを知り，躁状態が増悪した経過もある。

　看護師の申し送りでは，「いつもと変わらず，多弁・多動です」「時間で隔離をしています」ということだけが報告され，長期の隔離が続いているにも関わらず，共有される情報量は少なく，現状の解決策についても話し合われていない様子だった。私はCNSとして，看護師がFさんに対してどのようなケアをしたらよいか悩んでいるように感じたため，患者の状態について，看護師がどのように

思い，どう考えているのかを確認することから始めた。

私（CNS）から看護師への初回アプローチ

CNS　○さん。さっきの申し送りにあったFさんだけど，今どんな感じですか？

> 看護師が今の状態をどのように思っているのかを聞いてみよう。

看護師　あの人よくなんないんですよね，若いのに。特に，お母さんの話がだめ。話すとすぐに上がっちゃう。それに退行してるんですよ，おむつ離せなくって，こっちが交換するときもある。失禁もするし，部屋で排泄するんですよ。

> 退行をネガティブに捉えて，症状コントロールも難しいと思っているようだ。

CNS　そうなんですか。おむつ交換とかしてるんですね。

> ケアの量や方法はどうだろうか？

看護師　やってって言うから。隔離しても気分が高いのは変わらないし，余計に退行してるように思う。ほとんど部屋で過ごしてますよ，歌ったり，大声出したりして。

> お願いされたことだけに対応していて，それ以外は様子を見ているようだ。

CNS　状態は変わらないんですね。その人に会っても大丈夫ですかね。

> 実際の状態を見て，看護師の見立てどおりか確認したい。

看護師　大丈夫だけど，母ネタとかは禁句ですよ。

> 病棟看護師は，彼の状態が悪化することに敏感になっている。

Fさんとの初回の面接（Fさんとのやりとり）

CNS　はじめまして。看護師の大橋と申します。
（病室の入り口で声をかける。室内を見回す）

> 距離をとって声をかけ，反応を見て近づこう。

Fさん　ああ，ああ，ああ，はい，はい，はい。
（ベッドに入ろうとして，掛け布団を持っていた。パジャマとおむつを着用している。表情は緩み，幼稚な口調）

> 連発語ではあるが，返答内容は正確だ。緊張した様子もない。近づいても大丈夫そう。

CNS　布団に入って，お休みになるところでしたか？

（近づきながら，話しかける）

> 今の状況を現実的に捉えられているだろうか？

Fさん　とん……，ふとんがふっとんだ。ふとんがふっとんだ。ふとんがふっとんだ。

> 言葉遊びをしている。また言葉が刺激になって，注意の配分が1つのことに集中している。

CNS　それじゃあ，横になりましょうか。
（Fさんはごろんとベッドに横になる）

> 声かけで，気をそらすことができるだろうか？

Fさん　そこに，「ソフト」って書いてあるでしょう。おじいちゃん（祖父）と一緒！（使用しているおむつのパッケージを見て話す）。

> また言葉に反応している。「おじいちゃんと一緒」と表現しているから，何か思い出でもあるのだろうか？

CNS　「おじいちゃんと一緒」って，どういうことですか。

> 文字を見て不安にはならない。それよりも，文字が思考を刺激して観念奔逸（考えが次々と起こり，その内容が突然変わる）になっている。

Fさん　そう感じるんだよ。どんどん思いつくんだよ。
CNS　それって，しんどくないですか。
Fさん　しんどく，死んじゃう毒，死んでしまう毒……（あとは意味不明）。

> 本来の躁状態なら，話すテーマが次々に変わるはずだけど，言葉遊びをするほど退行しているから，多弁でも発する語彙が限られている。

CNS　少し休みましょうか。また来ますね。
（布団をかけながら，休むように促す）
（その後，背を向けないで少しずつ離れる）

> このまま話していると，多弁は止まらない。疲労も高まるだろう。でも，自分では多弁をコントロールできない。

Fさん　しにどく，ばいばいー。
（私のほうを見て，大きく手を振る）
（その後，退室する）

　その後，Fさんの様子を見ていると，時折，病棟のホールに出てきて，歌ったり，他の患者に近づいて話しかけたり，うろうろ歩き回るなどを繰り返していた。そのあいだに，自分でトイレに行ったり，看護師にほしいものを頼む姿も見られた。

CASE 6　精神看護　専門看護師のコンピテンシー

　これまでの様子から，Ｆさんは思路障害である観念奔逸と気分高揚（気持ちが高まり，興奮や誇大的な気持ちになる）が主症状だと分かった。これらの症状の影響により，基本的日常生活行動に関心や集中が向けられなくなっていたのだ。また，Ｆさん自身の社会的役割が変化し，母親が本人の発病した時期に発症したことや，重要他者の死や別れを契機にして躁状態が増悪している経過から，死や喪失体験がＦさんの自我の不安を高め，躁的防衛をするようになったと考えられた。また，退行によっても不安の対処をしていることがうかがえ，抱えている心理的問題に対して年齢に応じた対処をすることが困難な精神状態であると思われた。

　しかし，多少の会話は成り立ち，自分でトイレに行って排泄するなど，健康的な側面を維持できているところもあった。そのため，本人が不安や葛藤を感じる原因には触れず，今できていることに関心を向けてもらい，健康的な行動（退行しないこと）を増やすことが退行や躁状態の改善につながると考えた。

　また看護師は，Ｆさんの健康的な側面ではなく，退行と躁状態のみに注目していた。それらの状態が変化しないので，看護師は治療やケアの効果がないと捉え，ケアをすることに無力感を感じていると考えられた。無力感を抱えた看護師は，Ｆさんと関わる頻度が少なくなり，距離をおいた関係（疎遠）になっていた。しかし，これ以上の関わりを求めると，看護師の負担感が高まり，関わりを拒否することも予想されるため，むしろ，これまでＦさんの生活が維持されるように最低限のケアを提供してきたことを労い，ケアする意欲を取り戻すためのサポートが必要であると感じた。そこで，看護師がＦさんにもっと関わってみようと思うまで，自分が代わってケアを行うことにした。

初回面接後の私（CNS）と看護師との会話

CNS　Ｆさんと会ってきました。本当に言葉遊びがすごいね。それと紙パックにトイレしてるんだ。

　まずは，面接の報告をしよう。

看護師　そうなんですよ。全然変わらなくって，あんな感じ（あきれたような表情）。

　ああ，やっぱりＦさんのことをよく思ってないんだ。

CNS　これまで，あの駄洒落とか，パックのおしっことか，どうしていたんですか。

　これまでどんなことをしてきたのか，詳しく聞いてみよう。

看護師　とにかくしゃべり始めたら，聞くだけ。でも止まらなくなるから，短く切り上げる。パックのおしっこは，いっぱいになったらこっちで捨てる。あとは，何か言ってきたら応える感じですかね。

　Ｆさんの言うことや行動について，最低限は注目できていたんだ。

CNS 駄洒落に付き合い，具合悪くならないように距離感を考えていたんですね。

これまで，そんなふうに支えてきたから，Fさんは生きていることができたのかもしれませんね。みなさんのケアがなければ，もっと具合が悪くなって，命に関わるようなこともあったかもしれないですよ。

> 看護師ができたことをフィードバックしよう。

看護師 そうですかね。

> もう少し，この看護師が実際にやったことを具体的にフィードバックしないと，ケアを肯定的に評価できないだろう。

CNS 私，Fさんのことに興味が湧いたので，関わってみてもよいですかね。

> 代わってケアをすることの承諾を得よう。

看護師 分かりました。担当看護師と師長に言っておきますね。

> やっぱり代わってほしいんだ。関わるのが大変なんだろうな。

CNS 助かります。ちょくちょく報告とケアの相談させてね。
看護師 OK です。

その後，Fさんは日ごと，あるいは時間帯によって退行や躁状態が変動するため，そのときの状態に合わせて【退行していない状態への関わり】や【退行状態への関わり】を行った。

【退行していない状態への関わり】
・事前に時間や方法など関わる枠組みを説明し，不安を喚起しないようにする。
・Fさんに，取り組みたいことやできることを選んでもらい，選んだことを一緒に練習する（医師や看護師とのコミュニケーションの取り方など）。
・ポジティブフィードバックを繰り返し，健康的な行動が快の体験であり，自信をもつことができるように関わる。
・病棟のスタッフに，健康的な行動を見てもらう機会をつくる。

【退行状態への関わり】
・日常生活行動を取る方法を具体的に伝え，集中を促す。
・Fさんができないことのみ，介助する。
・駄洒落などには，その都度反応したり，止めたりせず，時間を決めて聞くようにする。

このような関わりを2週間ほど続けると，Fさんの駄洒落や韻を踏む発話と多弁は減り，幼稚な印象も軽減した。私と練習したことを参考に，思いを伝えることもできるようにもなった。日常生活行動は，Fさんが一人で行うことが増え，清潔，排泄行動は自立した。

私は，日々の関わりとFさんの反応や強みを看護師に報告した。看護師がFさんと関わったときは，その場面を詳しく聞き，看護師と一緒に関わりについて肯

定的な評価を行うようにした。

すると看護師は，Fさんと楽しそうに関わることが増え，退行したときであっても時間を取って対応するようになった。このような変化が見えたため，私の関わりを終結することにした。

最終日にFさんから，「今日で終わりですね。ご苦労様でした。おもしろくない話に付き合ってくれてありがとう」との発言があり，状態を悪化させずに関係を終結することができたと評価した。

COMMENT
「自然体」を裏うちするCNSの卓越性

本事例では，CNSの「自然体」（卓越さをひけらかさない，押しつけがましさがないという意味で）の「名人芸」（一貫性のある視座をもったうえでの，変幻自在で臨機応変）がいきいきと述べられている。精神科領域では，数値や検査データといったものよりも見立てが重要なだけに，本当にすばらしいCNSの知識・技能・姿勢だなと感じ入る。

しかし，この事例提示だけでは，そのすばらしさに圧倒され，通常の学習者のなかには，このような技を自分のものにしていくのはなかなか遠い道のりで，「経験を積んで，考察を深めていく」しかないか，と思いがちになる方も多いかもしれない。

ただ今回は，大変ありがたいことに村上先生によるCNS大橋さんへのインタビューに基づいた，CNSの思考・実践の生成過程の解剖学が提示されている。まさに，実践の直観・感覚が「言語化」「見える化」されている。それを私なりに要約すると，①一瞬の直観と時間をかけた思考，②個と周囲，③遠近の視点，④個「有」と共有の，4つのコントラストを往復することがそれを貫いているものであり，さらにその活動を可能にするのが，CNSのポジションであり，そして，その活動のきっかけは，すき間を埋めるところからであるという。そして最後に，「ひもとく」という意味深長なキーワードで分析をまとめている。村上先生は，さらに新たに図を示しての説明を加筆している。

今回はまさに本シリーズのねらい通りになったのではないかと私は考えている。上記の拙い要約はいわば見出しだけで，全く何を言っているのか分からないかもしれない。ぜひとも一度通読したあとも再読し，事例と分析を往復運動してみてほしい。

学習者は頷きとともに，自分自身がどうすれば，CNSにぐっと近づけるか，必ずや理解が深まるに違いない。　　　　（大生定義）

CNSへのインタビュー〜現象学的分析

薬に勝つケア

村上靖彦

§1. 実践を形作る4つのコントラスト

● 人への興味と実践の言語化

　大橋さんは 2006 年に精神科看護専門看護師の認定を受けており，病棟での経験が長い看護師である。インタビューでは専門看護師を志したきっかけを伺ったのだが，幼い頃の思い出まで遡って答えられた。

大橋　CNS になった経緯ですか。それを話すと，そもそもなんで看護師になったのかからになってしまうんですけど。

村上　ああ，いいですよ。伺えるのであれば，ぜひ伺いたいんですけれども。

大橋　もうそこからつながっていて。なんか私，小さい頃から，人が優しくしてくれたりとか，いじめられることとかあったとき，『なんでそういうことをするんだろう？』というのがすごく気になって，考えるのがもともと好きだった。『なんであの人はあの人に優しくするのかなあ』とか，『なんであの人は優しいんだろう？』とか，『なんであの人のこと嫌っていんのかなあ』とか，そういうのをすごい考えて，『こうじゃないかな，ああじゃないかなみたいな』，人間分析じゃないですけど，そういうのが好きだった。なんか，人に興味がすごいあったんだと思う。(1)

　大橋さんは，子どもの頃から周りの人の対人関係にまつわる行動や感情の理由を考えるのが好きだったという。「すごく気にな〔る〕」「興味がすごいあった」という感覚が，「すごい考え」ることを促している。このような傾向は，大橋さんによる CASE 6 でも明瞭であるように，のちの CNS の実践にも活きていると彼女は感じている。もちろん専門看護師の実践は理論的な裏づけを持つものであろう。しかし知識と思考に裏打ちされた実践が，同時に看護師個人の性格や子どもの頃の経験の影響を受けたかたちで具体化しているというのもまた事実であろう。大橋さんの場合，人への興味という生来の基盤のうえに看護のスタイルを形成している。『なんであの人はあの人に優しくするのかなあ』という問いはのちの実践と大きく関係してくるであろう。

　彼女は学生時代に看護実習で魅力的に感じた精神科を就職先として選ぶ。

大橋　CNS になるのと関係ないかもしれないんですけど，私，仕事自体は，どはまりして，精神科看護はすごい楽しかったんです。もう楽しくてしようがなくって。患者さんといろんな話ができたりとか，もちろん具合が悪い人とかもいたんですけ

CASE 6　精神看護　専門看護師のコンピテンシー

ど，その人たちが良くなっていく姿を見たりとか。患者さんと看護師なんだけど，なんか同じ人間同士の話し合いが，精神科のなかではたくさんできたなと思う。もともと興味があった『人がどうしてこういう行動とか言葉を発するんだろう』とか，そういうこととかも患者さんとのやりとりをしながら深く考えることが精神科のスタッフのときは多かったんで，本当に楽しかったんですよ。(2)

　子どもの頃は，人への興味が考えることを促していた。その延長線上に精神看護の実践がある。精神看護では患者との「同じ人間同士の話し合い」が，患者の言動について「深く考える」ことを促す土台となっている。このとき興味と話し合いを土台として思考が成立している。さらに「話し合うこと」とその帰結として「良くなる」ことが折り重なっている。興味⇒対話⇒思考⇒実践という連続した展開をしていることが分かる。そしてこのような実践を大橋さんは「楽しい」と何度も強調しているように，語り口も含めて楽しさが実践を支配している。実践のさまざまな側面が楽しさへ向けて収斂していく。

　このような実践は今にいたるまでの大橋さんの実践の土台となっているのだが，大橋さんの実践はここでは完結しない。転機を迎え専門看護師を目指すことになる。

大橋　大体臨床 3 年以上ぐらいになると後輩を育てることが多くって，私，楽しかったんで，感覚的に楽しいケアをどんどんやっていて，患者さんとも楽しんでいたんですね，日々を。

　そしたら，後輩を指導するような場面のときに，「なんで，そういうケア，こういう関わりをするんですか？」って。私の関わりの意図とか，やり方とかを聞かれたときに，うまく答えられなかったんですよ。

　自分では分かっているつもりだったんですよ，『患者さんはきっとこういう状態で，こういう気持ちで，こういうことを考えているから，こういうことをやったらいいんじゃない？』とかって，頭ではいろいろずっと考えていたから，反射的にやっていた部分もあったんですけど，でもふと言われたときに，『果たしてなんでだろう？』『うまく説明できないなあ』という感覚と，『確かに自分がやっている，これはいいと思ってやってるけど，本当にいいんだろうか』『もっと他にもできることってあるんじゃないかな』って思ったんです，その後輩からの質問で。(3)

　実践の意味について分かることには段階がある。3 年目の頃には実践の意味が「いろいろ考えていたので」「分かっているつもり」だったが，まだ後輩に説明できなかった。「感覚的に楽しいケア」を「反射的にやっていた」ため，「ずっと考えていた」のにも関わらず言葉で説明できるようになっていなかった。考えただけではまだ伝えられる言葉になっていなかったのだ。ここでは感覚と言語化とが対比されている（第 1 のコントラスト）。別の見方をすると子どもの頃から『なんであの人はあの人に優しくするのかなあ』と考えていたことが，今度の「なんでそういうケアをするんですか？」という問いに移行する。問いの重心が患者側から看護師の実践へと移動する。

　第 2 のコントラストは，瞬間的な理解と時間をかけた理解との対比である。大橋さんの実践においては瞬間的な場面（「感覚的に」「反射的に」）つかむ場面と，時間を

141

かける場面（「ずっと考えて」）とが使い分けられる。ここでは瞬間的・感覚的につかんだ直観に対して「なんで？」と思考の時間が重ねられる[1]。

ともあれ，おおむね感覚から思考へ，そして思考から説明できる力へ，という発展段階がここでは描かれている。自らの実践を説明できる力を得ようとして，そして『もっと他にもできることってあるんじゃないかな』と可能性を拡げることを目指して大橋さんは大学院へと進学する。

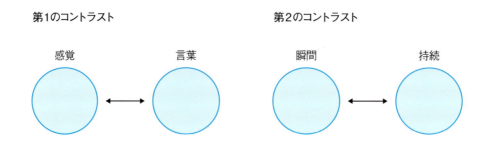

● さまざまな見方を統合する

専門看護師として現場に戻ったときに大橋さんは実践の説明ができるようになるのだが，それに伴ってもう一つ質的な変化が生じる。

大橋　どういうことができるようになったかというと，これまで本当に対患者さんとか，その人のことだけでなんか完結していた。だから，『その人がそういう行動を取るのはどうしてだろう？』，そのうち，その人だけで完結していたのが，その人に影響しているものがどれだけあるのかみたいなことを俯瞰してみて，それでこの人，こういう言葉の発言をするのは，この人がそういう性格とか気質とかそういうことだけじゃなくて，こういう家族がいるから，あるいはこういうライフイベントがあったから，そういうふうに時間と物理的な場所の影響とかも含め，いろんな側面から見て，それを最終的に統合して，患者さんが今こういう状態にあるんだというストーリーを作れるようになった。そういうふうに説明ができるようになったのが，私が大学院を出て，現場でそのあとも経験を積んで，できるようになったことかなって思います。(4b)

「なんで」こういう行動を取ったのかが説明できるようになるとともに，大橋さんの視野が拡がってくる。CNSになる以前は相手をする患者個人の範囲のなかで病的な行動の理由を考えていたが，CNSとなったときに患者を取り巻くさまざまな文脈を考慮してさまざまな説明を与えることを大橋さんは学んでいる。

特にここでは患者を「その人だけ」で閉じた問題として見るのではなく，その人に影響しているもの，家族，ライフイベント，時間，場所といった「いろんな側面」を考慮することを見出す。『もっと他にもできることってあるんじゃないかな』(3)と考えて大学院に進んだ大橋さんは「いろんな側面」という説明の多様性として，それ

---

[1] 瞬間と持続のコントラストは優劣の問題ではなくその場に応じて使い分けられる。

を実現している。ここで3つ目のコントラストである個人と文脈（あるいはピンポイントの視点と俯瞰）との対比が登場する。このような「いろんな」文脈の影響関係を考慮しまとめることを「統合」すると大橋さんは呼ぶ[2]。このとき患者の行動を規定した「影響」を多面的に見定めることと，状況を「俯瞰」して見ることがつながっている。俯瞰とピンポイントは〈遠－近〉の関係だが，俯瞰はすでにそれ自体のなかに「いろんな見方」とその「統合」という〈多と一〉の往復運動を含む。こうして大橋さんは患者さんの現在の状態を，ケアにつながる仕方で多様に説明できる言語的なストーリーを手にする。感覚から説明（言語化）へという移行は，狭い視野から俯瞰的な視野へという視点の移動として生じている（第3のコントラスト）。

（患者個人に限定されない）影響関係の俯瞰的で多面的な理解，（感覚的理解と対比される）ストーリーの組み立て，これらがここまでのところで獲得されたスキルである。小さい頃からの人に対する「どうして？」という興味は，このように分節されて実践のスキルとして成熟したのだ。

大橋 多分現場のナースの人にも，患者さんの今の状況を説明するときに，ある一個の側面だけで説明しても全然分かんない。そういうふうにいろんな立場の視点から見るとこう見えて，こういう見方もできて，「でもいちばんこれにこれが近いから，きっとこうなんじゃないかな」って説明がつくと，やっぱりスタッフの人たちもそれで納得するんですよね。(4c)

「いろんな立場」から見ることは単に大橋さん自身にとっての説明の可能性を増すだけでなく，スタッフに対して説得力を生み出す。視野の広さと多面的な説明がスタッフに状況の理解を与える。こうしてスタッフと患者とのあいだがつなぎなおされ，ケアの共同体が生み出されるのだ。個人の経験からスタッフと共有される経験へという流れも（CNSの実践がもともと強く要請しているであろう）対比である（第4のコントラスト）。

もともと後輩からの質問に答えられなかったことがCNS獲得のきっかけであったわけだが，この質問は個人の実践をチームの実践へと開く潜在性を示している。感覚的な理解を言語化する第1のコントラストは，大橋さん個人の実践をチームへと開く第4の実践へとつながる。

以上で（1）感覚 vs 言語，（2）瞬間的理解 vs 経過のなかでの思考，（3）ピンポイ

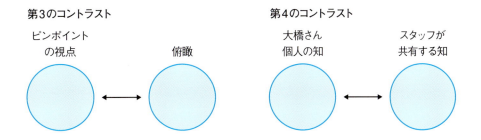

---

[2]「いろんな文脈」には，「家族学」「力動的〔心理学〕」「認知〔行動療法〕」といった方法論による見方の違いが含まれる（4）。

ントの視点 vs 俯瞰的（いろんな見方）の視点，（4）大橋さん一人の経験 vs スタッフと共同の経験，という 4 つのコントラストが大橋さんの実践を貫いている。

§2. 個人に閉じた見方 vs 俯瞰的で多面的な見方

● CNS は独立したポジションにいる

さて §2 では特に個人的な視点と俯瞰的で多面的な視点という第 3 のコントラストについてくわしく見てみる。おそらくこれが専門看護師としての働きを最も特徴づけている。このようないろんな立場を統合する視点を手に入れたきっかけを大橋さんに伺った。

村上　きっかけになった患者さんみたいなのがあったんですか。

大橋　きっかけですか。そもそも CNS って，最初はスタッフでしばらく入って，この病院ってどういう所なのかな，その病院に慣れるためにしばらくいたんですけど，私は —— 他の CNS の人たちもそうだと思うんですけど —— 大体独立ポジションになるんですね。そういった独立ポジションになると，例えば病棟全体の雰囲気とか，その患者さんのことについてどんなことが話し合われていて，で，ふと横を見て患者さんを見ると，『あっこういう状態なんだ』みたいなことを見るような立場になる。「大橋さんは，そうしてくださいね」ってなったんで，おのずと全体が見れる，全体というか，バーッと見るような位置になったのがいちばん大きかったと思います。なんか事例というよりもポジションなのかなって思いますね。(5)

私はこのような技法を編み出すきっかけとなった思い出の事例を尋ねたのだが，大橋さんは「事例ではない」と答えた。

「いろんな立場」から見るような俯瞰する視点は，病棟をまたがって活動する「独立ポジション」が「自然と」可能にしているという。特定の持ち場を持たずに病棟をまたがってフリーで動き，ニーズがある病棟において 2 週間といった期間で集中的に実践をするという働き方が，流動的で「いろんな立場」を俯瞰する実践を生み出している。つまり患者の状態だけでなく「病棟の雰囲気」「その患者さんのことについてどんなことが話し合われていて」が見えるので，自ずと「いろんな見方」で見えることになるのだ。さきほどまでの引用では理論の知識に基づいていろいろな見方をする多様な説明図式が語られた。今回は，病棟のなかでの「ばーっ」て見る流動的な位置取りゆえに生じる視点の多様性が語られている。俯瞰的かつ多面的な視点は制度のなかでの専門看護師というポジションが要請するのだ。

「その患者さんのことについてどんなことが話し合われていて，で，ふと横を見て患者さんを見ると，『あっこういう状態なんだ』みたいなことを見る」ということは，俯瞰とピンポイントの視点が固定して対立するのではなく往復運動しているということだ。

「どうしてこの人はこんな風に考えるのだろう」と考える大橋さんのもともとの傾

向に加えて，大学院で身につけたさまざまな知識が加わり，さらに組織でのポジションが影響して，現在の実践のスタイルを生み出している。このように大橋さんは自覚的に自らの実践の変化を層状の発展として語った。人について考えるというもともとの性格，大学院で獲得した多様な知識，制度上の流動的なポジションという3つの基盤の上に，大橋さんの具体的な実践のスタイルが成り立っている。この3つの基盤と4つのコントラストが有機的につながるのが現場なのである。

大橋　現場に出たら，うーん，どの患者さんに出会っても，なんでできるようになったんだか，自分でも分からないですけど。あっ，ポジションも大きかったし，そうですね，〔大学院で〕いろんな見方を教えてもらっていたんだなあって。多分現場に出てみて実際そういう視点が使えるということが，なんか目の前に患者さんを見たときに，『あっ，これ使える』『あのときの授業で聞いたことがここで使える』『なんかこれミックスしても使える』みたいな感じでしょうか。(6)

　大橋さんは俯瞰的に現場を見るのだが，同時に「目の前に患者さんを見たとき」というように患者に近いポジションでもある。フリーで動く大橋さんは，2週間といった特定の期間，特定の病棟で難しい患者に関わる。このとき大橋さんの立場は病棟の組織から独立しているために俯瞰的な視点を取り得るのだが，場合によっては（他の看護師が避けている）患者に直接密に関わるために視点は近くもある。制度的な俯瞰するポジションと，実践上の近さとが両立するのだ。そして目の前で患者に接することではじめて「いろんな見方」が活性化されるという点でも，近い視点ゆえに俯瞰も可能になるといえる。これは先ほどのピンポイントの視点と俯瞰のコントラストの両立の一種でもある。ここで今まで見てきた4つのコントラストに新たな意味づけが生まれる。コントラストは固定した二項のあいだの固定した対立なのではなく，目の前にいる患者を基点として近い視点と俯瞰とが行き来する往復運動のように動的なコントラストなのである。

　「目の前」の患者によって大橋さんは触発され，知識と併せて「ばーっ」と説明が生まれる。視野の広がりが，知識を活性化し説明へと転換されるのだ。大学院で理論は学んであるけれども，説明が生まれる出発点は具体的なケースである。理論と具体的な経験もまたこのように往復運動をする。つまり感覚と言語とが往復運動する第1のコントラストである。目の前の患者を出発点として初めていろいろな見方を統合する実践が可能になるのだ。

　そして大橋さんは「見た瞬間」の「あっ」という気づきを強調する。つまり知識と観察が総合されて理解が展開するのは瞬間的で受動的な動きなのだ。スタッフに対する能動的なアプローチは時間をかけるのだが，大橋さんの理解は瞬間的なものであり，瞬間と時間経過とのあいだの第2のコントラストである。

● ポジションパワーを持たない CNS

　病院において遊動的なポジションを取るということの利点は，患者とスタッフと看護師長と，誰とでも同じようにフラットなコミュニケーションを取れるということであるから，同時にポジションパワーは持たないように努力することになる。近さと俯

瞰の往復運動は，ポジションパワーを持たないということを要請している。いかにしてフラットに「みんな」という共同性を作るのかが課題となるのだ。

大橋 CNS が，自分だけがいいことしていたら本当に駄目で，みんなで良くしていくためにはどうしたらいいのか，みんながいいケアをしていくための方策を戦略を立ててやらないといけないと思う。そのための方法を CNS はなんか考えてやっていかないと駄目だと思います。CNS は特別でスーパーマンだって思われないように，身近ななんか相談できる人みたいぐらいな程度に収めておかないと駄目なんじゃないかなと思っていました，私は。(7a)

　「自分だけ」ではなく「みんなでよくして」という第 4 のコントラストの実現が目標になっている（大橋さんは特定の病棟に属さないだけになおさらスタッフに近づく努力をするのであろう）。「みんな」を実現するためにはフラットにスタッフに近づける必要がある。上司には言いにくいインシデントなどの相談を受けるためには「身近ななんか相談できる人」がよい。そして困難な事例にうまく介入したときに悪く思われないためにも「スーパーマン」ではない方がよい。

大橋 勤め先の四人の CNS 同士では，CNS の頭文字を取って「困ったときは何でも相談だね」って言っていて，いつも自分たちの使ってもらうための PR 活動のときに，CNS はそんな難しい人じゃなくて，「困ったときに何でも相談という人なんですよ，ぜひぜひいつでも声を掛けてください」みたいなことをずっと言っていたんですよ。長く CNS がいる病院なので，多分それも浸透していて。例えば，スタッフとは更衣室とか一緒なんです。着替えて帰ろうかなって思うときに，隣で「ねえねえねえ」とかっていうこととかあったんで，本当に困ったときに何でも相談，もう離婚問題からケアの話までみたいな感じ。その相談内容の幅広さと適宜できるみたいなこと，ポジションパワーがあまりなかったのと，私はポジションパワーがないように努めていたのが管理職の人との違いかなあと思います。(10a)

　ポジションパワーということには二つの含意があるようだ。一つは師長がもつ制度上の権力である。もう一つは「スーパーマン」「難しい人」という能力や知識面での卓越さがスタッフに見えてしまうことだ。大橋さんはこの二つに気をつけている。
　ポジションパワーを持たないがゆえに，そして遊動的に動くがゆえに，病棟に入ったときに俯瞰的な視点と患者やスタッフに近い視点が両立する。そして誰でもが相談できる（それにより病棟における問題を可視化しやすくなる）。
　患者に対しては，個人に焦点化した理解から，さまざまな理論や文脈を使ったいろいろな見方へと展開する。看護師の側で見ると，個人としての実践とチーム全体での実践とが対比されている。この〔個別者の視点 vs 広い視点〕という第 3，第 4 のコントラストとその往復運動を可能にするのが，専門看護師が持つ流動的な立ち位置なのである。感覚を言葉に変える第 1 のコントラストのために大学院に進学した大橋さんは，ポジションを手にしたことで第 3，第 4 のコントラストも手に入れたのだ。

CASE 6　精神看護　専門看護師のコンピテンシー

§3.　さまざまなすき間を埋めるケア

● ケアのすき間

　大橋さんは看護師になったときから「人間同士の話し合い」（2；既出）が楽しかったと語っていた。つまり患者と看護師のコミュニケーションが円滑に進む状態を軸にして実践を考えている。裏返すと実践上大きな問題となるのはこのような「話し合い」ができなくなるような状況である。大橋さんの語りのなかでもっとも重視されていたのが，このような場面への働きかけであった。§1で明らかになった実践の組み立てはこのような難しい場面で発揮される。

大橋　いちばんスタッフが上司に報告しづらいのは，自分が何かインシデント・アクシデントを起こしてしまったときですよね。なのでそういうときには，「師長に何て言ったらいいんでしょう？」みたいな相談とかが来る。もちろん師長に報告しなくちゃいけないことなんで，つなげていくんですけれども，そういうふうに，本当は師長とスタッフで共有しなくちゃいけないようなことや，ちゃんと報告されなきゃいけないことが報告されない場合にワンクッション置かれていくみたいな，そういうところがあるんで。そういう［患者さんとのあいだの］すき間が，『なんか入ってないなあ』みたいなところ。（10b）

　ポジションパワーがないことによって，師長には報告しにくいインシデントも大橋さんには話すことができる。師長とスタッフとのあいだにひろがった「すき間」があり，実はそれは何よりもまずスタッフと患者とのあいだにあいた「すき間」でもあるのだが，そのようなすき間を埋めることがポジションパワーをもたないCNSはできるのである。このすき間への対処が大橋さんの語りのなかでいちばん力点が置かれたテーマである。§1，§2では看護師の視点の流動性が問われたが，§3では実践上切れてしまった人たちのあいだをつなぎ直すという流動性が話題となる。ここでCASE 6のような場面が話題となる。

大橋　うん。あとはすき間ですね。申し送りとかを聞いていて，患者さんのことを悪く評価しているとき，『多分これ患者さんの事実とは違うんだ，違う解釈，きっと事実とは違うふうにアセスメントしているな』『うん？』って思うことがある。実際，スタッフのケア行動とか，ドクターの処方内容とか，ドクターの診療の状況とかを見てみると，患者さんと関わるのを引いていたりするんですよね。
　患者さんのお部屋に行く回数が少なかったり，あと例えば隔離・拘束されているケースとかが多い。そういう隔離・拘束されているから，それで自分がその人のことをあまりよく解釈していないから，あまり行きたがらなくて，それで清潔ケアを怠っていて汚い状態だったり，着替えもされてなかったりとか，ご飯も届けには行くんだけど置きっ放しで，下膳するまでの時間がすごく長かったりとか。そういうのを見ると，『あっこれケア足りてないな』って思って，なんかすき間というか，そういうところにも割と入っていって，ちゃんとケアが届くように，スタッフと患

147

者さんをつなげるような作業というのはしますかねえ。(12a)

　看護師や医師が患者に対して陰性感情を持つ場合にケアが行き届かなくなることが問題になっている。本論最初の引用で，子どもの頃に『何であの人のこと嫌ってんのかな？』と問いを立てたことの延長線上に今の実践があることが分かる。今は単に感情の問題ではなく，部屋に行く回数，隔離・拘束，清潔，配膳，といった具体的な行動において患者から「引いて」しまっていて「ケアが足りてない」「ケアが届かない」ということが起きる。このことを大橋さんは「すき間」と呼ぶ。このようなケースでは陰性感情ゆえに「事実とは違う」見方がされている。患者に対する「事実と違う」ゆがんだ見方と，「関わるのを引いている」というすき間が連動する。

　このときケアが届かない。なぜならケアとは，拘束を減らして清潔を保つというような，生存と生活の質に関わる部分に対する気遣いのことだからである。看護師の仕事がケアすることであるならば，不要な拘束がされていたり清潔が疎かになっているところでは看護が成立していないことになる。

　このとき大橋さんの仕事は自ら「入って」「スタッフと患者さんをつなげる」ことである。§2で「いろいろな見方」を探す実践が語られた。実はこれは陰性感情を克服してすき間を埋めることで，ケアを届かせる作業と重なる。いろいろな見方をすることは，ネガティブな見方からポジティブな見方へと移行することだからだ。そのことが分かるのはインタビューのいちばん最後に登場した，大橋さん自身の子どもの頃を振り返る語りからである。

大橋　なんか，違和感を感じるんですよね。何ですかね。私，やっぱり小さい頃，それがいちばん根っこだったんですかね。本当は自分はこうなのに，そう思われないというか。予想外な見方をされていたりとか，そのギャップをずっと考えていたのかもしれないですよね。『なんでこの人，こういうふうに思うんだろう，私のこと。なんでそういうふうにあの人には見えるのかな？』みたいな。『本当は私ってこういうふうにしたいのに，そういうふうには見てもらえないんだ』みたいな。そういう変な気持ちをずっと抱えてきて，似たように患者さんたちとか，お医者さんとか，そういうふうな思いを抱えている人を見ると，なんか一緒になって「分かるわあ」みたいな。でも，自分もそこら辺のレッテルを貼られることとかの，どう乗り越えていったらいいのかが，まだまだ，もう大人になっているくせに全然まだ模索中で，ただただ患者さんと一緒に「どうしたらいいかねえ」って考えるしかないんですかね。でも，ヒントは，自分自身もずっと今，看護実践のなかでもお話ししてきたように，自分自身が見方を変える。(30b)

　インタビューの最後の最後で大橋さんは小さい頃に立ち返る。他の人からの視線に違和感を感じるのだ。不当な「レッテルを貼られる」ことが，「その人らしさ」の否定になっているであろう。そして大橋さん自身と患者とを重ねて，患者もまたまちがってネガティブな見方を医療者たちからされていると感じるのだ。大橋さんは<u>患者が感じるはずの不本意さ</u>の方からケアが届かなくなるすき間を考えている。第三者である専門看護師から観察される，スタッフの看護師と患者とのあいだのすき間は，患

者（あるいは子どもの頃の大橋さん）の側からは「誤解されている」というギャップの感覚なのだ。大橋さんは「患者さんと一緒に『どうしたらいいかねえ』って考える」と患者に限りなく接近した視点から別の見方を考えようとする（第3のコントラストの往復運動）。

　見方を変えると『なんでこの人，こういうふうに思うんだろう，私のこと。なんでそういうふうにあの人には見えるのかな』は，インタビュー冒頭の「なんであの人嫌ってんのかな？」（1）を誤解された人の側から見たものである。小さい頃の疑問のなかですでに患者の視点と看護師の視点の両方が潜在していたことになる。

● すき間への入り方

　大橋さんは「ふと『うん？』って思うとき」（12a）瞬間的にすき間に気づくのだが，「すき間」へとアプローチするときには時間をかける。瞬間的な理解と時間をかけた展開とのコントラストがここでも描かれている。

村上　どういうふうにするんですか，そういうときって。
大橋　完全に患者さんから離れていて，医師もお手上げのケースの場合，急にずかずか入っていくと，「私たちがケアをやってないからあんた入っていくの？」になるので，「なんかこの患者さん大変そうだね」みたいなことを言うと，「着替えしようとするとばっと出てくるんですよ。そうなんですよ，こうこうこうでああで」って。「嫌なんですよ」みたいな話が出てくるから，ひと通り話を聞いて，「へえ，そうなんだ，大変だねえ」って言って。
　その大変さ具合で，ものすごく大変で，本当に『これ患者さんの所に行かないだろうな』と思ったら，「じゃあ少し会ってみてもいいかなあ」みたいな。まず，そのスタッフの許可と主治医の許可を得て入っていって，実際に何とか患者さんに必要なケアをフォローしたり，拘束を外してトイレに行かせたり，着替えをしたり，体を拭いたりとか，CASE 6の事例にも書いたと思うんですけど。こういうふうに全然体を拭かれていなかったケースでは，そういうことを積極的にまずやります。もう本当に離れている場合は。
　だけど，ときどきやっていたりとか，ある状況だったらできるみたいなことであれば，そこをよく聞いて，「なんでそれできたの？」とか聞いて，「それをやるともっといいんじゃない？」みたいな。「それをやるためには，どういう条件が整ったらできそう？」みたいなことをよく聞き取って，できてないことじゃなくて，できていることを聞き取る。
　で，もしそこで，「一緒に入ってくれたらやりますよ」「一緒に見てくださいよ」みたいな話になれば一緒に入ってやります。そうすると，「あっそうか，なんか結構こうやればできるんだ」みたいなこと，スタッフは気づくんですよね。そうするとだんだん変わっていって，そのあとからできるようになってきたりする。そうするともう入らなくてという感じです。（12b）

　まずは医療者が患者から「引いて」いる状況において，大橋さんが「入って」いく手法が語られる。CASE 6もそうであった。保護室の四隅に尿を溜める患者にスタッ

フは近づこうとはしなかったのだ。しかし「ずかずか」入るとスタッフとの関係を傷つけることになるので時間をかけることと工夫が必要である。

ここでは要点が二点語られている。一つは看護師の側の苦労として捉えてアプローチするということである。§2ではスタッフに別の見方を見つけてあげる技法が語られたが，その手前におそらくスタッフをねぎらう働きかけがある。二つ目は，スタッフが苦労しているなかで「できていること」を見つけ，そこからできることを拡げる試みである。患者のQOLを最大限たもつ気遣いがケアなのであるから，看護師の側が「できる」というケアの力を増進するしかたで大橋さんはアプローチする。大橋さんが直接患者をケアするとしてもスタッフのモデルとなることでスタッフの「できること」を増やすためである。

大橋さんは「スタッフができる加減」(13)によって，まったくできないときは自分一人で入ってみるし，ある程度できるようであればスタッフ自身に入ってもらうというように「自分の働き掛けの量は微妙に調整して」いく(13)。スタッフが「できること」を出発点として，「できること」を拡げるようなしかたで働きかける。

「あっそうか，なんか結構こうやれば<u>できる</u>んだ」と，行為（入り方）がまず変わって次に見方を変える。

大橋　ドクターもそうです。処方を見て分かるんです。『あっもうお手上げなんだな』って。先生の診療記録とかも，<u>毎日同じようなことばっかり書かれていれば</u>，『ああ，先生，なんか変わらなくて困っているんだなあ』って分かる。治療のことなので，<u>入り方</u>は結構難しいんですけど。

そういうときは，逆にこちらから相談する形で<u>入っていく</u>ことが多い。私が使っていた作戦は，「先生，なんかあの患者さん，すごいスタッフが困っているみたいなんですけど，どうなんですかね」って。「先生の見立てってどんな感じですか，私たちもう分からなくなっちゃって」みたいな相談をする形で<u>入る</u>と，まあ，先生も最初はいろいろ，「こうなんじゃないの？」「ああなんじゃないの？」って言うけど，よくよく話を聞いて，「そうなんですか，そうなんですね」と相槌を打っていると，最後には「実はあまりうまくいっていなくて，薬もいろんな手はずを付けたけど，うまくいかないんだよね」みたいな話になる。その話が出たら「よしっ」と思って，先生と一緒に，「このときはこうでしたね，このときはこうでしたね」みたいな一緒に頭の整理をしたりして，もう一回治療の立て直しを図ったりしますけど。

でも，そういうことができる先生と，そうじゃない先生がいるんで，なかなか難しいところがあります。拒否されちゃったら，もう治療の薬とか，精神療法もそうですけど，私のなかでは当てにしないで，ケアで何とかするみたいな感じです。あとはそのすき間はケアで何とか担保して，ケアで医師と患者さんが離れてしまったすき間を看護師さんが何とか埋めていけるように整えていくような調整をするという感じですかね。(13)

医師と患者のあいだのすき間を埋めるアプローチは，医師に相談するという形を取る。そしてそれができない場合は，看護師のケアによって何とかするということを目

150

指す。「ケア」は看護師の専権事項として扱われている。

　ただ引用の最後の場面から，本質的には医師を当てにはしていないことが分かる。（薬物の効果は必ずしも明瞭ではないという精神科独特の事情があり，そのなかで）薬物治療だけがツールとなっている精神科医がいだく苦しい立場も（大橋さんの意図ではないだろうが）暗示している。QOL を最大化するケアが看護師の役割であり，医師が薬の処方しかスキルを持たないときには，精神科医に残された手段は多くはない。

● すき間が空いたときにスタッフをエンパワーする

大橋　スタッフ，ナースとかもドクターもそうですけれども，できること，持っている力みたいなところにはもうお任せして，そこら辺の見極めがつくということだと思うんです。卓越した実践って言うけれども，他の人はできないかといったら，私は本当にそう思っていなくて，さっきも言ったように，みんながそれができるようになったら，本当に CNS は要らないと思うんですよ。だけど，いろんな理由があってできない状況とか，持っている力が発揮できない状況があるのであれば，その理由となるものをひもといてあげていって，ご本人の自尊心を落とさない程度に，「なんでかな？」って一緒に考えてく。

　スタッフの人って，ちゃんと国家試験も受かって働いているわけですから，力は持っていると思うし，ケアしたいと思っていると思う。私は信じているんですけど。なので，だったらその気持ちを私も信じて，できている部分に関しては，その人が十分に力を発揮できるようにするために，それがどれぐらいのものなのか見極めて，できる分に関しては私はノータッチですね。(8)

　たとえスタッフと患者とのあいだにすき間が空いたとしても，潜在的にはできるはずである。そして「できる」という力を引き出すためには，その力を「信じ」ることが前提となる。それゆえ大橋さんは自分で患者さんに関わるよりも，可能な限りスタッフに関わりを任せて状況を改善しようとする。

　その際に，すでにスタッフが「できていること」をみつける。うまくいっていない状況のなかで，できていることを見つけ，そこから出発して「別の見方」で見てさらにできることを探す。

　このためには「巻き込まれている状況」と「できているところ」を同時に見渡す必要がある。「いろんな理由」を見極めるためにも俯瞰するという視点の取り方が有効になっている。これを大橋さんは「ひもとく」と呼んでいる。ひもとくには，感覚的なラベリングをわきにおいて，多様な説明を検討するストーリーへと展開することである。つまりひもとくことは第 3 のコントラストであるピンポイントの視点と俯瞰の往復運動であると同時に，非言語的な状況を言語化するという第 1 のコントラストでもあるのだ。すき間が空いている状態から，ケアできる状態への接近という大橋さんの実践を貫く 4 つのコントラストを統合するポイントが「ひもとく」である。空間的に俯瞰するだけでなく，時間的にも CNS はこの場合，未来の改善に向けて見通しを持つ人として働いている。自分で「入って」「ひもとく」ことでスタッフと患者とを

「つなぐ」のだ[3]。

　さて上の引用での「ひもとく」は看護師の側の状況が行きづまっている理由をひもとくことであったのだが，次の引用では患者をひもとくことのほうが優先すると語られる。

村上　今のお話で，「ひもとく」っておっしゃっていたんですけど，患者さんのいろいろなことをひもとくとおっしゃったんですけど，それは同じことですか。

大橋　あっ，同じだと思います。ひもとくのは，特に煮詰まっちゃっている患者さんのケアで，特にナースも困っていたケースの場合には，ひもとく作業は多いと思うんですよ。何をひもとくかというのは，もちろん，『なんでスタッフの人たちがこの患者さんのケアで困っているんだろう？』ということをひもとくということもあると思うんですけど，その困った原因となる，ナースとかスタッフが『困っているなあ』って思う患者さんの状態というのが一体どうして起こっているのかということもひもといていると思います。(17c)

　別の見方をみつけだして，ポジティブな関わりへの道を開くことがひもとくことになる。ここでは「スタッフの人たち」の困りごとをひもとくよりも，「患者さんの状態」をひもとくのだというように，焦点をスタッフから患者へとスライドさせようとしている。まずは焦点をスタッフに当てて（陰性感情をもった）スタッフがそれでも「できること」を探す場面から出発し，焦点を患者についての「いろんな見方」へとずらしている。

大橋　患者さんと看護師の間に何かあってうまくいかないことがあると，『なんでこういう状況になっちゃったのかなあ？』ということも考えつつ，看護師の状態もひもといていると思います。でもやっぱり患者さんの状態をよくひもとかないと，こっちの人に伝えられないので，関係性と，それぞれの状況をひもとくんですけど，いちばん力を入れるのは，患者さんの状況はどうなっているのかということ。どれがいちばん合うかなって考える。いろんな情報を集めて，『こうか，こうも考えられるな，こうも考えられるな』って考えていますね。三つひもとくものがあって，でもいちばん力点は患者さん。そういうふうなひもといてみて分かった患者さんだから，スタッフとの関係がこうなるんだ，そういう関係になったナースたちというのはこういうふうな状況になるだろうなみたいな。(18b)

　看護師についてはできることをひもとき，患者については背景の文脈をひもといて別のストーリーを考える。そして大橋さんはここでも焦点をスタッフから患者へとスライドさせようとしている。看護師の状況，そして患者と看護師の関係もひもとくが，「一番力を入れるのは」患者の状況をひもとくことなのだ。感覚的には言葉になっていないためにあいまいな状況を，言葉でひもといていくことが大橋さんの役割であるのは変わらない。

---
[3] 東京大学医学研究科健康総合科学科野口麻衣子先生による。

CASE 6　精神看護　専門看護師のコンピテンシー

§4.　患者に信頼してもらう，患者を信じる

　それではケアがうまく行ったときにどうなるか，大橋さんは被毒妄想がある統合失調症の患者さんについて語った。大橋さんは，「いつも『薬に勝つ』みたいな，薬に勝つケアをするということで，いつも思っていました」(14) と語っていた。

村上　その症状にアプローチするというのは，もう少しお話しいただければ。
大橋　例えば統合失調症で幻覚妄想状態にあるっていうと，もうそればっかりに気を取られてしまう。ある患者さん，その人は，本当に妄想があって，皇居に，花火を打ち上げちゃった人だったんですよ。まあ面白い人だったなと思うんですけど。そういう妄想体験がある人が大きいトランクを持って入院してきた。トランクのなかは全部パック入りのご飯なんですね。包装されて。『あっ，被毒妄想があるんだなあ』と思って。
　　ご本人に毎回食事を提供していても，「絶対毒が入っているから食べない」という。『まあ典型的だなあ』と思っていたんです。そういう状態だったら，花火も打ち上げていることだし，どんどん薬が入って治すんだろうなあって思うんですけど，その人，薬も飲まなかったんです。『よしよし』と思って，『これで先生はお手上げかな』みたいな ── そのときにナースと組んで，「よし，これは毒が入ってないんだって思ってもらえるよう何とか頑張ろう」みたいになって，食事という生活行動，何かを食べるという行動を通して信頼してもらう。行動を通して被毒妄想に勝つみたいな作用として，自分たちが一緒に食べて見せて，「全然大丈夫だよ，元気元気」みたいな。
　　最初はけげんな顔をしていました。「何，毒を食べているの？」みたいな。ご本人は，それまでは持参したパック入りのご飯を食べてたんですけど，何度も見せて，繰り返しているうちに，ちょっとずつ食べ始めたんで，『よし』と思って。(14)

　この事例をとおして大橋さんにとって「ケア」とは何をすることなのかが描かれている。ご飯が食べられない人がご飯を食べるようになること，被毒妄想が消えなくとも不安を減らすこと，不安の減少が看護師への信頼という形で実現すること，こういったことがケアである。症状を薬で減らすというのとは異なり，妄想症状がたとえそのままだったとしても生活ができること，他の人たちを信頼し人間関係が円滑になること，これらのことがケアなのだ。症状に勝つとは，症状を消すことではなく，症状があったとしても生活の質が良くなるということだ。そして医師が薬を処方して症状の軽減を目指すとすると，看護師のケアは生活へと関わっていく。妄想症状＝薬＝医師が連関するために，大橋さんは「被毒妄想に勝つ」「薬に勝つ」と語り，薬を飲まないから「先生はお手上げかな」と語るのである。「信頼してもらう」ことと「被毒妄想に勝つ」ことが，「生活行動」でつなげられて併置されることに意味がある。患者との信頼関係こそが QOL を改善し回復に導くのである。
　この事例ではスタッフは積極的に患者へと関わっており，そもそもすき間はない。そしてスタッフと大橋さんが「頑張ろう」「自分たち」というように we の関係で関

153

わっている（すき間があるときは，お互いが向かい合いの you の関係だった）。そして一対一の関係ではなく，患者も含めたチームでの関わりだ（第4のコントラスト）。患者の QOL を最大化するためにスタッフが足並みをそろえている。

大橋 「心配ないですか？」って聞いたら，そのときに言った言葉が本当にうれしかったんです。「いや，まだ〔毒〕入っていると思う」って。「でも，看護師さんたちが大丈夫って言ってくれるから，なんか食べれるんです」って言われたときに，『あっ本当に信じてもらえんだ』って思ったし，『あっ，症状に勝てた！』みたいな。『あっても生活できるし，食べたもん』と思って，『よしよし』と思ったし。
　そのときはスタッフと大喜びして，「別に薬なんか飲まなくたってケアで何とかできるよね」って言って，みんなで，患者さんともすごくいい関係で，お互い，「毒が入っているなんて思っちゃって大変だね」って言いながら面白く楽しく一緒に安心して食べるということができた。そういうケアがたくさんできたらいいなあって思います。そう，「薬に勝つケア」。そして，症状も良くしちゃう。症状も良くじゃないんですよね。症状があっても，患者さん自身がそれをうまくコントロールして自分らしい生活行動が取れるようになるためのケア。
村上 うん。
大橋 多分，みんなも信じていたんだと思うんですよね。「この患者さん被毒妄想があるって言うけど，支えてあげたら食べれるんじゃないかな」［って。］，薬なんか飲まなくたって，患者さんのそういう力をなんか信じて，患者さんのことを見てみんな信じていたから，あんなことをやったんじゃないかなと思います。(15a)

「みんなも信じていたんだ」はすき間ができることの対義語になっている。症状に勝つのは患者とナースがお互いを信じるからだ。「患者さんにとっても私たちにとってもすごい楽しくて」という「みんな」が楽しい状態が実現している。
　結局，被毒妄想の症状は消えてはいない。はじめは症状を消すことが目的とされていたがそうはならなかった。しかし症状がある人の「力」を看護師は信じて，患者はご飯を食べ始めている。食べるという生活行動は，症状とは別の水準で成立しており，看護師はこの水準でケアを行う。それゆえ症状が残ったとしても看護師の仕事は成就するのである。『あっ本当に信じてもらえんだ』と患者が看護師の言葉を信じてご飯を食べるわけだが，その前提として，「みんなも信じていた」と看護師の側が患者の力を信じている。ケアとは生活を可能にする援助であり，そしてこれがお互いを信じるということに根ざしていることがここから分かる。それゆえ「スタッフと大喜びして」というスタッフと大橋さんのあいだの「共有」，そして患者とスタッフがお互い冗談を言う関係という共同性が重要になる。新人の頃「同じ人間同士の話し合い」(1：既出) が楽しかった姿が，そのまま受け継がれている。
　そしてこの引用で再び，精神科看護が「楽しい」という形容詞が登場する。「楽しい」は冒頭の引用でも「人間同士の話し合い」に関わっていた。患者の背景をひもといて患者とスタッフとの共同性を作ることが「楽しい」し，逆にこれができないことが「すき間」なのだ。患者について考え，ひもといて向き合うことを楽しむ，このようなものとして大橋さんの看護はまとめられる。

CASE 7 がん看護

事例：**隠された痛みを掘り起こし対処する** 　　梅田　恵

現象学的分析：**見えなくなる看護とスイッチを作る**
ナース 　　　　　　　　　　　　　　　　村上靖彦

がん看護　専門看護師のコンピテンシー

CASE 7 隠された痛みを掘り起こし対処する

梅田　恵

「触ってもらって よかったね」 CNS の触診が もつ効力

がんの治療は限界であり，緩和ケアを中心とした医療にしたいと告げられた。しかし，Gも妻も受け入れられずもがいていた。

がん看護専門外来でCNSは二人と向き合った。妻は「この先，治療をどこに受けに行ったらいいのか困っています」と言う。その傍らでGは無言であった。CNSはGの腹部が"でっぷり"していることに着目した。Gの肩に触れ，腹部に触れて，Gが語らなかった「痛み」に言及した。すると，Gは体の状態を説明し始めた。

CNSは，鎮痛や腹部症状の緩和に精通している緩和ケア医を選択し，オピオイド鎮痛薬を使用することに納得してもらい，今後の療養の方向性を彼らとともに確認することができた。

（井部俊子）

事例　　Gさん 70代　男性　進行期の肺がんの治療が限界となり，緩和ケアを中心とした医療への移行について相談が進められている。

　　　生　活：退職後の年金生活。白血病の治療を2年前に終え，寛解期にある妻の療養を支援しているときに自身のがんが見つかる。娘二人は結婚し子どもをもち，近隣に住んでいる。

　Gさんは，肺がんが1年前に見つかり，手術，抗がん剤治療を行ってきた。しかし，4か月前に肝臓や骨に転移し増悪。効果が期待できないことを主治医から説明されていたが，本人の希望でさらに3か月間減量した抗がん剤治療を続けていた。しかし，肝機能の急激な悪化があり，これ以上の抗がん剤治療はメリットがなく，かえって苦痛な症状を増やすことになり，命が縮まる可能性が高まることを主治医より伝えられた。そして，退院調整の担当者が紹介され，緩和ケアを中心とした療養体制への転換が勧められている。しかし，本人や妻は，さらなる治療を求めてセカンドオピニオンを受けたりして，緩和ケアの導入が滞っていた。これまでの療養体制についての相談では，妻ばかりが話をして本人の思いがみえてこないことを，看護師たちは懸念していた。

　このような経過から，妻の白血病の治療がひと段落したところで，Gさん自身が進行肺がんと診断され，そのときの混乱は大きかったと推測する。3か月前に抗がん剤の効果が認められないと伝えられたときに，治療を止めることが一般的

CASE 7　がん看護　専門看護師のコンピテンシー

であるが，本人の意思が強く，体力もあったことから，抗がん剤の継続となったのだろう。使用していたレジメンは，単剤であっても楽な治療ではない。無理に，もしくは無心で治療を続けていたのかもしれない。妻より先に病状が進行することは，Gさんが考える本来あるべき夫婦の形として受け止めがたいことだったのかもしれない。夫が妻を守るといった価値観をもつ夫婦かもしれない。

　妻の発言が目立つといった看護師たちの印象はあるが，本人を前に妻の思いも語られていないのかもしれない。そうであるなら，妻とだけ話ができるタイミングがとれるとよいのかもしれない。これまでの治療への思いや，大切にしていることなどを聞いたうえで，病院から「次に行ってください」といった転院の手配ではなく，Gさんにとってもっとも望ましい選択を考える時間になるように，初めて会う看護師として経過の話を聞かせてもらうことから始めよう。

　主治医の外来で，他院でのセカンドオピニオンの報告を受け，改めて抗がん剤治療は行わない方針の話をされたあと，がん看護外来で面接となった。

15分のGさんと妻とCNS（私）の面接

　部屋にGさんと妻を招き入れ，「最初に受診されたときに，お顔を合わせているがんを専門としている看護師の梅田です。本日の担当をさせていただきます。この後の療養の進め方などを相談できればと思いますので，よろしくお願いします」。

　妻は，Gさんのコートや鞄を整え，座る手伝いをし，自分の鞄を置き座る。妻はその動きのなか，座る前から話し始める。

妻　本当に治療はだめなのでしょうか。治療ができないって言われても，では，この先，治療をどこに受けに行ったらいいのか困っています。

Gさんは，表情はなく，腹部がでっぷりとしていて，座る動作もゆっくりであり，辛そうな印象。妻が矢継ぎ早に話そうとする様子から，不安で考えることの焦点が絞れていないようだ。Gさんは寡黙なキャラクター？　妻の様子にうんざり？　治療ができないことにがっかり？　いや，この様子だと，体調が悪いはず。血液や画像データの割にしょぼくれた印象で，皮膚のツヤもない。これは，脱水？　このしんどそうな様子のままでは，本音を聞いたり妻と思いを交換してもらったりすることはできない。辛さを突き止める必要がある。

妻　辛そうですよね。家で私が聞いても大丈夫としか言わないんです。食事も食べたいものがないとか言って，私は何をしてあげたらいいのか困っています。

CNS　（にっこり笑顔を作りながらも，表情を曇らせて）Gさん，体がしんどいですよね。お話をする前に，もう少し体調を整えられるかもしれません。

潜在するニーズの顕在化（隠れている苦痛の掘り起こし）と，一歩踏み込むこと。妻とのコミュニケーションに引っ張られているが，Gさんと向き合うことが大切で，Gさんの声を聞いて，この後の展開を考えたい。妻の声を聞きつつも，Gさんへの問いかけを続ける。

CNS　Gさん，今の体調を教えていただけませんか。（肩に触れ，座ったままでの腹部の触診，肝臓の辺りで）この辺りの重さとか違和感はないですか。このように張った感じだと，痛みを伝えられる方が多くて，そこから体中のだるさや食欲不振，便秘とか，いろんな症状に影響することがあり，ぐったりされている方が多いですよ（と，腹部に触れる）。

Gさん　そう，その辺り（肝臓）が辛い，痛いのかな……。（少し姿勢が崩れ，体を委ねる感じ）

妻　お父さん，私に何も言わないじゃない……。

　触ってもらってよかったね。今どきの先生たちはお腹を触ってくれなくて，おかしいって思っていたんです。

> 腹部の張りがあるが，腹水ではなく，ガスが溜まっている。腸の動きが悪いのだろう。肝臓は硬く触れ，慢性痛があるはず。やっぱり，痛みの緩和が不十分である。また，妻が話をもっていきそうになるが，これは，この夫婦のパターンかもしれない。妻はGさんのことをとても心配しており，自分にできることがないかを探している。愛情はあり，Gさんも妻が口を挟むことを嫌がっていない。妻との関係は，看護師たちが懸念しているようなことはなく，Gさんには普通のことかもしれない。Gさんにとっては，妻に守られている感じなのではないか。

　Gさんは，私と目を合わせ，反応は鈍いものの，全身の緊張感がほぐれてきているようだ。身体的苦痛としての痛み，しかも鈍痛が肝臓の腫れとともに増強しているが，延命を希望するGさんにとって，その症状を苦痛として認識したくなかったのかもしれない。しかし，この症状が現在の混沌とした状況の大元であることを考え始めてくれそうである。

CNS　体の感覚を人に伝えるのは，簡単ではないですよね。私みたいに外から見ているほうがつかみやすいのかもしれません。もしくは，Gさんは痛いって言ったらみっともないと思っておられる最後の世代の方なのかもしれませんね。でも，得にならない痛みもあるんです。

Gさん　そうです。痛いって言ったらダメでしょ。

CNS　これ痛みますよね，体を長く起こしていると，辛くなって食事もとっていられなくなりますよね。

妻　お父さん，そうだったの，気分が悪くて食事をとってくれないのかと思っていた。何も言ってくれないから……。

> Gさんが目を合わして話を聞き始める。頷き，体の動きも出てきた。バイオフィードバック（症状の可視化をめざして），体に感じている症状と，病態や生活への支障とが関連させて考えられないことでの漠然とした不安をこの夫婦は共有している。看護師が観察した客観的な事実と，夫婦が感じている主観的な感覚をつなげることで，不安や痛みと付き合いやすくなるのではないか。

CNS　食欲がないことや，お通じが出にくいことなど，不快な症状は関連していて，訳が分からなくなると思います。こうやって相談しながらだと，対応でき

ることが見えてくるかもしれません。お通じはどうですか、気持ちのいい便が出ていますか。

Gさん 出ている。でも軟らかいときも、出ないこともある。食べてないしね。

> 腹部は触れていると、だんだん柔らかくなり、触れていても痛みが強くなることもない。妻は受け止めようと必死であるが、Gさんは妻に心配をかけないように我慢をすることで、バランスをとろうとしている。腹部の動きが悪いので、お腹の X-P が必要である。血液データは維持できているので、お腹の調子と付き合えれば、もう少し元気が出るかもしれない。

妻 私は食べられるように食事を頑張っているのに、娘が来たときだけ食べるんです。

CNS 腸に元気がないようですね。でも、動いているし、優しくマッサージすると働いてくれそうですよ。食欲にも関係してくるかもしれません。お腹の検査とかを主治医と相談させてくださいますか。時間は大丈夫ですか。

妻 よくしていただけるんだったら、大丈夫。お父さんよかったね。ちゃんと見ていただけて。

> 肝臓が張っていて、腸の動きを悪くしている。このままだと、イレウスも心配だし、このあと、オピオイドを導入したほうがよいのだが、便秘だとマネジメントが難しくなる。鎮痛薬使用の前に腹部の様子が分かっていることが重要だろう。治療できるできないよりも、今の体の状況（肝臓が張ってきている、電解質バランスが崩れかかっているなど）を理解していただき、症状と付き合えるようにすることが大切だろう。この症状のまま、現状の理解やよい選択のための話し合いができるわけがない。これまで体の症状に焦点を当てた診察ができていなかったのだろう。体調を正しく認識することで、夫婦の会話もつながり、効果的なコミュニケーションができるようになるのではないか。

　主治医に連絡、腸 X-P の必要性を伝える。主治医はレントゲンでは情報は少ないと、1 週間後の CT をオーダーする。がんの進行が早くなっていることに驚いている。

> 新たなシステムの構築（新たなケアの回転を作る）。主治医は、呼吸器を専門としている医師。鎮痛薬や腹部症状への対応は、緩和ケア医のほうが適任だろう。レントゲンを撮って、ガスの溜まり具合を確認したかったが、1 週間先の CT でも、まあ仕方がない。

　主治医に、緩和ケア医への依頼を提案、必要性について共有でき緩和ケア医への紹介となる。

患者さんと妻へ

CNS お腹の検査は来週に組みました。お腹の周りの症状については，当院の緩和ケア科にかかってもらおうと思いますが，そのような流れでもよいですか？

妻 この病院にも緩和ケア科があったんですね，痛みに対応してもらえるのであれば，うれしいね，お父さん。

（Gさんも頷いている）

> 鎮痛薬を1週間待つことは，さらに体力を低下させる可能性が高いので，鎮痛薬は開始したほうがよいだろう。このあと，他院の緩和ケアにつなげることを計画しているので，鎮痛薬は当院でも緩和ケア医が担当したほうが，このあとのつなぎがよくなるだろう。

　この後，緩和ケア医に状況を報告し，症状アセスメントをともに行い，オピオイドの導入と緩和ケアに慣れていただくための診察をすることとした。診察後，ご夫婦ともに笑顔となり，緩和ケア医より勧められたオピオイド鎮痛薬の使用を始めることとなる。また，妻の療養中のGさんのサポートの様子や，ドライブできる時間をもちたいこと，Gさんの苦痛が緩和されることが，妻のいちばんの望みであることなど話を聞くことができた。鎮痛薬の導入もスムーズに進み，近所の緩和ケア外来につながった。そして，Gさんは1か月後，その病院の緩和ケア病棟で，妻が付き添うなかで他界された。

COMMENT

CNS は本人の辛さを感知し望ましい方向に導く「触媒」

　事例はよくありそうな退院調整の際の出来事である。「妻ばかりが話をして本人の思いがみえてこない」という看護師たちの懸念を受けての関わりである。CNS の梅田さんはまず，大変正統的に正直に患者に向き合っている。まず，本人の話を聴こう。妻の話を耳にしながら，無表情な患者の様子を診て，本人の辛さを感知，本音を聴き取るために辛さを突き止めよう。そして辛さの原因とおぼしき，腹部を触る。

　まずは「身体的な辛さの理解がないとさらには進めない」と，CNS は患者・家族とともに医療者にも，医療の常道に戻るように方向をスイッチさせていった。

　身体症状を顕在化させた，あるいは辛さをフィードバックしたという，ごく当たり前の医療のレールに戻したのが今回の介入の概要なのだろう。分業・専門分化が進んでいる昨今，この当たり前のことがなかなかできない現場で，さらっと自然体で話しかけ，触り，意思の疎通を図り，望ましい方向に導く「酵素」，あるいは「補酵素」「触媒」の働きをしているのが CNS なのだと思う。あとで振り返っても，当たり前すぎて「触媒」は見えないことがある。このあたりの村上氏の分析は大変興味深い。詳細はそちらを読んでいただきたいが，この「触媒」の働きは，今後の高齢化・地域包括医療の流れのなかで大変重要になってくると，私は現実の地域医療の現場にいて切実に感じている。この事例は専門性の高い，大病院のものではあろうが，「酵素」「触媒」という当たり前の働きはここを超え，慢性期医療，地域包括ケア，在宅医療，さらには介護・福祉の場面で，看護職が（特に CNS などがリーダーとなって）担うであろうし，実際担っている。

　そして，医療・介護・福祉・生活支援に関わるさまざまな背景をもった職種のメンバーを柔らかく連携・協働へ導いていく。これから，数年先，遅くても 10 年先には CNS を先頭に，使命を自覚した看護職がより輝く立場に立つと信じている。それをめざしての CNS の研鑽を心から願っている。　　　（大生定義）

CNS へのインタビュー〜現象学的分析

見えなくなる看護とスイッチを作るナース

村上靖彦

§1. 看護の見えなさ

● 世間のなかでの看護の位置

　梅田さんはがん看護の専門看護師であり，専門看護師制度ができた初期の 2000 年に認定を受けて活躍している。しかし本人は「CNS ってみんな思って見てますけど，すごい看護のアイデンティティーを持った一人のナースだと，自分は思います」(5) と強調していた。がんではなく「看護」に対してこだわりがあることが語り全体からうかがえる。本稿自体もがん看護専門看護師としてではなく専門看護師全体に対してどのような役割が求められているのかという視点からの議論になる。全体としては実践現場における教育者としての専門看護師の役割に焦点が当てられた。

梅田　はい。なので私自身も CNS というよりは，『臨床現場や教育と実践が，もっとミックスされるといいな』ってイメージしたのが，多分，自分が大学行く前の現場の様子だったので。3 年の教育受けて現場にいたんですけど，臨床現場ってもう新しいことめじろ押しなんですよね。常に不安定ななかで，処置的なこともももちろんですけど，『患者さんの反応だとか，いろんなものが不安なまんま，実践するんだな』とか，先輩たちがいても，『先輩たちもやっぱりまだ不安定ななかで模索続けてるのが臨床現場だな』っていう印象だったんで。
　〔……〕現場に出てからも教育的に関わる人と，現場〔臨床実践〕をする人とっていう，なんかそういう役割がないと，『看護って世のなかに認識されないんじゃないかな』って思ったのが，看護師になって数年ぐらいのこと。まだ当時は，大学院，専門看護師とかのコースもなかったんですけど，『もうちょっと勉強したほうがいい』と思って。(1)

　この引用は挨拶をして IC レコーダーのスイッチを入れた瞬間の語りであるが，ここですでにインタビュー全体のライトモチーフが暗示されている。梅田さんの語りの一つの主題は，なぜアカデミックな教育を看護の現場に導入する必要があるのかということの考察であり，その担い手として専門看護師が位置づけられている。ここでは「現場に出てからも教育的に関わる人と，現場をする人」という区別が設けられている。
　なぜ現場に教育を導入する必要があるのかは，現場が「常に不安定」であることと関係する。梅田さんは『先輩たちもやっぱりまだ不安定ななかで模索し続けてるのが

臨床現場だな』とモノローグする（モノローグを追うと梅田さんの語りの骨格が分かる）。患者をめぐる状況の不安定さが，看護師の不安定さや不安と直結している。そして看護は「世のなかに認識されないんじゃないかな」という独り言が大きな意味を持ってくる。看護の「不安定さ」と看護が「認識されない」こととが結びついているようなのだ。看護が見えなくなり消えてしまうというのは梅田さんの語り全体を通してさまざまな場面で繰り返されたライトモチーフである。ともあれ独り言で『もうちょっと勉強したほうがいい』と次のステップを提示する。現場の不安定さ，看護実践の見えにくさが教育を要請する，これが梅田さんの語りの骨格だ。

　不安定さを克服する方法を考えるために梅田さんはさらに看護を学びたいと考えて学士編入をし，イギリス留学をして大学院で学び，専門看護師の認定を受けるのだが，まずは問題意識の根本にある「看護とは何か」，そして「なぜ看護が見えにくいのか」を議論したい。看護の重要性は見えなくなりやすく，専門看護師は看護を可視化することで存在を確かなものとする役割を負うというのが梅田さんの一貫した主張である。

● タイミングのコントローラーとしての看護

　看護が不安定であり看護の可視化が重要なのは看護が重要になる場面でこそ看護が見えなくなるからだ。梅田さんにとって看護とは何なのかを考える前に，看護が見えなくなっていくという問題意識を確認したい。語りがしばらく進んでからこのことは説明された。

　梅田さんは看護をはっきりと定義したわけではないのだが，例えばがんの治療が限界に近づき，何かを選択しないといけない場面でタイミングを見計らうことが重視されていた。このタイミングを見計らうという行為が見えにくいこともあり看護自体が見えにくくなる。

梅田　多くの人はとまどいの渦のなかなので，起こってることを理解するのもむずかしい。医師から言われていることが分からないから，そこをもう一回，一緒に客観的に何が起こってるのか振り返りとか，医療のなかで，「人としてあなたに権利がある」ということをきちんとお伝えし，「自分で選べるんだ」っていうことを自覚してもらうとか，そういうコンディションを整えるようなディスカッションをするだとか。

　私が看る人は，症状がある人がやっぱり多いんですよね。決めなきゃいけないときに，結構，痛みがあったりだとか，もうすでにけん怠感がひどくて憔悴してる人がいたりすると，じゃあ，意思を決めていく順番をどうしたらいいのか，「また症状マネジメントをしましょう」とかって，その状況を整えて。実際，薬を出したり。説明をするのは医師かもしれないんだけれども，どのタイミングで痛み止めを出すといいのかとか，どのタイミングでもう一回，次の方向性を患者に確認するのがいいのかっていうのは，多分，私たちがコントロールしてる気がするんですけど。(5)

　CASE 7 を念頭に置くと，この語りは分かりやすいであろう。CASE 7 はがん終末

期の男性の混乱が出発点となっていた。患者の側の混乱，そして医療の高度化がもたらす複雑な説明と選択肢，この二つが「とまどいの渦」を生む。

　看護が問われる場面は，患者が「とまどいの渦のなか」にあり，「医師から言われること」も理解できず，しんどい「症状がある」ときである。混乱した状況のなかで患者の意思決定をサポートするために看護師がいる。このとき看護師の役割は，前景に立つ意思決定の「方向性」を確認することと，背景となる「症状マネジメント」である。「決めなきゃいけないときに」混乱した状況を整えるタイミングの技術者として看護師が描かれている。タイミングは痛み止めを出すなど背景の状況を整えるタイミングでもあり，かつ説明して意思決定を促す行為にむけてのタイミングでもある。看護師は，行為の時間的な秩序を整えている。このようなタイミングについての実践が，看護の内実である。

● 患者には看護は見えない

　しかしタイミングが取れたときにも看護は見えなくなる。

村上　特に患者さんには。

梅田　見えてないと思う。役に立った<u>ときは</u>，看護師の仕事って不思議なんですけど，その人が決められ，うまい意思決定が<u>できると</u>，何もなかったかのようにいろんなことが決まっていくんですよね。なので，『あなたが頑張ったからよ』って，私たちも思う。だけど，いなくてぐちゃぐちゃになった<u>ときに</u>，『やっぱり自分たちがもうちょっとそばにいたらよかったな』って思うわけですよ。「あれ？」って，『どうしたら，安定したサービスとして世のなかに提供できるようになるんだろうな？』って。そこがね，ずっとテーマですね。(6)

　「〜たときは」「〜できると」というように，例となる場面を提示しながらその帰結として看護が消えることを示していく。このような語り方は梅田さんのインタビューでは看護が消えることを描く場面でのみ登場したものだ。

　潜在的には難しい場面でも，「うまい意思決定ができると，何もなかったかのようにいろんなことが決まっていく」。患者の混乱と症状の混乱をうまくコントロールできたら「何もなかったように」なる。つまりあたかも状況が自ずと解決したかのようにことがすすみ，それゆえ『あなたが頑張ったからよ』と患者が自ら主体化したかのように見える。本当は看護師が背景の状況と患者の決断を支えて初めてそれが可能になったのであるが，それは見えない。逆に看護師が「いなくてぐちゃぐちゃになった<u>ときに</u>，『やっぱり自分たちがもうちょっとそばにいたらよかったな』」と看護の不足として顕在化する。「とまどいの渦」という潜在的な混乱は，意思決定に失敗したときには「ぐちゃぐちゃ」な状況として顕在化する。失敗したときに事後的に看護の重要性が，患者ではなく看護師自身にとって明らかになる（患者にとってはいずれにしても看護師の役割は見えにくい）。<u>看護師がうまく働けないときには看護の失敗が目立つが，うまくいったときには看護は隠れる。</u>

　言い換えると，リスクはまずは潜在的なものであり，ナースはその潜在的なリスク

が現実化しないように先回りをする[1]。そのようなものであるがゆえにここでは「うまい」「タイミング」(5) を捕まえることが問われている。そしてタイミングを捉えることが，逆説的だが「安定したサービス」というシステムの課題として捉えられている。

　上の引用では患者の状態がよくなるときに看護が隠れたが，患者の状態が悪いときにも看護は隠れる。少し先の語りを引用する。

梅田　その人が一人で立っていくのに足りないところに，多分，入っていくんだと思う。最近，患者さんたちとの患者会に講演させてもらったりだったりとか，いろんな場で患者さんたちとやりとりすると，患者さんたちからいっぱい，ナースのフィードバックを受けたりはするんだけれども，ほぼ，見えてはないですよね。看護師さんのこと……。

村上　誰が何を。

梅田　患者さんから看護が見えない。だっていちばん困ったとき，それこそせん妄だったり，意識が「ふあー」となってるときに転ばないように支えてみたり，意思決定だと，いちばんてんぱっているときに間違った判断しないように，「今日，決めなくていいんじゃないか」だとか，「あなた，こういう間違ったところに意識がいってるけど，もう一回このこと考えたほうがいいんじゃないか」って，その，いちばん混乱してるときに働きかけるから。(8)

　患者が「いちばん混乱してる」「いちばんてんぱってる」という難しいタイミングで患者を支えたり，患者の間違った判断に「今日，決めなくていいんじゃないか」とブレーキをかけることが看護師の役割となっている。時間的にはタイミングを捉えること，空間的には一歩踏み込むことが看護師の役割なのだ。混乱しててんぱっているときには患者には看護師の姿は見えにくい。そしてうまくいったときには患者が自力で切り抜けたように見える。「転ばないように」「間違った判断しないように」は，つまり潜在的なリスクを先回りして，それが現実化しないようにすることである。前の引用ではリスクが現実化してしまって「ぐちゃぐちゃになった」場面に言及があった。つまりナースは目には見えない潜在性に働きかけている。それゆえ「〜しないように」と，そもそも見えないし，まだ存在していないものが実践の場であり，それが見えないままにとどまることが実践の成功なのだ。梅田さん自身は強調してはいないが，ここにジレンマのポイントがあるように思える。冒頭の引用での看護現場の「不安定さ」とか看護師の「不安」がはらんでいる背景の構造がここで明らかになっている。

　それゆえナース自身にも実践の意味は見えにくい。

梅田　だから私なんかも，自分が関わってて，結構，気持ちよく退院していかれると，たまたま気持ちよく退院できる人に自分が関わっていただけなのか，それと

---

[1] なぜ「可能性」ではなく「潜在性」であるのか。前もってどのような帰結になるのか，ナースは綿密に予期しようとするので，このケースもその意味では「可能性」であるが，予期を逃れる帰結，起こってみてはじめて分かる部分があるからだ。ここで予感されている失敗は，日常的な事例には当てはまらない何か新しいものであり，起こってみてはじめてリスクがあったことが分かるような性質をはらんでいる。

も，自分がずっとおかしくなりそうなところに，先手打って声をかけたり，逆に見えてないものを見せに行ったり，なんかそういうことをやったから，この結果なのかっていうのは，自分も分かってないところがあったりして。しかも「そこにどんな看護理論があるのか」って言われたら，「トータルケアですか」とか，なんかそんな，急にばくっと大きな話になってしまう。(8)

　この引用でも看護師は見えないものへと働きかけているがゆえに，看護の効果なのかどうか梅田さん自身も「分かっていない」。要求されるのは「先手打って声をかけたり」というタイミングを掴むことであるが，これがうまくいったとしても，先手を打って未然に防いだがゆえに，はたして看護のおかげで効果が出たのかどうかは梅田さんにも分からない。それゆえに実践を語る言葉も「ばくっと大きな話になって」しまう。タイミングを計る看護実践の理解と表現は共に難しい。

● 看護師の仕事が「消えちゃう」

　このようにそもそも看護は見えにくいので，そもそも看護師が働く場もが消されかねないと梅田さんは感じている。

梅田　多分，現場でたたき上げた経験がある人でも，それを次の一歩に持ってけないわけですよ。意思決定支援なんかも特に。今，この情報過多の時代で，医師の診療時間が短かったり，患者さんのコミュニケーション能力も落ちていたり，選ばないといけない治療が複雑だったりすると，多分 10 年前は，いらなかったはずの仕事がたくさん必要なはずなんだけど，そこを形にして，ちゃんと患者さんのサービスをよくしていくっていう，回転に乗せないと。一時的に仕事ができたとしても，そのメインになるナースがいなくなったら，その仕事は消えちゃうみたいな流れになるので，「それがナースの仕事だ」って落とすためには，しくみだとか，なんかその，落とし方っていうのをずっと考えている気はします。(7)

　新しいニーズを見つけて対応するというところで，叩き上げにはできない教育を受けている専門看護師固有の役割があると主張する。目に見えないリスクへの応答は「一時的にできたとしても」卓越したナースがいなくなったらすぐ「消えちゃう」。専門看護師の役割とは，看護を安定した恒久的なものにするためのものである。言語化することで「それがナースの仕事だ」という意義がはっきりする。このような看護の存在意義は，「次の一歩」を恒常化するために専門教育が必要であるということで表されている。

　この「次の一歩」についてはここでは治療方針などの「意思決定支援」と一言述べられているだけである。そして背景の状況として情報過多，診察時間の短さ，患者のコミュニケーション能力不足を挙げている。リスクを前もって汲み取って先回りすることが「次の一歩」である。これが叩き上げのベテランには難しく CNS の役割になると梅田さんは考えている。

　このように見えなくなりやすい看護を見えるようにする，ということが梅田さんの語りを貫く大きなテーマである。診察時間の短さ，患者のコミュニケーション能力不

足，治療の複雑さといった条件が重なるがゆえに，現代の高度な医療現場においては患者が決断することが難しくなる。このことは同時に看護師にとっては介入のタイミングの難しさでもある。タイミングそのものも見えないが，タイミングを生み出すのは目に見えないリスク（潜在性）である。潜在的なリスクが現実化へ向けて枝分かれする瞬間がタイミングであり，医療はそのときリスクが現実化しないように介入する。医療の高度化は，タイミングの技術を看護に要求している。そして看護が見えにくくなるのは，潜在性とタイミングという見えにくいものにこそ，その技術が必要とされるからだ。タイミングをつかむスキルもまた目に見えにくいので，優秀な看護師が一人いなくなると，そのスキルが他の人に見えていないため，そもそも「仕事は消えちゃう」というような不安定なものになる。

　梅田さんの語りは看護が消える現象と，それに対抗して看護を可視化する運動のせめぎ合いとして整理することができる。この可視化の運動は，「回転に乗せないと」「それがナースの仕事だって落とす」という運動として描かれる。特に「回転に乗せる」が恒常的なシステムの構築を，「落とす」という動詞が可視化を表現している。

§2.　看護のシステム作りとその可視化

● システム作り

　梅田さんは目に見えにくい「看護」を表現し可視化するためにがんの緩和ケアを選び，そしてイギリスに留学した。帰国すると，コンサルテーションチームを率い，病棟から上がってくる困難事例について助言していくという立場になる。専門看護師資格もその延長線上にある。病棟で専門看護師的な働き方をすでにしていたなかで，あとから資格を取っている。そのなかで梅田さんが強調するのは，ニーズに応えるシステムを作るという専門看護師の機能である。

梅田　でもそれ〔看護〕を看護師がコントロールしてるっていうか，コーディネーションをしてるっていうのを，どれぐらいの人が自覚してるか。「いないと困るから，いてほしい」っていうんだけど，じゃ，いるときに積極的に置いてくれるかっていうと，なかなか社会のシステムも病院のシステムも，やっぱ置いとくようにはなっていなくて，たまたまいてうまくやってくれたっていう域から，まだ脱してないような気がするんですよね。
　だからたまたまじゃなく，必然的にいるナースを，どうシステム的に整えて，いて損しない質の，質っていうか，意識を持った看護師を育てっていう辺りが，今の私のなかのテーマだったりはしますけど，見えてないですよね，多分ね。いないと困るけど。(6)

　看護を組み込んだシステムを作るためには，看護を言語化して他職種にも理解してもらわないといけない。たまたまうまくいった実践では看護師が役に立ったのかどうかが「見えてない」。それゆえシステムを整えて必然化しないといけない。システム作りと看護の見えなさがペアとなっている。看護が他職種に見えにくいのは，潜在し

ている個別の問題に応じるために，システム化と言語化が難しいからである。看護師自身には，問題は失敗したときにのみ見えるようになり，患者にとっては「とまどいの渦のなか」なので回復したら忘れてしまう。異なる理由にせよ，看護が必要になる場面は誰にとっても見えにくい。潜在しているリスクを現実化させないという「見えない」実践を可視化するのが，「たまたま」できたと思われる実践を「必然」にするシステムである。

梅田 自分の思っていたコンサルテーション，いろんな部署にあるニーズに，少ないコンサルタントが応えるっていう，そういうスタイルをやっていくための裏づけを大学院でもらったっていう感じなので。
　現場に落とすためには，どこのしくみを，どう変えて，誰に働きかけて，どんな結果見せてとかっていう思考は，全然，大学院行く前はしてなかった。大学院に行ったことで，もちろん知識もブラッシュアップされますけれども，組織との渡り合い方とか，その看護が看護たるゆえんを，どう現場と共有するのかっていう辺りは，大学院出たことで随分，思考して，役割を作ってこれたような気はしているので。(3)

　インタビューの冒頭で看護師たちの「不安」として語られていたことが，介入を必要とする「ニーズ」として明瞭にとらえられるようになっている。困難事例におけるニーズの明瞭化と介入の可能性に専門看護師の仕事があると梅田さんは主張する。
　不安定な「ニーズ」に対処するシステム作りが専門看護師としてまず主張されていることである。コンサルテーションはその具体的な働きかけである。不安が高まるような対応の難しい不測事において，梅田さんは「どこのしくみ，どう変えて，誰に働きかけて，どんな結果見せて」という具体的な組織作りによって応答している。「機能を作ってきた」「役割を作ってこれた」という「作る」ことを強調する。困難な事例，個別のニーズに対応しうるシステムを作ることで見えにくい看護を恒久的なものにするために，専門看護師になるために受けた教育が役に立っているという。「消える」運動へと対抗するのが「現場に落とす」運動である。新しくこのような機能を作り出すこと，これが冒頭で見えてくる「看護」の姿であるが，とはいえまだ「看護が看護たるゆえん」は，はっきりとはしていない。「消える」運動へと対抗するのが「現場に落とす」運動である。

● システムが消す看護
　梅田さんは 2000 年に緩和ケアチームを作り，2002 年にはそれが診療報酬の対象となる。つまり梅田さんのチームは国が推進するしくみの先駆けとなる事業となった。ところがいざ診療報酬の対象となってみると，別の意味で再び看護が消えてしまう。今度は梅田さんの考える看護からは遠ざかることになる。

梅田 私の[2]イメージでは，もうちょっと丁寧に，何ができるかとか本当，形を作っ

---

[2] この引用では「私」という一人称が目立つ。梅田さんが「私」という一人称を使うのは，看護が生きるシステムについて考察する場面であることが多い（そして他の多くの文では「私」にあたる主語が省略されている）。たとえば看護が消える場面を語るときには「私」は登場しない。

てお金がついたらよかったんですけど，気がついたら，もう世のなかがわーっと緩
和ケアチームのほうに動いていってしまったので，ちょっと乗っ取られた感は，私
のなかにはありますけどね。その看護師が……。

村上　制度に。

梅田　制度に。看護師が何するかって，本当，丁寧に作りたかったんですよね。だけ
ど，今だと医師と看護師と何とかっていう，いろんな人が団子になって働くなか
で，またそこで『看護が見せられないんじゃないの？』って思いは，私のなかには
あって。で，緩和ケアチーム，つまんなくなって辞めて，フリーの仕事にしたんで
す。

村上　ああ。

梅田　せっかく緩和ケアチームって，一つの看護が看護を見いだす，いいスタイルだ
と思ってやってきたのが，いろんな他の緩和の医師だとか，精神科の先生が，一緒
になると，なんかそこに，薄められたような印象。そこだとナースの力が見せられ
ない。『もうやっぱり一人で動こう』と思って，病院，辞めたんです。

　保険付く前は本当に自由だったんですけど，保険付くと，「緩和っていうテーマ
がくっついてない患者さんのところに行くな」ぐらいのことを言われるわけです，
保険取れなくなるから。保険をもらうために，決まった仕事をやらないと専従ナー
スっていう肩書になるので，私はやっぱり仕事見つけたり，新しいニーズ見つかっ
たら，それにどうシステム作るかとか，そこでナースがどんな力発揮するのかって
のが最大の楽しみと思って仕事してるのに，「緩和ケアチームのナースだから，外
来に口出すな」だとか，そういうことを，同僚たちは言わないですけど，お金の計
算する人たちが言うんですね。(4)

　梅田さんにとって大事なのは，ルーティンワークでは対処できない不測の「新しい
ニーズ」に対して「丁寧に」対応をすることとしての看護である。丁寧さのなかに個
別のニーズへの個別の対応というニュアンスが表現されている。もっというと潜在し
ている見えないリスクに応じることもこれに入るであろう。それゆえ保険が付くこと
で職務の領域と内容が固定されてしまうことは，見えないところに働きかける本来の
看護から遠ざかることなのである[3]。看護はまたもや消えてしまっている。「丁寧に作
りたい」のは，そのような細かいニーズに対応する「自由」であり，「新しいニーズ」
に対応できなければ「看護が見せられない」「ナースの力が見せられない」と考える
のだ。ここでは医療制度によって看護が消されていく。

　つまり梅田さんが求めるシステム作りは，あくまで制度の想定から外れるような
ニーズに対応する「自由」のためなのだ。見えにくいニーズを発見することがシステ
ム作りへと展開する。ニーズは今までのシステムでは対応できていないニッチなニー
ズなのだが，そこに対応できるような柔軟なシステムを作ることとして，梅田さんが
専門看護師活動そして「看護師が何するか」「一つの看護が看護を見いだす」ことを
捉えていることが分かる。自らが自由に活動できるための流動的なプラットフォーム
を作り出そうとする。それゆえ組織が要請する制度や規範と看護の理想とが相容れな

---

[3] 制度で予定された業務ではなく予期し得ない潜在性としてのニーズが問われているのだ。

いときに梅田さんは組織から離れるのだ。

● 教育のほうへ

梅田さんは一度病院をやめて会社を作り，さまざまな病院の緩和ケアチームをコンサルテーションする。緩和ケアチームで「何していいのか分からない」看護師たちに向けての研修を会社で請け負っている。その説明に続いて次のように語った。

梅田　でも，看護を可視化するとか表現するとか，絶対，そこにナースがいたほうがいいんだけど，そこの「いる」っていう意味も普遍化しようとしたり，他の人に自分たちが感じてるように人に伝えたりするっていうのを，『どうしたらできるかな』ってのを，今もずっと考えながらやっています。(4-5)

ここで専門看護師のもう一つ重要な場面である教育がクローズアップされている。新たなニーズに対応できるシステム作りは，同時に看護実践の言語化を要求する。つまり「看護を可視化するとか表現する」ことを「人に伝えたりする」ことはシステム作りだけでなく教育という形で実現すべきものなのである。というのはニーズを捉える力は，制度だけでなく個人の能力の向上に関わるからだ。

§3. 責任を取るナースを育てる

● 責任を取るナース

ここまでの議論にはあるジレンマがあり，それが梅田さんの語りを錯綜したものにしている。看護は見えにくい。それゆえシステム作りをして可視化する必要がある。しかし看護が見えにくいのは医療のシステムから外れた個別のニーズにおいて看護が成立するからである。このジレンマを解くためにどうしたらよいのかという問いを梅田さんが明確に立てたわけではないが，「看護とは何なのか？」と梅田さんが問いかけるときにはこのジレンマが問題になっているように思える。

梅田さんが見いだすもう一つの答えは，患者に「踏み込む」ことである。患者の「そばにいる」ことが看護師の可視化につながる。「システムに落とす」のとは異なるもう一つの解答が患者に「踏み込む」という運動である。そして踏み込む看護師を育てるという点で現場における教育がクローズアップされるのだ。

梅田　今のところ，私は，次の自分の一歩と思ってるのは，ナースとしての責任の取り方なのかなと思ってるんです。責任の取り方。なので，責任感じて仕事をするっていうのを，今，結構，若い人に働きかけることにしてるんです。この人の見方，自分，合ってるか間違ってるか分からないけど，合ってるって自己信頼がないと，患者さんにうまく突っ込めないわけなので，自分が感じたり考えたことが，自分でちゃんと責任を取っていいんだっていう，そういう場面をたくさん提供することとか，責任を取って行動したことを褒めることみたいなことを，CNS の学生の教育してるなかで，そういうふうに返しては，今，見てるんですけどね。

村上　その責任の取り方っていうのは，その，もう少しお願いします。

梅田　患者さんに自分たちが影響を及ぼすわけです。だから影響を及ぼすことについて，自分で自分に責任取ると思って行動するのか，昔から「看護師はこういうふうに行動するべき」って言われていて，なんかパターンでやってることなのかによって，そのリアクションを受けたときの自分の吸収の仕方が違う気がするんですよね。
　　　もう一歩患者さんの近いところで，私たち仕事したほうがいいと思っているので，例えば，自分が介入して言い過ぎると患者さんが怒ったりする。でも，怒ったら，これは自分の何がいけなかったのかとか，でも，それは患者さんに響いたってことなので，喜ばれても怒られても，響かないとそんなことは起こらない。ほとんどの看護師は響かないように仕事するんですよ。

村上　ああ，そうか。傷ついちゃう。

梅田　なので，怒ってもいいから，響くように一歩踏み込むっていうところで，その，自分の個性を出すっていうんですかね。そういう看護にしたらどうかなって最近は思っています。患者さんは変わらない，でこぼこも変わらない，変化する医療も変わらない。ただ，看護師の在り方が，そういうでこぼこした人に向き合うには，ステレオタイプの看護じゃ，もう間に合わないとなったら，その看護のステレオタイプじゃない看護師の姿っていうのを，若い人たちに創造してもらわなきゃいけない。そこを変える，それが変わると同じ現象に向き合ってても，何か違うかもしれない。(10)

　梅田さんは，実践の「責任を取る」ことを看護師の目指すところとするのだが，ここでは順序が逆に説明されているので分かりにくい。引用の最後にある「響くように〔患者さんに〕一歩踏み込む」ことが出発点となる大事なことである。たとえ怒られたとしても相手に響いたときには看護師個人の人格で踏み込んでいるから「自分の個性」を出すことになる（この部分では何度も「自分」と強調される）。そして踏み込むためには，自分の実践が「合ってるか間違ってるか分からないけど」信じるという自己への信頼が必要である。このような実践が「責任を取る」ことであり，梅田さんの役割はそのような踏み込みができるようにスタッフを促し「ほめる」ことである。

　実践の「責任を取る」とは，マニュアル化された業務から離れて自分自身の「見方」を信頼して，「でこぼこ」した患者の「近いとこ」へと「踏み込む」ことである。このとき「影響を及ぼし」「響く」ことに責任を取ることになる。言われた仕事をこなしているときには結果については意識しなくてもよい。どんな患者どんな状況に対してもルーティンワークとしてこなすことができるのであろう。これに対し，患者に影響を及ぼすことを基準にするときには，実践の結果を軸にして看護を考えることになり行動のモードが変わるであろう。「同じ現象に向き合ってても，何か違うかもしれない」。このとき「ステレオタイプじゃない看護師の姿」として看護師自身が「自分」として個体化・個性化してゆく。それゆえ§1，§2では看護行為の見えなさが問われたが，ここでは看護師個人が患者へと響いて患者にとって見えるようにすることで，看護実践が埋もれることに対抗しようとする。行為主体の可視化によって，行為そのものを可視化しようとするのである。§1，§2ではニーズに応じるタイミングという時間が表にたったが，ここでは「一歩踏み込む」という空間的な運動から

同じことが語られている。

　見えなくなりがちな看護実践の可視化は，個々の患者へと響くことによって克服される。この場面ではシステムとしての看護の可視化が，一人ひとりの個別化と個々の場面の個別化に由来するという面白さがある。システムの一般性とニーズの個別性の対立が「責任を取る」という個人の構えの普遍化によって調和されるのだ。

梅田　「みんなと一緒じゃない看護師じゃないと答えられない世界があるよ」って，なんかちょっと，そこをすごくコントラストをつけて，発言しているような気もします。できないですよ，結構，今。

村上　でも何となく，だから能力と経験がないとできなさそうですよね。

梅田　個性ですね。看護師の個性とか。だからパターンで導けない部分を，多分，作っていったり発見するところに，いわゆるアドバンスド，高度実践看護っていうのを『位置づけたいな』と，私は思っている。それを，特定行為に落とそうとか何とかしようと思うと，それは普遍化できる実践の固まりがないと普遍化できないですけど，細かな実践は多分，看護師の能力として落とした場合に，自分の行為や行動や言動が，自分が人に何を及ぼしてるのかを，より自覚をして責任を持ってるナースっていうふうに置いておくと，なんか看護が発展していくような気がする。そんなこと考えてたかな，でもそう，そうなんです。(11)

　ここで患者の個別性と，看護師の個別化は釣り合うことになる。しかし両者はロジカルには連続する必然性はないであろう。患者の個別性に応じるために看護師自身が個別化するとすると，「高度な」看護実践とは，個別性が二乗された単独的なものになるのであろう。

　個性を追求する実践を普遍化するというのは矛盾した課題である。それを調和するのは，第一に「普遍化できる実践の固まり」をシステムとして整備しつつ「確かな実践」で個人の能力を保証するという調和である。第二には，個別の実践に責任を持つときに，そのつどの個別実践そのものを普遍化するのではなく，実践する人の力を普遍化するということになるのだろう。梅田さんはそれを「看護師の能力として落とした場合」と呼んでいる。今回はシステムに「落とす」のではなく，ナース個人の能力に「落とす」のである（いずれにしても「見えにくい」ものを「落とす」運動が可視化することなのだ）。責任を取り「自分が人に何を及ぼしてるのかを」という自分の実践の帰結・効果の水準から思考することを基準とすることだ。看護を普遍化する力と，個別化とがこうして釣り合う。現場に突っ込んで，響いて，責任を取る行為の水準とは別に，表現できる発言できる看護師，という能力がある。個別実践の自覚・言語化・責任が普遍へとつながるかのようである。

● 病院の備品になるナース

　このときもう一つの見えなさが登場し，新たな対比が導入される。責任を取るナースに対比されるのは，病院の備品になるナースである。

梅田　でも責任は看護界で持つんじゃなくて，対峙した患者さんとのあいだに自分で

持っていいんだって思って向き合うって，実はそう思ってるはずなんだけど，何となく急に，自分，名乗らないで「看護師です」って名乗る看護師が圧倒的に多いんですよ[4]。

村上　ああ，そうですかね。そっか。

梅田　『備品になってる，病院の！』って，私，思うときがあるんです，人間なのに。「備品じゃないよね」って，お互い思えるといいかなとか。でも，そんなことを新人研修で言ったらみんな，大変なことになりますね。まずは備品になって，こう言ったらこう言って，同じ反応が返ってくるナースじゃないと，この集団では仕事ができないのかもしれない。でも実際，がんとか，複雑なケースとか，もっと看護を必要とされてる人たちのそばにいる看護師は，備品ではもう答えられない。みんな分かってるんですけどね。そこを作っていくのが専門看護師であってほしいなと思っています。(12)

　　自分で責任を取る看護師の対義語が備品となるナースだ。真の看護とは，医師の指示に従ってルーティンワークをこなす病院の「備品」ではなく，「医療だけじゃなく」「想定外のこと」が起きたときにそれに応答する創造性をもつことである。真の看護実践が見えなくなるだけでなく，真の看護実践に踏み込めない看護師も現場から隠れようとする。つまり看護の見えなさは何重にも規定されているのだ。専門看護師の機能とは，スタッフナースが個別化し自らが与えるインパクトに対して責任をとれるシステムを作り出すことで看護の可視性を保証することだということになる。

● スイッチを入れてもらうナースとスイッチを作るナース

　　梅田さんはさまざまな対比を使って看護師の輪郭を明らかにしようとするが，ここでインタビュー冒頭で話題になった「教育的に関わる人」と「現場をする人」との対比が再度登場する。専門看護師は，備品になって見えなくなってしまう人を生かすためのしくみでもある。

梅田　あと，看取ったあとも，ご家族なんかの心のケアなんて，病院にいればもう，やりようがない，行きようがない。けど，ほっとけない何かが備わってるんですね，われわれに。だから，亡くなったあとのご家族の顔，見に行きたくなるんですよね。基本的な看護とかシステムがあれば行ける人もいるけれど，私なんか，この病院で働いてて，システムは持ってないけど，行ったほうがいいと思えば，行ったり呼んだりするわけですよ。

　　その部分が，何となく今，不自由になっている看護師さんたちはたくさんいる。そこを備えたいと思ったり，スイッチが入らないと動かない人と，そのスイッチ作れる人とっていうのの役の違いに，専門家の人は一般看護師〔と〕の差を，もしかしたら付けていってもいいのかもしれないなと思ったりはしますけどね。

　　案外，ベテランナースのほうがたくさんスイッチ作れたりすることもあるからね。地域に行くと，「いや，それは近所の人の配慮で足りるんだよ」って言われれ

---

[4] 今はマニュアルで名前を名乗ることになっている病院が多いという。マニュアルに従うだけであれば名乗っても備品であろう。

ば，『ああ，そうかな』と思うときもありますけれども，でも，多分，看護を勉強
した人，看護の何か，思考の仕方，人の見方とか，「人を助けたいな」っていうス
イッチよりは，「この人に何かが不足しているな」とか，「この人，今，心地よくな
いよ」とか，なんかそんなこと〔＝ニーズ〕を，私たち看護師は多分，キャッチす
る力がすごくあるんだと思うんですよね。それを行動できる人は，だからこうやっ
て，どんどんどんどん行動していくんだけど，行動できない人はどんどんどんどん
見えなくなっていかないと自分が不安だから，見えなくなるような。(13)

「スイッチが入らないと動かない人」は必ずしも「備品」ではないであろう（梅田
さん自身はあまり区別していない）。「備品」は新しいニーズに応じて動けない人のこ
とだ。しかしスイッチを入れてもらえれば動ける人は指示さえあれば新しいニーズに
も対応できる人である。つまり梅田さんは CNS がシステムを作ることによって，ど
んな看護師でも個別の新しい場面に対応できることを願っているのだ。スイッチを作
る人としての専門看護師は，責任を取る人としての看護師を産出する役割を担ってい
る。個々のニーズに応じるタイミングという時間性と一歩踏み込む運動という空間性
が描かれ，そしてそれを可能にするスイッチというシステムの水準が整理された。
　ニーズを「キャッチ」し，「一歩踏み込む」。そしてこの踏み込みに必要なスイッチ
を作る。これが§2のシステム作りの内実であろう。「『この人，今，心地よくない
よ』とか〔……〕キャッチする力」は，踏み込む運動であり，潜在的なリスクを
キャッチする力でもある。つまりここで§2での潜在的なリスクに関わる見えない看
護と，今議論した踏み込む看護とが結び合わせられるのである。

§4.　看護とは何か

● 現場に戻っていく

　システム作りから，看護の言語化と普遍化，そして責任を取るナース，教育的な
ナースを育成することへと話題は移ることで専門看護師の輪郭がはっきりとしてき
た。高度専門教育はしかし最後に日々のルーティンの業務を再発見することになる。
　タイミングを計り一歩踏み込むことは患者の個別のニーズを掴むことなのだが，そ
れは例外的な場面だけではなく日常の実践において起きる。ところがその場面でまた
新たな仕方で看護が消されていく。

梅田　だからたくさん，患者さんの目の前の仕事をしたらいいのにって思いますけ
ど，現場はもうどんどんどんどん，シーツ交換は他の人，給食配るのもこの人っ
て，どんどんどんどん他の人が入ってきてて，本当に私たち，仕事なくなるんじゃ
ないかって思いますね。そういう，業務的なものをね，嫌うんですよね。確かに単
純作業かもしれないんだけど，そこで患者さんのベッドサイドが見えてきたり，患
者さんがどういう生活してるのかっていうのが垣間見られる。そこを気持ちよくし
つらえるっていうことは，よっぽどこの人の好み，知らないとしつらえられないわ
けですね，布団の周りって。

そんなことをどんどんどんどん手放さざるを得ない現場がある。だからなおさら，もっと能力持たないと看護って自覚されないことになるんだけど，なんか，それがちょっと，現場が今，口惜しい感じですね。食事介助は，ヘルパーさんにさせるとか言ってますけど，食事介助ほどすごい看護はない。元気で，自分で食べれる人はいいでしょうけど，食べれない人に食事食べてもらうなんて，すごい看護だと私は思うんだけど，みんな，それ，軽んじてしまっているようなシステムがある。

そのね。足りない部分に気づくとか，何ができるかを分かるとか，圧倒的に看護の自覚だと思いますけどね。自意識過剰なナースを育てるっていうんですか，なんかそんな感じで思っていて。(17)

専門看護師はシステム作りをするとしても，そのとき現場の看護師はより現場に戻っていくことが求められる。ここで看護師は他職種と対比されライバル関係に置かれる。ヘルパーなど他職種に侵食されることで看護が発揮できる場が消えていく。患者の目の「前の」業務，ルーティンの業務のなかにこそ，新しく作ったシステムが求めている「この人の好み，知らないと」個別のニーズに応答する看護が不可能になる。「足りない部分に気づくとか，何ができるかを分かる」ことが看護である。今までは高度な医療における看護師の役割が強調されてきたが，そのような場合でもニーズは実は日常の業務のなかに隠れているのだろう。ところが現状では「〔業務を〕軽んじてしまっているようなシステム」そして「業務的なものをね，嫌う」看護師がいて，現場から遠ざかろうとしているというのだ。

● そばにいること

こうして梅田さんは看護師と医師を対比し，看護の役割を医師からも独立させて単独化しようとする。そして最終的に「そばにいること」を看護師の役割として取り出すことになる。医療が高度化するなかで生まれる難しい業務，困難な事例への対処，看護師の教育，これらのことが患者のそばにいるというシンプルな行動へと収まっていく。そういえば先ほどの引用でもスイッチが可能にするのは患者のそばにいることだった。

梅田 家にすら居場所もない人も，実はいたりしていて，そこには医療だけでは答えられない部分もある。医学に限定されない看護があるんじゃないか。地域だとか，被災地なんかの看護がまさにそれで，医師がそばにいなくても，看護独自でできることがいっぱいあるはずなんですよね。

村上 「例えば？」って伺ってもいいですか。例えば，看護にしかできないこと。その被災地であったり，家に帰れない人，病院で家帰れないとか。

梅田 それはそばにいることだったり，独りじゃないって意識させるようなコミュニケーション力だと思います。コミュニケーション力なのか，本当にそばにいるからね。

村上 ああまあ，そうですけど。

梅田 そう。そばにいる。でも備品のナースは実はそれはできないんですよね，備品だから。そばにいるってなるときには，そこにいる人に寄り添ったり，その人の

持ってる，出すオーラに寄り添う力がないと，寄り添わせてもらえないんですね。いくらこっちが寄り添いたくっても。

　家で死んでいく場面なんかもそう。家でほっといても独りで死ねます。だけど，やっぱり不安になったり怖くなったりするので，それに対して医師は薬を出します。だけどその不安って薬で取る不安じゃなくて，もう生まれてきたときと同じに，死んでいくときの不安があるわけ。だとしたら，人をそばに置くように配置をするとかっていう，〔……〕その人にとって足りないものの見繕い方が，今，だんだん医学じゃないところに行っているのかもしれないなって。

　医学に限定されないところで，その人に足りないものをくっつけてくるとか，コミュニティーの人たちなんかだと，やっぱ地域のつながりを作るだとか，〔がん〕サロンみたいなところを作るだとか，なんか，ああいうところで補おうとし始めている，今，看護の行動っていうのが，結構，見えてきているんで，それが多分，病院での看護も地域の看護も関係なくやっぱり，ベースで私たちがやってることって，あるはずなんですよね。(12-13)

　「今，看護の行動っていうのが，結構，見えてきている」。つまり看護の定義がはっきりしてきているのだが，この引用には二つが提示されている。一つは「看護師その人の持ってる，出すオーラに寄り添う力がないと，寄り添わせてもらえない」というときの看護師が個人として患者「その人」に寄り添う力である。「独りじゃない」あるいは「本当にそばにいる」ことを意識してもらう力である。

　もう一つは，「医学に限定されないところで，その人に足りないものをくっつけてくる」こと，つまり「その人」のニーズを汲み取ることだ。看護師がこのように個別化するとき，患者もまた「患者さんじゃない，その人」と，患者から「その人」へと変化する。

　そしてこのとき看護師と患者は，病院の外に出る。梅田さんは主に病院で看護を実践してきており病棟での看護について語ってきたのだが，こうして描かれた看護が行き着く先は震災での支援活動やがんサロン，在宅での看取りといった病院外の場面である。梅田さん自身が自覚的に論じたのかどうかは分からないが，梅田さんが病院勤務にこだわるからこそ，この地域へ向けての流れには必然性が感じられる。梅田さんは病棟において消されがちな看護を擁護しようとするが，病院の外においては看護師が個性を発揮し，患者が持つ個別のニーズを汲み取ってそばにいる。それゆえに看護の意味づけが明瞭になるのであろう。

　死ぬ間際，最期に必要になることは，もはや医療的な処置ではなくなる。その必要に対して応じることができる人として看護師を配置する。つまり医療のシステム作りのなかに医療をはみ出るものを汲み取る可能性を組み込んでいこうとする。「その人」としての患者へと関わるためには，看護師はより「近づかないと」いけない。

梅田　新人のときに「仕事空いたら，体拭くね」って言っている間に，急変して亡くなっちゃった患者さんとかね。「一期一会だよ」っていうことは，1ケース1ケースに教えてもらったような気がします。あとは，てこずった患者さんだらけ。てこずることを苦にしなくなったのかもしれない。

でも何よりもやっちゃいけないのは，やっぱりそばに座れなくなるっていうのはいけないことだと思っていて，そばにいますよね。むげに怒鳴られることもないしね。(19)

「その人に足りないもの」というニーズを掴み，「一期一会」というタイミングを掴み，「そばにいます」という踏み込む実践を実現すること，梅田さんが「見えにくい看護」と呼んだものはこの3つにまとめられそうだ。そして専門看護師とはこれらを可能にするしくみをシステムとして作り，可視化する人たちなのであろう。おそらく本書に登場する9人の看護師は，それぞれの仕方でこの可視化を担っている。

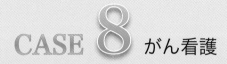

CASE 8 がん看護

事例：患者が自分らしさを取り戻すプロセスに
　　　寄り添うこと　　　　　　　　　　　　　　　　本間織重

現象学的分析：「意思決定を支援する」って簡単に
　　　使えない言葉だな　　　　　　　　　　　　　村上靖彦

がん看護　専門看護師のコンピテンシー

CASE 8　患者が自分らしさを取り戻すプロセスに寄り添うこと

本間織重

> **がん患者の希望を確定し，かなえるためのがん看護CNSの関わり**

　がん看護CNSは，担当医から依頼を受け大学病院の「がん看護外来」で患者H（60代，女性，子宮体がん）と関わった。

　Hは両親や弟とのサポートを断ち一人暮らしであったが，体調の悪化は，Hが一人で暮らしてはいけないことを突きつけていた。がん看護CNSは，Hの残された時間を予測し，Hの最期に向けた希望を引き出していこうと考えた。

　がん看護CNSに促されて，Hは両親との関係性を修復し，母親との"お試し生活"を開始し，弟は姉に"好きなことをする時間がたくさんできたと思えばええやん"とサポートを保証した。Hは全身状態が悪化したが，「何をおいても，お母さんのそばに帰りたい」と，自らの意思を表明し実行した。

　がん看護CNSは，Hとの関わりのゴールを明確に意図しながら，用意周到にこのプロセスに関わり，Hの意思を引き出したのである。　　　　　　　　　（井部俊子）

事例

　Hさん　60代　女性　子宮体がん（ステージⅢc）
　生　活：独身で一人暮らし。職業はデザイナー。キーパーソンは3歳離れた弟で，関西在住。80歳前後の両親は，弟の住まいから程近いところに住んでいる。

　A病院にて，子宮全摘＋骨盤内リンパ節生検にて子宮体がんステージⅢcと診断。術後，抗がん剤治療（AP療法：ドキソルビシン＋シスプラチン3W）を6クール施行した。しかし，3か月後に，腫瘍による尿管圧迫のため右水腎症（ステント留置）を発症し，子宮体がんの再発と診断された。B病院で看護師をしていた友人の強い勧めによりB病院を受診し，再び，抗がん剤治療（TC療法：PTX＋CBDCA 3W）が開始された。

　1回目のTC療法から6日後，体調不良にて緊急受診した。「精神的に不安定な様子があるので，みてほしい」という担当医からがん看護外来に依頼があり，私が初回介入を行った。B病院のがん看護外来は，3週間ごとに行われている。Hさんの付き添いは職場の同僚や友人などが交代で来院し，特定の友人はいない

様子。

1回目のがん看護外来

　　これまでの経過からみて，Hさんの子宮体がんは抗がん剤では抑えきれておらず，TC療法の効果もあまり期待できない状況。その場合は予後が限られるため，今後どこでどのように療養していくかについても整理する必要がある。転院してきたばかりで医師との関係性もまだ確立できていないため，まずは信頼関係の構築と，痛みと不眠の症状緩和を中心に行いながら，Hさんの人となりを知ることにした。

2回目のがん看護外来

　　Hさんはデザイナーの仕事の傍ら，友人らとともに趣味の個展を開くなどしてきた。本人は，自分が行ってきたことや，今の仕事にほこりをもっているようだった。

　　さらに，次のようなことを語った。「子どもの頃，母親に『あんたなんか産まなければよかった』と何度も言われた。父親は父親で，『お母さんはああいう性格だから，お前たちが我慢しろ』と。高校卒業を機に家を出て，実家にはあまり帰っていない。2年ほど前，ちょっとしたきっかけから実家で暮らそうかと思って帰ってみたが，やはり母親との関係は変わらなかった。それでまた家を出た」。Hさんは，子どもの頃の出来事や成育環境が，今も心に傷を残しているようであった。

3回目のがん看護外来

　　Hさんは弟とともに受診。弟は「最期は自分がみてもいい」と話し，姉の療養に対する決心を示すなど，兄弟関係は比較的良好であった。Hさんも，弟を頼りにしていると語った。

4回目のがん看護外来

　　抗がん剤投与後に倦怠感や食欲不振が出現し，回復しないまま次の治療を迎える状況となった。抗がん剤治療も限界が近い。Hさんの人となりはおおむね把握できたので，あとはHさんらしく生きてもらうため，今後を考えるきっかけをつくる"タイミング"を探すこととした。

5回目のがん看護外来

　　Hさんは関西から上京した両親とともに受診した。対応した看護師によると，ご両親は今日にでもHさんを連れて帰りたい様子だったが，Hさんは首を縦に振らず，両親は，失意のなかで帰ったとのこと。この日は，倦怠感や食事摂取不良による全身状態悪化のため，抗がん剤治療は中止となった。

Hさんへの関わり場面A ──身体的な"困りどき"が"介入どき"

　　5回目のがん看護外来から4日後，Hさんは脱水症状で緊急入院となり，私（CNS）は当日病室に伺った。

　　個室の扉を開けると，ベッドに横になっていたHさんが私を見て，安心したような笑顔をみせる。

> もう抗がん剤は限界だろう……。Hさんはこれまで，全身状態が悪くなったときのことを考えないようにしてきたはず。今が，今後について一緒に考えられるタイミングかもしれない。

CNS　Hさん，大変でしたね……。

Hさん　（顔のそばまで近づかないと聞こえないくらいに小さな声で）入院しちゃったの。週末は水も飲めなくて，ほんとに辛かった。

　　経過を伺うと，現状を誰にも話していないことが分かった。

> Hさんは毎回異なる友達と一緒に来診していたし，送迎を担当した男性はそれほど親しい間柄ではなさそう。調子が悪くなった週末に誰にも助けを呼べなかったことなどを考えると，やはりHさんを支えていくのは，友人や同僚ではないだろう。信頼できる家族と一緒に暮らしたほうがよいのではないか，そのことを少し考えてみてもらおう。

CNS　先日，ご両親が関西からいらしたみたいですね。心配しておられたのではないですか？

Hさん　そうなんですよ。外来前日に急に上京してきて，三人でホテルに泊まって。泣きながらいろいろ話しました。

CNS　ご両親にはご自分で連絡を？

Hさん　違うんですよ。弟から聞いたみたいで。これまで病気になっても何もしてくれなかったのに，今回は急に来て……。びっくりですよ。

> "何もしてくれなかった"は，"何かしてほしかった"の裏返しかもしれない。今回の入院から，今後のことをイメージできるようにしてみよう。

CNS　今回はやはり大変だったですよね？　一人で買い物にも行けず，飲まず食わずで。

　　Hさんはうなずき，私を見つめたまま2〜3秒の沈黙が流れる。

> 私に，何か言ってほしそうだな。

CNS　今の治療が続く限り，体調の悪さも続くと思います。一人でとても不安だったと思いますが，でも入院すると医師も看護師もいて，かなり安心ではないですか？

　　Hさんが，「そうなんです」と言いたげに苦笑いを浮かべる。

> よし，ここでHさん自身がどうしたいかを確認してみよう。

CNS　今後どんなふうに過ごしたいとか，考えていることはありますか？
Hさん　……。私は，どうしたらいいか分からないんです。どうしたらいいと思いますか？
CNS　私は，Hさんとこれまでお話しして，両親とのご関係や思い，弟さんに迷惑をかけたくないお気持ちなどをいろいろ知っています。本当にそうなのだろうと思います。でも私は，最後に頼れるのはやっぱり家族しかいないと思う。もし抵抗があるなら，弟さんを中心にして時々ご両親が会いに来るくらいの距離感を保って療養するのもありかなと，私は思います。
　Hさんはうなずき，私を見つめたまま目をそらさない。しかし，何も答えない。10秒ほどの沈黙。
CNS　……。今すぐに決めなくていいですよ。でも，ゆっくり一緒に考えていきましょう。
Hさん　（笑顔で）うん，分かりました。いろいろありがとう。

今日はこのあたりで止めておこう。でも病状の悪化が危惧されるし，近いうちに，ある程度方向性を定めたいな。

　その後，Hさんは大部屋に移動し，食事も摂取可能となりADLも自立した。しかし，自らの今後について触れることはなかった。退院前日，父親が急に訪れて，母親が託した手紙を受け取ったことを筆者に伝えた。手紙の内容については話されなかった。

Hさんへの関わり場面B ──本来の力を取り戻す

　退院後の初回の外来で，抗がん剤治療からホルモン剤治療に変更された。しかし，2週間程度内服した後の定期外来受診時に，内服による血栓症が出現して緊急入院となり，病室を訪れた。
CNS　びっくりでしたね。でもたまたま血液検査で分かってよかったですね。
Hさん　そうですよね，本当に。よかったです。
　すると，Hさんがすぐさま別の話題を切り出そうとする。
Hさん　今，話して大丈夫ですか？
CNS　はい，どうぞ。
Hさん　実は今，母と"お試し生活"をしているんです。一緒に暮らせるかどうか。
CNS　えっ！　そうなんですね。
Hさん　今回，ホルモン剤の治療も難しいと先生から言われて，"え〜，私どうなるん？"と思ってたら，弟から言われました。「好きなことをする時間がたくさんできたと思えばええやん。おれも正直，病院に来るのに何回も新幹線代を払うなら，姉ちゃんの治療費とか，姉ちゃんの楽しいことに使ってもらいたい」って。「親のそばにいるなら，おれも安心や」とも言われました。私も，それもそうやな〜って思って。
CNS　お母さんと，やっていけそうですか？
Hさん　やっぱり昔のままのところもあるけど，もうしゃあないなって割り切ろ

うと。でもそうしたら，自分でもびっくりしたんですけど，今までとは違う関係ができていて。料理を教えてもらったり，家事のこと聞いたり。

CNS　すてきですね。

Hさん　前回の入院（場面A）ですごく感じたんです。もう，一人で暮らしたくないなって。やっぱり，誰かがそばにいることは本当にありがたいと思います。お母さんがいて，おいしい料理をつくってくれて。いろいろ文句言いながらですけど（笑）。

CNS　本当によかったですね。私も安心しました。

Hさん　だから，近いうちに関西に帰ります。

　　Hさんが関西で在宅医療を受ける体制を整えた頃，「いつ頃関西に帰ろうと思ったのですか？」と尋ねると，場面Aで，私と話をした後だと教えてくれた。

　　その後Hさんは血性腹水が著明となり，全身状態が悪化したため，関西に帰る体力も危ぶまれた。しかしHさんはご両親を前に，「何をおいても，お母さんのそばに帰りたい」と，自らの意思と希望をしっかり語られた。そして無事帰宅されて3週間後，ご両親に看取られて永眠された。

　　Hさんは，自分の仕事や趣味などの面では積極的に生き，人生を謳歌してきた。一方，がん患者としてのHさんは，人の勧めで病院を受診し，治療方針にも「何となく」従ったまま時の経過に任せているようで，主体的な様子がみられなかった。そこに，Hさんという人の大きなギャップがあった。

　　Hさんの本来の力を取り戻すため，私はHさん自身が，"自分はどうしたいのか"という希望を考えられるためのきっかけづくりをしようと関わった。がん特有の予後や症状を予測し，残された時間を推し量りつつ，自分らしさを取り戻していくにはどうすればよいのか。Hさんを通じて，そうした一つひとつのプロセスに寄り添っていくことの大切さを実感した。

COMMENT

"自分はどうしたい" を導くきっかけ作り

村上先生は，がん看護 CNS の実践の構造とねらいを今回，実に見事に明確に解説してくださっている。がんの療養にあたってはその疾患の性格上，本人の納得，自分らしさが最優先事項となる。

本間 CNS はその実践を，「患者自身が，"自分はどうしたいのか" という希望を考えられるためのきっかけづくりをしようと関わった」「がん特有の予後や症状を予測し，残された時間を推し量りつつ，自分らしさを取り戻していくにはどうすればよいのか。H さんを通じて，そうした一つひとつのプロセスに寄り添っていくことの大切さを実感した」とまとめている。

村上先生は，「看護は，治療が行われているその場所で必要とされる，治療を補完する不可欠な実践である」と述べているが，まさしく，私も病院機能の大半を担っているのは，医師ではなく看護師であるといつも思っている。医師からの情報提供が与えられていても，患者が主体的に理解して判断することは一般的には難しく，患者がある程度，主体的になるには個々の患者にあわせて，その理解・判断・納得・安心などのプロセスに立ち会い，サポートし続ける人が必要である。本当に，治療が機能するためには医療技術とは異なる対人援助のしくみが必要なのだと痛感する。このしくみには，空間的な拡がり（患者のニーズに沿った適切なメンバーのネットワーク）と時間的拡がり（始める，止まる，進めるなど判断のタイミングなどとその準備）があると，今回の分析でも明確になった。

さらに分析が進んで，CNS が実践している寄り添いも密着した「付き添い」ではなく，必要に応じた「付き合い」であることや，自律的な意思決定とはいっても，看護師の介入も大きな役割を果たしていて，本間 CNS が「意思決定支援」という言葉は簡単には使えないと認識していることなども述べられていて興味深い。

医療は，「時に癒し，しばしば和らげ，常に慰む」。今回，その「慰む」の意味するものやその実践のねらいは患者自身の納得と安心にあることを再認識できた。さらに，それらの支援を CNS が，「言葉を換え，品を替え，角度を変え，タイミングを変えて」行っていることをありがたく感じた。（**大生定義**）

CNSへのインタビュー〜現象学的分析

「意思決定を支援する」って
簡単に使えない言葉だな

村上靖彦

がん看護外来を作るまで

　本間さんは，現在勤務している梅田さんと同じ大学病院でがん看護外来を立ち上げた。この外来のしくみ作りと，そこでの日常の業務を軸にしてインタビューは進んだ。
　本間さんがCNSを目指すきっかけとなったのは，3年目に出会ったある患者だった。

本間　ちょうど3年目ぐらいのときに，〔私と〕同い年の遺伝性の大腸がんにかかった男性と出会って，その患者さんの担当をすることになったんです。
村上　うん，うん。
本間　で，その患者さんは，そのとき23歳ぐらいなので，病気になったことそのものも，今から考えると受け止め切れずに，ナースに対してすごく閉鎖的というか，あまり話さなかったんです。
　で，こちらがバイタル測ったりとか，そういうことをするときには，もちろん，応じてはくれるんですけど，それ以上の，自分の気持ちとか自分のつらさとかは一切話すことはなくって，どんどん，ふさぎ込んでいく感じがあったので。実はその人，もう少し年配の看護師が受け持ってたんですけど，「もう私，無理」みたいな感じになって，なぜか私が受け持つことになったんですね。(1a)

　この若い頃の事例には，CNSとしての本間さんの問題意識がすでに見られる。まず23歳の若いがん患者は，「ふさぎ込んで」看護師とコミュニケーションを取ることを拒んでいた。このことは，悩んでいる患者の相談をいかに聞き取れるか，というがん看護外来のテーマにつながる。そして本間さんの先輩は「もう私，無理」と受け持ちを投げ出してしまう。患者を「ぽいっ」と突き放してしまうスタッフがいるというモチーフも，またのちほど登場する。

本間　で，その様子をずっと見ていて，『これじゃあ何かいけないんだろうな』と思いながら，何かこう，『話すきっかけを作りたいな』と思っていて。
　すごくその場面，覚えてるんですけど，こういうすごく天気のいい日に，渡り廊下がその病院はあって，そこはすごく日差しがよく降り注いでいて，すごくきらきらしている感じだったんですね。で，その様子のなかで，「今日は天気がいいね」

みたいな話をその男性にしたときに、それまで、全く何も必要なこと以外はしゃべらなかった子が、「僕、こういうなかでバーベキューしたいな」って言ったんですよ。

　それを聞いたときに初めて、『何か、希望が聞けたかな』って思って、『その思いを何とか実現させてあげたいな』って思ったんです。(1)

　食事を摂ることが難しくなっている患者が好天での「バーベキュー」を望んだとき、その「希望」には単なる食事以上の含意があるであろう。希望は CASE 3 の佐藤直子さんの語りでも大きなテーマとなった。

本間　実は、もうあまり食べられなくて、食事も、出たものはもう要らないみたいな感じで、食べるものをちょっと口にするぐらいだったので、「そういうことができたとしても食べられないよね」みたいな感じ。

　私、もともと山口の出身なので、やっぱり、地方だからなのか〔年功序列が厳しくて〕、そのことを相談したときに、「大学病院ではそういう看護はできない」みたいなことを言われたんですね。で、そのときに、『え、大学病院だからできないってどういうことなんだろう？』って。でも、それを相談できる人もいなかったんです。あの CNS がいなかったので。

　なので、その患者さんとの出会いから、『看護ができることは何なんだろう？』ってその時期にすごく考えて、『今のままでは駄目かな』と思い、『CNS になったらそういうことが考えられるのかな？』と思って、大学院に入ったっていうのが根本なんです。(1-2)

　本間さんはこの願いをかなえようとするが、上司には反対され、「相談できる人」が見つからなかった[1]。本間さんは長い年月がたった今でも「すごくその場面覚えてる」。CNS とは、まさにこの場面には欠けていた患者やスタッフが悩んだときに「相談できる人」のことである。

　(1) 本間さんはつながりにくかった患者とつながる努力をした。(2) その人の希望を聞き取った。(3) 希望を聞き取るために同僚に相談したが答えがもらえなかった。答えをもらえる相談相手がいなかった。(4) 患者の希望を実現するために看護に何ができるのか？　現在の本間さんの CNS 業務は、かつて担当した若いがん患者のときに感じたこれらの要点に正確に対応している。次の引用で、患者の相談を聞き届け実現していく支援者としての CNS の業務が整理されている。

本間　【(a) 一人の患者へのケア】今は、看護部長直属のフリーの立ち位置で動いていて、メインはがん看護外来を、月曜日から金曜日、朝 8 時半から 16 時まで、他の CNS と CN と一緒に担当をしています。で、がん看護外来にいらした患者さん

---

[1] のちほど本間さんから頂いたコメントは以下の通り。「賛同してくれた上司も含めてバーベキューはしました。結局欠席者は、反対をした上司 1 名と、もう一人だけ。あとは勤務者を除いて参加（勤務はその反対したナースが行ったので、いまから考えると、私たちが参加できるように体制を整えてくれたのかもしれません）」

の，少し取りまとめをしながら，「この人はこんな感じでいいのか？」っていう道筋を整理する役割を主に果たしているのと。

【(b) 支援のネットワーク作り】院内で，がん看護とかがん医療って，多部署にわたるんです。部署を越えていろんなことを調整しないといけないことがたくさんあるんですね。

つまり，病棟だけで完結できないことがある。病棟と外来に，誰とどう調整してこのことを動かしていくかとか，看護師だけじゃなくて，医師だとか薬局の方だとか，そういういろんな職種およびいろんな部署の方と協働して，いろんなことを整備していかなくちゃいけないことがよくよく起こるんです。で，それをする役割として，看護部のほうから任命されてやっています。

村上　ああ，なるほど。

本間　【(c) システム作り】うん。システム作りだとか，そういうことも含めてやっています。

村上　それはどういう意味ですか。

本間　つまり，例えば，このがん看護外来も，あの，私が立ち上げたんですけど。
(4)

この語りでは，本間さんの実践の階層構造がクリアに示されている。(a) まず看護外来での実践者として，訪れた患者と一対一の対応をする。一見当たり前のことに見えるが，具体的な内容に特徴があり，この点がのちほど話題になる。(b) そして患者を他職種へとつなげていく必要がある（本間さんは，支援者に関わる提案を「〜しないといけない」と義務や必要の言葉で語る）。それぞれの患者に合った支援のネットワークを作ることが CNS 業務の大事な部分となっている。(c) そしてそのような支援を可能にするシステムを作ることも大事な業務である。

以上はシンプルな業務の階層構造なのだが，もう少し複雑な順序で説明することが必要になる。以下の分析では，§1 を空間論，§2 を時間論という順序で進める。具体的には，(Ⅰ-1) 患者からの相談 (a)，(Ⅰ-2) 支援のネットワークの形成 (b)，(Ⅰ-3) システム作りとスタッフ教育 (c)，(Ⅱ-1) ネットワークがもつ時間構造 (b)，(Ⅱ-2) 一対一の支援がもつ時間構造 (a)，(Ⅱ-3) スタッフ教育 (c)，という順序で議論を進めていきたい。ただし，本間さんの語りでは具体的な個々の実践とシステム作りの考察とがつねに重なり合っているので，以下の本文でも，両者はからみあっている[2]。

---

[2] 本間　あ，そうだ，いつもシステムの問題とか，その問題に隠れている本質的な問題は何かなっていうことをいつも考える癖がついていて，これはこの患者さんだったからこうなったことなのか，そもそも，何かこのことが起こるまでの何かの，この病院のしくみだとか，何かに問題があるからこうなっているのかっていうことにいつも目が行っていることは確かで。だから，そこを変えないと，こういうことはいつも起こるよねっていうことを常に考えてるような気がします。(12b)

CASE 8 がん看護 専門看護師のコンピテンシー

§1. 多職種を巻き込み適切な人につなげる（支援の空間論）

● 緩和ケアチームからがん看護外来へ

　まず，具体的ながん看護外来での実践を見る前に，なぜがん看護外来を本間さんが立ち上げたのか，その理由を確認しておきたい。

本間　がん看護外来を作るきっかけは，私は緩和ケアチームに1年ちょっといたんですね。緩和ケアチームっていうのは，治療がなくなってしまって，「もう症状緩和が中心だね」って言われた方を見ることが多くて，でも，その時期になったときに，「やっぱりこの治療を選ばなければよかった」とか，その前段階の〔治療の段階での〕後悔をすごくしている方が多かったんですよ。
　そういうこともよく聞いていたし，『もう少し前の時期から関わらないとだめだな』って，そのときに思ったんです。なので，私は部長に「外来に出たいです」っていう話をし，で，入院期間が短くなって，治療方針が決められている外来に関わらないと，患者さん，入院されてからでは後悔することが多いんだろうなと思ったので，外来に出て，その場に関われるような，部署に配属してもらい，二人ぐらいの先生を中心にしながら，そのことをやっていたんですね。
　「治療方針の説明とか，がんですってインフォームド・コンセントをするときに一緒に入りたい」っていう話をして，で，そのことをやっていくと，『やっぱりその時期に，きちんと患者さん自身が自分で考えて，自分で悩んで決めていくプロセスがとても大切なんだな』って思ったんです，結論急がずに。でも，そういうことを誰も言ってくれてなかったから，先生に「この治療とこの治療とこの治療，どれにする？　来週までに決めてきてね。じゃあね」みたいな感じだったら，患者さんも選び切れない。(14-15)

　がん看護外来のシステムを作っていくプロセスは，一人の患者さんの悩みと相談に付き合っていくという一対一の看護を追求することと並行している。そのきっかけは緩和ケアチームで「やっぱりこの治療を選ばなければよかった」という患者の後悔を聞いてきたことである。その相談業務が，その延長線上でがん看護外来を作るというシステム作りへとつながっている。
　入院日数が短縮化するという制度全体の変化のなかで，看護の機能も変化している。「もう少し前の時期から関わらないと駄目」なのだ（システム上の問題はやはり「〜関わらないとだめ」と必然性を持った要請としてせまってくる）。外来へと医療の中心が移行するなかで，外来における看護の比重が増しているという状況の変化が，がん看護外来を要請している。言いかえると（あたりまえのことだが）看護は，治療が行われているその場所で必要とされる，治療を補完する不可欠な実践である。医師から「この治療とこの治療とこの治療，どれにする？　来週までに決めてきてね。じゃあね」とだけ言われているときは，情報は与えられていても（患者の状況に合わせたサポートが欠けているので）患者が主体的に理解して判断することは難しいであろう。

入院期間が長かったかつては病棟で行われていた看護を，今では外来で行う必要がある。本間さんが診察の場面に立ち会ってインフォームド・コンセントと意思決定の場面から始めようとするのは，治療が行われるその場所で看護実践が行われるという単純な事実を示している。医師の実践と看護は両方組み合わさって初めて医療全体をなすのだ。

　ここでは時間の問題がクローズアップされている。「後悔」とは選択のタイミングを逃してしまったということである。「もう少し前の時期」「治療方針が決められているっていう段階」という好機に介入しないといけない。そのうえで「プロセス」を大切にして「結論急がずに」関わるというしかたで，患者は自分の時間を取り戻すのだ。この時間の問題は§2で検討する。

本間　なので，そこの辺のサポートをすることで，患者さん自身が自分で考えて決められてきたことに対しては，何か，その後も，自信を持ってというか，しっかり地に足を着けて進んでるなっていう印象を受けたんです。(15)

　つまり，本間さんの語りは一般的には「意思決定支援」と呼ばれる実践に関わる。もう少し踏み込んで書くと，医療中心で組み立てられていたかつてのがん治療を，患者を中心にして組み立て直すことが話題となっている。患者から見たときに，どのように支援を組み立てることが適切なのか，という視点からがん看護外来の制度と実践の形が自ずと決まってくるようだ。

●「多岐にわたる」相談
　さて，このようにして外来で治療が行われる「時期」「段階」において展開するがん看護外来は，まずはむしろ空間的な拡がりというしかたで語られた。

本間　具体的には，予約を取って，大体一人30分ぐらいを目安にしてるんですけど，患者さんの，相談したい内容に応じて，基本的には自由に。何でもいいんですけど，体のつらさ，身体症状に関すること，精神症状に関すること，あるいはお金に困っていること，あとは家族との関係性，「病気になったことで夫が振り向いてくれない」みたいなこととか，どこでどういうふうに過ごすのかみたいな，療養の場の調整みたいなこととか，治療方針の相談ですね。「先生からこういうことを勧められているんだけれども，それが果たして妥当なのか」とか，「セカンドオピニオンを取ったほうがいいのか」とか，本当に多岐にわたる相談を受けています。(5a)

　がん看護外来を作ることで，今までは医師からの情報提供に軸足があったインフォームド・コンセントが，「相談したい内容」という患者本人のニーズ，患者が内側から感じる願いを中心としたものに軸足を移すことになる。患者が「相談したい内容に応じて」主体的に本間さんに関わることで，患者中心の医療へと変化することになる。このとき支援は個別性の高いものになる。病気だけでなくお金や夫婦関係にいたる「本当に多岐にわたる相談」を受けることになるので，のちに形成される支援者

のネットワークも個別的でかつ多様なものになるであろう。

　緩和医療が中心の状態になったときに「後悔をすごくしている」という患者個人の問題の背後には，インフォームド・コンセントが実際には患者主導の治療選択とはなっていないというシステムの問題が隠れている。それゆえシステムがはらむ問題は，患者個人が主体的に自分の問いと向き合えるようにシステムを改善したときに解決する。逆に言うと，システムの問題は個人からの相談や問いかけの隠蔽という形をとっている。

● 多岐にわたる相談から個別的な支援のネットワークへ

　それでは支援者のネットワークはどのように作られていくのだろうか。

本間　目の前にいる患者さんが何かに困っている。でも，その適切な相談相手が私じゃないかもしれないこともあるんですよね。「この人の場合はこの人に相談したほうがいい」とか，交通整理をしていくっていう役割が一つかなと思っています。
村上　あー，なるほど，ふんふん。
本間　適切な人につないでいく役割。だから，「ソーシャルワーカーさんのほうがさらにいい」とか，「社労士さんのほうに行ってもらったほうがいいだろう」とかっていうこととかも提案しながらやるので，私が，一から十まで全部やるわけではない。(6a)

　患者からの相談への応答は，適切な専門家へと「つないでいく」こととしてなされている。患者が「自分で悩んで〔自分の治療方針を〕決めていく」ことをサポートすることは，相談に応える「適切な」援助者へとつないでネットワークを作っていくことなのだ。

　先ほど，支援者への提案については「〜しないといけない」という義務の形を取ることを確認した。システムの改善は明確な方向性がある。これに対し，患者に対する提案については「〜したほうがいい」という，よりベターであると思われるものを「提案」する表現を本間さんは用いる。このことは患者については，悩みというあいまいなものから今後の治療方針を決めていくため，専門職だからこそ「提案」できるオープンな選択肢があり，かつあくまで患者の側に主導権があり，患者が最終的には主体的に決めるものであるということと関係している。「したほうがいい」という表現は，支援者と患者双方の積極性において対話が成立しているということを含意している。

　患者にとっての悩みや不安は，支援の可能性でもあり，その支援は一人の看護師で完成することがないので潜在的に多職種のネットワークを招く。つまり悩みは，潜在的に空間的な拡がりを含意する。そして専門看護師が開くネットワークの中心には患者がいるのだ。

● ネットワークを CNS が肩代わりする

　しかし他の専門家につなぎさえすればよいわけではない。多職種のつながりは，本間さんが一人で肩代わりすることで，患者にとっては潜在的なものにとどまり続ける

こともある。

本間　例えばですけど，ソーシャルワーカーさんの分野の話なんですけど，私から伝えたほうが効果的だなって思うこと。

村上　患者さんに伝えるのに？

本間　うん。そういうところを判断しながら。

村上　どういう場面ですか。

本間　こういう大学病院に来ると，縦割りなので，患者さんってすごいたくさんの人に会ってるんですよ。科をまたぐとまた新しい先生だし，新しいナースだし，薬剤師さん。そういうなかで，たくさんの人を受け入れられなくて，もう，いっぱいいっぱいになってる人も多い。で，『あんまり人が替わらないほうがいいだろうな』ってことも判断しながら，どういうことを伝えるかをソーシャルワーカーなどからあらかじめ聞いて，それを私が伝えるっていうこともあります。(7b)

　大学病院で治療を受ける患者は，「たくさん」の医療者と出会う。この「たくさん」は二つの点で CNS がつないだ支援者のネットワークと異なる。まず，治療を受け始めたときのたくさんの医療者との出会いにおいては，（患者主導ではなく）医療者が外から強制して主導権を握り，医療者が情報を与え治療をする。二つ目に，この「たくさん」の医療者は患者中心のネットワークを形成することがなく，それぞればらばらに分断している。三つ目にこの「たくさん」は，患部や症状に応じてあらかじめ標準化されたものである。これに対して，患者の悩みと相談は，先ほどの引用にあるようにその人ごとに異なり多岐にわたる。がん看護外来で作られる支援は，患者のニーズに応じて対話的につなげられるネットワークなのだという特徴も浮かび上がる。

　他の支援者に代わって本間さんが患者へと説明するのは，患者の混乱に配慮するがゆえにである。そもそも患者が混乱して主体的に治療を決められなかったこと，それゆえに終末期に後悔することが，がん看護外来を創設するきっかけでもあるから，この患者の混乱こそがつねに実践を方向付けている。混乱は CNS が整理したときには支援のネットワークへと変容するのだが，混乱の度合いに応じて支援のネットワークとして顕在化することもあれば，CNS がネットワークを肩代わりして隠れたものともなる。

● スタッフの教育とシステム作り

　がん看護外来はスタッフナースには難しい事例を紹介されるのだが，しかしスタッフを放置するわけではない。がん看護外来のしくみ自体がスタッフの教育になるように作られており，そしてこの教育が，前の引用でスタッフの足りない部分に働きかけるものになっている。

本間　ただ，がん看護外来は患者さんが自由に予約できるようにはしていなくて，いったん，その患者さんが何を相談したいかを，部署にいるナースに聞いていただいて，「専門の人がいますが話したいですか」っていうワンクッションを置いていただいて，で，そのうえで，ナースから相談していただいて，で，「じゃあ，介入

しましょうか」っていう形にしています。

　なぜそうしてるかっていうと，外来のなかの看護ってすごく見えにくいので，ナースは事務的作業ばっかりしてるように見えちゃうんですね，医者からも他職種からも。でも，やっぱり，そこに患者さんのつらさ，思い，不安を聞いて，適切な職種につないだりっていうこともナースの大切な役割なんだっていうことを，外来のナースたちも気づいたり，そういうことも。本来は外来のナースたちがさらに一歩，介入していただいてもいいことなんですけど，自分の知識や経験知，自信がないからっていうことで，こちらに依頼っていうこともある。そういうナースの役割を，他職種と，医師とかにも，部署のナースからも伝えていただくために，ワンクッション置いて，がん看護外来って運営してます。

村上　あー，なるほど。そうか，ワンクッション置くことで，逆に，スタッフナースの方たちの教育になるということですか。

本間　そうですね，はい。だから，直接患者さんと私のあいだだけでケアをすると，知らない所で行われてることみたいな感じになっちゃう。部署のナースを巻き込んでいくっていうことは，すごく私は意識しています。単独でやらないというか。

　なので，ただしくみをつくればいいじゃなくて，どうナースを巻き込み，医師を巻き込み，他職種を巻き込みながらやるのかみたいなところを常に考えながらやっています。(5)

　本間さんは「患者さんのつらさ，思い，不安を聞いて」と語っている。ここまでの引用では患者からの自発的な相談に力点が置かれていた。がん看護外来は，患者の「つらさ，不安」といった受け身の悩みを聞き取ることから，自発的で能動的な相談へと変容させていく媒体となっている。

　多職種のネットワークを作るわけだが，ネットワークの必要性への気づきをスタッフに作るために，スタッフを通してCNSへとつなぐしくみを本間さんは作っている。スタッフの「知らない所で」実践するのではなく，スタッフにも求められる理想の姿を示すためにスタッフを介してCNSへとつなぐしくみが機能する。つまりスタッフからCNSへとつないでもらうという「ワンクッションを置いていただいて」，スタッフが課題に「気づく」しくみを作っている（教育を念頭に置いてスタッフと関わるとき，本間さんはスタッフから距離をおいて敬語を使う）。同時にこのことは，「見えにくい」看護師本来の仕事を医師や患者，看護師自身にとって見えるようにするためのしくみでもある。その意味でがん看護外来は，医療者全体と患者がお互いへの気づきの力を上げるしくみでもある。スタッフナース自身，医師と患者といった周りのみんなが看護の力へと「気づく」力を生み出すのが，がん看護外来のしくみなのだ。

　患者が関わる「たくさんの」医療者は，今まではばらばらだったのだが，がん看護外来を媒介とすることで患者を中心としてネットワークを形成することになる。

　具体的には，CNSが相談事を抱える患者を他職種へとつなぐためのハブになる。患者を中心にして相談し支える人的な資源のネットワークを作っていく。患者に対しては適切な支援者へと「つなぐ」ことだったが，医療者から見たときにはこの他職種

のネットワークづくりは「巻き込み」である[3]。この場合もネットワークづくりという空間的な拡がりが問われている。患者を支援する専門家をつなぐ個別のネットワーク作りの裏面には，ネットワークをそのつど生み出す基盤としてのシステム作りがあり，これは気づきの力を生み出す教育でもあるのだ。

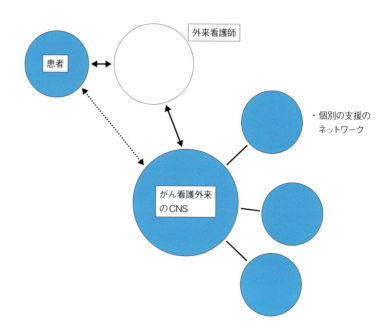

§2. がん看護外来の時間構造 ── 介入のタイミングと支援の継続

● 支援のタイミング

　ここまでは支援のネットワークという空間構成の側面から実践を見てきた。このネットワークづくりは適切なタイミングで支援をするという時間の問いを含んでいる。

村上　だから，他職種による支援のネットワークを束ねてもう１回拡げる。
本間　で，ただ，広げっ放しじゃなくて，そのタイミングも結構計っている。例えば，ソーシャルワーカーさんにつないだほうがいいっていうことは見えてるんだけど，「今じゃないな」とか，「今日というタイミングではなく次回のほうがいいな」とか。
村上　ん，例えばどういうふうにして？
本間　『今日はまだ少し ── 例えば ── 混乱してるようだから，今日聞いても効果

---

[3] 本間　うん。だから，こう，誰を巻き込んでとか，その場合には誰から言ってもらったほうが効果的かみたいなことはすごく考えている感じがします，自分のなかでもすごく。根回しみたいなところもすごく考えてるかなって思います。(11)
村上　本間さんが考えてらっしゃるCNSっていうのは。
本間　あー，うん。変化を起こす人だと思っています。変化を起こすときって，すごく抵抗勢力ももちろんあるんですけど，でもきっとそれを分かってくれている人も半分以上はいるはずと思って，ある意味，絶対この人は巻き込んどかないといけない人って思う人にはすごく根回しをしながら，OKって言ってもらうための事前準備はかなりしてその場に挑み，一人ずつ，ぐっぐっと巻き込んでいきながら進めていっている。(12a)

的な話にならないだろうな』って思うと，今日来てるけど，2週間後に再診なので，そのときに，もう1回，「私が1回見て，よかったらそのときにお話を聞いてもらうように調整してもいいですか」って，ソーシャルワーカーさんに事前に聞いておく。で，そのソーシャルワーカーさんにもその患者さんの情報はあらかじめ伝えるので，ソーシャルワーカーさんもある程度準備をして待ってくださっていて，で，実際，その当日になったら1回見て，『あ，今日行けそうだな』と思ったら，「じゃ，今日，ちょっと聞いてみましょうか」っていう話を進めていったりっていうふうに，タイミングを見計らう。(7a)

　適切な支援者へとつなぐのに適切な，しかるべきタイミングがある。つながりという空間的な拡がりは，タイミングという時間とかみあうことで機能する。ここでも出発点は「混乱」である。患者の混乱した相談を聴いて，支援のネットワークへとつないで空間的に解きほぐしていくことが§1の骨子であった。今回は混乱ゆえにタイミングを見計らって支援へとつなげることが問われている。
　このときつなげられる先のソーシャルワーカーは事前に準備している。タイミングを図って介入する背景には，支援者の側の「準備」という時間の流れもある。患者の側でタイミングが整うまでの持続があり，支援者の側にも準備の時間という持続がある。

● 解決するまで付き合う
　がん看護外来での支援には，タイミングに加えてどこまで支援するかという継続と終結のリズムがある。

本間　うん，どこまでかっていうのは，自分のなかで，『この人はここまで一緒に調整してあげたほうがいいな』っていう自分のなかのアセスメントも，この患者さんにずっと付き添うんじゃなくて，その道筋が見えるまでは，付き合っています。例えば，お願いしたソーシャルワーカーさんに状況を聞きながら，『あ，こうなってるな，じゃあ，大丈夫だ，だったら，いったんこれでいいかな』『ちょっと，何か，方向性があんまり定まってなさそうだな，もう1回会ってみようかな』っていうところで，ある程度そこまでは付き合う。

村上　そのそこまでっていうのは，患者さんがご自身の方向性を見定めるまでっていう意味でいいですか。

本間　患者さんが不安とか悩んでいることが，いったんは解決するまで，今回ご相談にいらした内容が。(8a)

　「不安とか悩んでいること」は「方向性」が定まったときに消える。つまり不安と方向性が裏表の関係にある。方向性とは運命を引き受けて自分で行動を選んでいるようにふるまうということ，そして状況に対して受け身の状態から能動的な状態へと変化することでもある。本間さんはそのとき「まで」付き合う。支援の時間は支援のきっかけとなった「悩み」や「混乱」が解決する「まで」という終結の区切りをもつ（本間さんははっきりと「ずっと付き添うんじゃなくて」と語る。「付き添い」ではな

く「付き合い」なのだ）。持続の上で成り立つタイミングとは，言いかえると，一対
一の支援の継続のうえに，支援へとつなげるタイミングがあるということだ。つまり
あくまで一対一の期限付きの「付き合い」の時間が，支援の空間の広がりのベースで
ある。

　この引用は「患者さん」の呼称が，「この人」へと移行する場面でもある。相談を
受けて選択肢を提案するときに，「患者」は「この人」「その人」へと変化していく。

　患者の不安や悩みを解消することと，支援のネットワークとプランを作ることとは
同じことの裏表の関係にある。多岐にわたる患者の個別的な相談は（悩みである以
上，当初はあいまいさをもっているであろうが），支援者をつないで今後の方向性が
見えるという仕方で時空間的にクリアになったときに，解決し，終結するのだ。タイ
ミングを見計らって介入することも解決を目指す介入であるから（解決による）終結
という時間とも，タイミングは連動している。つまりタイミングは支援の継続と終
結，双方と組みになっている。

> 本間　「〔患者さんが〕こういうふうに言っていたので ── 例えば ── ここに手続き
> に行くといいと思います」っていうふうに〔ワーカーから〕聞いて，もちろん，ご
> 本人が，「やっぱり専門家の人にもう少し詳しく聞きたい」っておっしゃれば，も
> ちろん紹介はするんですけど。必ずしも，「きゅっ」とまとめて「ぽいぽい」じゃ
> ないけど，「お願いします」だけじゃなくて，その人の行方も，ちょっと目を配っ
> ておいて，ある程度方向性がつくまでは一緒にそこまでは歩いていく感じですか
> ね。(7c)

　CNS は他の支援者へとつなげるだけでなく，他の支援者の代わりに患者に説明す
る役割を担うことで支援のネットワークを一人にまとめることもある。こうして情報
の量，タイミング，分かりやすさを最適化する道筋を作る。システムを作るだけでな
く本間さん自身が患者に付き合うことで，ケアの質を保証する。「ぽいぽい」と見放
すのではなく，「ある程度方向性がつくまでは一緒にそこまでは歩いていく」，つまり
有限の時間の一対一のお付き合いへと，収斂していく。他職種を代理することも，本
間さんが一人の患者の悩みが解決するまで付き合い続ける時間性とつながっている。
支援の空間性の広がりと，支援を続ける時間とは，このように CNS において結び合
わされる。

　このときさまざまな専門家へと「つなげる」試みは，出発点となる一対一の「付き
合い」へと戻っていく。さまざまな専門家につなぐ働きかけは，患者の治療方針や最
期の過ごし方を自分で決めるという意思決定のための支援なのだ。

● 意思決定支援

　本間さんが，がん看護外来を作ったきっかけは，緩和ケアチームで出会った終末期
の患者が見せる後悔であった。適切な支援が治療の期間に得られなかったことで，患
者が主体的に意思決定できていなかったということが問題となっていた。そのためイ
ンタビューをしているあいだ，がん看護外来の業務は意思決定支援という用語で代表
できるようにも感じていた。そのことを尋ねてみると，本間さんはこの用語を使うこ

とに躊躇していた。

本間 うーん。何か，意思決定を支援するって簡単に使えない言葉だなって，私のなかで思っていて。

村上 あー，なるほど，うんうん。

本間 すごく簡単に使っている言葉だし，よく聞くんですけど……。

村上 よく聞きますよね，はい。

本間 でも，それって，自分がやってみてすごく難しいことだし，結局はこちらが決めるんじゃなくて患者さんが決めてくださるんです。それも一筋縄ではいかなくて，言葉を換え，角度を変え，タイミングを変えて言う，で，人を替えてみたりとかってしながら，患者さんに関わっているんですけど，まだそこも自分のなかできちんと言葉にならない部分もあって，私のなかのテーマでもあるんですけど，意思決定を支援するってどういうことなのかっていうのが。(16)

　本間さんは，自分の実践が「意思決定支援」ではないと思っているわけではない。そうではなく，どんな支援をしたらこの言葉の条件を満たすことができるのか，あいまいであるがゆえに悩むのである。
　患者の「この人を知る」ことと，支援をつなぐシステムを整えることが両方成立した上で，患者と付き合っていく。そしてそのなかでタイミングを図るという実践全体を前提として「自分で決める」ことが成り立つ。インフォームド・コンセントも意思決定も，単なる医療情報の提供ではなく，看護師がゆっくりと患者と付き合い，相談に乗るときにはじめて可能になる。
　このとき「言葉を換え，角度を変え，タイミングを変えて言う」と看護師がかなり積極的に関わるプロセスのなかで，患者が自分の意思を決定することができるようになる。つまり自律的な意思決定とはいっても看護師の介入も大きな役割を果たしている。「結局は」患者が「自分で決めてくださる」というときの「結局は」は，その手前で本間さんの介入が重要であったことを示唆している。本間さんは「〜したほうがよい」と患者に提案する場面をたくさん語った。選択肢を提案することも，患者が「自分で考えて決められ」(15)ることに含まれるのだ。患者の自発性を促すことが重視されていたのだが，単に待っていても自発性は生まれないようだ。患者のニーズは看護師から選択肢を提案しないと出てこないものでもある。患者の自発性は，何らかの仕方で看護師の積極性に裏打ちされたものでもあるのだ。

● まずその人となりを知る

　この意思決定支援のあいまいさは，ここまで登場していないもう一つのテーマに関わる。このような支援者のネットワークへとつなげ（＝空間），悩みが解決するまで付き合う（＝時間）介入は，その手前で，患者の「その人となり」を知るプロセスを前提としている。

本間 今大学院生の指導とかもしていると，〔彼らは〕，自分次に何をすればいいかっていう，「何をする？」っていうふうに目が行くんですけど，でも，<u>まず</u>，『この

人ってどういう人？』っていうところを捉えてっていうことは，私，いつも1回戻している感じがあって。「することの以前に，この人のことが分からないと，その介入が正しいかどうか私は判断ができない」っていう話をするんです。なので，<u>まず</u>，その人自身を捉えるっていうところは，すごく大切にしていて。(18)

　先ほど，悩みが解決する「まで」付き合うというがん看護外来での支援の終わりの区切りが示された。この引用では「まず」という言葉で支援のはじめに行われることが示される。介入「することの以前に」，「まず」その人を知り，そして「タイミング」を計って必要な支援へとつなぎ，悩みが解決する「まで」付き合う。「まず」その人を知り，「まだ」伝えるタイミングではないときは待って，解決する「まで」付き合うにいたるのが，がん看護外来のリズムである。

本間　伝えていいときと場と瞬間を見極めているというか，『今日言っていいかな』とか，『今日じゃないかな』ということを見極めながら，『この言葉で言ったほうがいいかな』とか，うん，『こういうふうに伝えたほうが伝わるかな』とか，その人となりを知らないと，私はぐっと入れないんですね。
　　　『その人の場合はこういう言葉でこういうふうに伝えたほうがきっと伝わるだろうな』とかっていうふうに捉えているので。(17b)

本間　『その人はどういう人なんだろう？』っていうのを自分はすごく観察しているな，って思う。観察なのか，自分なりのアセスメントの視点のなかで，こういうことを聞いてこうだったら，『こういう人なのか，ふんふんふん』と思いながら，この人というのを作り上げていく感じ。『こういう人なのかな』っていう，人を<u>まず</u>，その人とはどういう人かっていうのを<u>まず聞く</u>っていう感じですかね。(17d)

　一般的・抽象的な「患者さん」ではなく，個別の「その人の人となり」を知らないと，支援者へとつなぐ介入ができないというのだ。「その人」を知る関係になることで初めて本間さんがCNSの仕事として考えている「意思決定支援」とは呼びにくいものの実践ができる。さらに踏み込んで，患者のその人を「作り上げる」と2度繰り返している。一方で本間さんはたしかに相手のことを理解しているという自信も語っているので，この「作り上げる」は恣意的なイメージを作ることではない。おそらく介入へのはっきりとした見通しの基盤を「作り上げる」ということなのだろう。
　本間さんが考えているがん看護外来でのケアは，(1)「その人となりを知る」，(2)悩みを聞く，(3)他職種の支援者へとつなげる，(4)悩みが解決するまで付き合う，というリズムをもつ。
　看護師が看護のプランを立て他職種につなぐこと，患者が意思決定をすること，これらのためには前提として看護師が患者の「この人のことが分からないと」という背景の理解がないとできない。介入のタイミングのベースには，付き合いの経験があり，付き合うことが成立するための背景には，その人のことを知るという知が横たわる。

198

● CASE 8 ① ―― まずその人となりを知る

　以上のがん看護外来のプロセスは，Hさんの事例でまさに焦点になったことである。
　本間さんはHさんが毎回異なる友達と一緒に来診していたこと，送迎を担当した男性はしかしそれほど親しい間柄ではなさそうであること，調子が悪くなった週末に誰にも助けを呼べなかったこと，などを細かく観察しており，そこから，「信頼できる家族と一緒に暮らしたほうがよいのではないか」とアセスメントしている。そのうえで，外来で幼少期に受けた母親からのネグレクトをHさんが再三訴えていたために，親しい弟と同居することが望ましいと本間さんは判断している。
　CASE 8を引用してみよう。

CNS　今の治療が続く限り，体調の悪さも続くと思います。一人でとても不安だったと思いますが，でも入院すると医師も看護師もいて，かなり安心ではないですか？
　Hさんが，「そうなんです」と言いたげに苦笑いを浮かべる。

> よし，ここでHさん自身がどうしたいかを確認してみよう。

CNS　今後どんなふうに過ごしたいとか，考えていることはありますか？
Hさん　……。私は，どうしたらいいか分からないんです。どうしたらいいと思いますか？
CNS　私は，Hさんとこれまでお話しして，両親とのご関係や思い，弟さんに迷惑をかけたくないお気持ちなどをいろいろ知っています。本当にそうなのだろうと思います。でも私は，最後に頼れるのはやっぱり家族しかいないと思う。もし抵抗があるなら，弟さんを中心にして時々ご両親が会いに来るくらいの距離感を保って療養するのもありかなと，私は思います（CASE 8）

　この場面についてインタビューでは次のように語られた。

> **本間**　Hさんに，『どんなふうに過ごしたいな』って考えてることとかありますか？」って聞いたら，Hさんは，「私はどうしたらいいか分からない。どうしたらいいと思いますか？」って私に聞いたんですよね。
> 　だから，そのときに，『あ，こちらに委ねられたな』って思って。なので，「こういうふうにしたほうがいいんじゃないかな」，「私はそう思う」っていうふうに言った。しかも，ここまでに信頼関係を作れたっていう自信のなかで言っているので，だから，私がそういうっていうことを，きっとこの人は受け取ってくれるはずだという，結構，確信のもとで言っています。(19-20)

　本間さんは「弟と暮らしたほうがいいんじゃないか？」とかなり踏み込んだ提案をするのだが，これが恣意的な誘導ではないことをインタビューでの本間さんは強調した。それまでの相談のプロセスのなかで信頼を得ていたこと，母との関係が悪いこと，そして患者自身が決められずに困っていたという前提があったために行った提案である。「その人となり」を理解することのなかには，看護師が積極的に選択肢を提案したほうがよい場面を見極めるというようなことも含まれる。この意味でも「意思

決定支援」という用語にためらいがあるのだろう。看護師が積極的に提案して，それに応答する形で患者が自発的な決断に至ることもある。

● CASE 8 ② ── タイミング

Ｈさんの事例の場合，「その人を知ること」が，提案のタイミングを計っていくことへとつながる。

> 本間　自分のなかで，『あ，この人はこういう人で，こうこう，こうなんだな』っていう，イメージっていうか，『こういう人なんだな』っていうことが分かり，で，こういうふうになったほうがいいんじゃないかなっていうアセスメントも大体自分のなかで持っていたときに，そのタイミングを計っていた。つまり，『そのタイミングを計っていた』の『その』は，「どこで〔最期を〕過ごしたいか？」っていうことを聞くタイミングをずっと計っていたのかなと。(19a)

看護師からの提案は患者その人を知ることを前提としている。そしてＨさんの事例は最期に過ごす場所を提案するから，衰弱が進むなかであぶりだされる「その人」の姿を反映する[4]。衰弱がその人の核にある願いをあぶりだすのである。ところでＨさんの場合，支援は治療方針の決定ではなく終末期の決定に関わる。その点で，先ほどまでとは少し違うことが話題となっている。

> 本間　『〔余命〕予後はそんなに長くないな』っていうなかで，『じゃ，この人はどこで過ごす？』みたいなところを，それが多分，がん看護の特徴なのか，『その人がこの先，誰と，どこで，どのように過ごすか』っていうのは常に，考える癖があって，最初のときから意識はしているんです。(21)

タイミングは，相談の継続のなかで初めから計られている。「まず」その人を知ることが，伝えるタイミングをつかむことの前提となる。しかし介入のタイミングも最初から計られている。

終末期に関しては，「誰と，どこで，どのように過ごすか」という問いに導かれる形で「その人を知る」努力がなされるのかもしれない。言いかえると，最後の自己決定であろう終の時間を過ごす場所を，初めから問いとして立てつつ「その人を知る」プロセスが進むのだ。そしてそれをもとに介入がなされていく。実践の順序としては(1) その人を知る，(2) 介入する，(3) 意思決定する，のであるが，「知る」も「介入」も，終の棲家という終着点に初めから導かれているのだ。

● 解決するまで付き合う

Ｈさんの場合，東京にある病院を退院して関西の家族のもとへと引っ越すところまでが本間さんが付き合う期間である。両親を前にして「何をおいても，お母さんのそ

---

[4] 本間　タイミング，どこかで誰かと住むタイミングになるような，ま，住むというか，『自分一人じゃいられないな』っていうことをひしひしと体感するきっかけとなる出来事を，意図的に探していて，で，「今だ！」って思うときに，〔「誰とどこで過ごしたい？」っていう〕話をしていて。(23)

ばに帰りたい」（CASE 8）という意思決定を患者がして，それを実現するまでの援助が，がん看護外来での CNS の仕事である。

本間　もう，体調がぐっと悪くなっちゃったので，『〔家には〕帰れないかな』と思ったんです。なので，「ここにいてもいいよ」っていう話も，もちろん，しながら。
　　でも，「H さんはどうしたい？」っていう話をしたら，「お母さんのそばにいたい」ってことになって，で，それをちょうどお母さんとお父さんが聞いてらしたのかな。で，「じゃあ，それだけ言うんだったら」みたいな感じになりました，うん。〔……〕私は「弟さんのそばで〔暮らしたら？〕」って言ったんですけど，結果的に決めたのはお母さん〔と住むこと〕だったんですよね。(27)

本間　そうそうそう。決してそこで，「本間さんがあのときにこう言ったから，私こうするの」とは絶対言わなかったんです。だから，『あ，自分で考えてこうしたほうがいいって決めたんだな』っていうことがすごく分かったんです。決して強要はしなかったっていうことが言いたいんですけど。(32)

　この事例のポイントは，本間さんは「弟のそばで」暮らしたほうがよいと提案したのだが，本人は母親と暮らすことを決めたことである。本間さんがさまざまな配慮を準備するなかで，患者のその人を知りタイミングを計って選択肢を提案したのだが，患者はそのことがなかったかのように別の決断をするのだ。
　ここまでのところをまとめて終わりたい。
　(1) 患者にとっては自発的に自分の意思で決断をしている。しかし本間さんが付き合い続けて提案をするプロセスがなかったとしたら，患者は自分の希望に気づかなかったであろうし，それを実現することもできなかったであろう（あるいは §1 では，他の支援者へとつないでいくという空間的な広がりを看護師が導入した）。意思決定支援とは，相互の積極的な働きかけのなかで実現するものなのだ。
　(2) そしてすぐに補足しないといけないのは，看護師による継続的な働きかけは，患者自身による最期に関わる意思決定を念頭に置きつつ，そこから導かれるしかたで，そして患者のことを知ろうとする迂回路を経由してなされる。
　(3) そして (1) と (2) のプロセスは，「まず」知る，「まだ」タイミングではない，「今」がタイミングだ，そして悩みが解決する「まで」付き合う，という一連のがん看護外来のリズムのうえで成り立っているのだ。

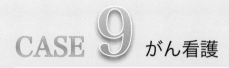

CASE 9 がん看護

事例：**患者が予測した嘔気のつらさを
　　　見過ごさない**　　　　　　　　　春木ひかる

現象学的分析：**システム変革の黒子としてのCNS**
　　　　　　　　　　　　　　　　　　村上靖彦

がん看護　専門看護師のコンピテンシー

CASE9　患者が予測した嘔気のつらさを見過ごさない

春木ひかる

外来化学療法室の喧騒のなかの静謐

　大学病院の外来化学療法室は朝10時をまわると繁忙時間帯となる。すべてのベッドに患者が横たわり，ベッドのカーテンが引かれ視界が狭くなる。抗がん剤曝露対策のために防護服を着用した看護師が，点滴静脈注射をするための血管確保を開始する。あちらこちらのベッドから点滴アラームが頻繁に鳴り続け，騒々しさをかき立てる。看護師たちはアラームの場所はどこかと耳をそばだて眉間にしわを寄せて無言のまま足早に動きまわる。

　1日に外来で治療を受ける約50人の患者のレジメンを終了するために，まるで戦場のような緊張とあわただしさのなかで，がん看護CNSは，患者Jの「治療後の嘔気のつらさ」を想う。そして患者と向き合い，共感し，医師への不信感を解き，薬剤師と話し合い，「嘔気の対処」法を確認して，療法室から送り出す。そこにはがん看護CNSの一貫してピンと張った患者への冷静な視線がある。

（井部俊子）

事例　　Jさん　40代　女性　卵巣がんStage1 C1，単純子宮全摘術，両側付属器切除術，骨盤・傍大動脈リンパ節郭清術後，monthly TC療法（補助化学療法：タキソールとカルボプラチン併用療法）を2回入院で実施し，外来治療に移行し本日が外来初回。
　　　　生　活：独身で一人暮らし，病気のために仕事を休職中である。

　外来化学療法室（以下，療法室）では，根治を目的として治療を受ける方や，がんと診断後に手術不適応と分かり，失意のなか延命のために治療を受ける方など，さまざまな患者が通院している。どの患者も個人として唯一無二の存在であり，それぞれの価値観をもって人生を過ごし，病気になっても病状や生活環境，サポート体制なども異なる。そのため，看護師は患者を全体として捉えて病の軌跡を見通しながら問題を探り，その問題に対して適切に対処していかねばならない。

　しかし現状では，受け持ち制ではないシステムのため，一人ひとりのがん患者を全体として理解し，継続して関われているとは言い難く，患者のつらさが見過ごされてしまいがちな点に私は問題を感じている。抗がん剤治療を受けている患者の嘔気はよくある問題であり，「命に関わる問題ではなく，抗がん剤治療を受

けるのだから仕方がない副作用」と医療者が問題とみなしていないことがある。しかし，患者のつらさは実は最優先に対応しなければならない問題なのである。この事例は，繁忙を極めるなか，患者にこれから起きる嘔気のつらさを看護師がキャッチできたものである。

　ここでは，1日の療法室の流れを追いながら，Jさんに生じた問題にどのように対応したのかを記述する。

受け持ち制ではない化学療法室の朝の申し送り

　療法室の朝は，当日治療予定患者約50名について，約20分の申し送りから始まる。Jさんについての申し送りは「monthly TC療法外来初回で，オリエンテーションが必要なこと，入院時の初回治療はアレルギーなく終了したこと，独身独居，職業は会社員で休職中」とのことだった。

> 受け持ち制ではないので，どこまで関われるか不確かだ。この治療は5時間の予定で，アレルギーが出やすく，血管外漏出が起こりやすいため，そこは見逃さないよう注意が必要である。初めての外来治療のため，できるだけ緊張せずに快適で安楽に過ごしてもらえるように配慮したい。
> 　Jさんはどのような方だろうか。根治目的の治療なので，仕事や生活の調整状況をアセスメントし，予定治療を完遂[1]できるような支援を心掛けたい。Jさんのサポート状況も含めて確認しよう。

　申し送りが終わると，看護師は抗がん剤曝露対策のため，防護服を着用して身支度をする。リラクゼーション音楽を流し，和やかな雰囲気を作る。当番医が現れ，定位置に座ってぼんやりと待機する。10時半を過ぎると療法室に次々と患者が来室して混雑し始める。調剤室では薬剤師が途切れることなく調剤を続け，看護師は次々とやってくる患者をベッドへ案内しては，すぐにカーテンをひいて個室化する。看護師は患者に自宅での様子などを問診しながら，点滴静脈注射（血管確保）をし，薬剤がベッドサイドに準備できると直ちに治療を開始する。患者の状況に応じて，副作用対策の説明や脱毛のケア，ウィッグ，乳房切除後の下着の相談を受けて，外見ケア[2]，イベント[3]や患者サロンなどのリーフレットを渡す。

[1] 予定治療を完全に成し遂げること
[2] がんやがん治療による外見上の変化（脱毛，肌色や質の変化，爪の変化，手術痕など）に対応するケア
[3] 外見ケアに必要な製品の展示相談会

満床で視界が狭くなった療法室で，N看護師からの相談

　11時半になると，療法室は満床になり，ベッドのカーテンがすべて閉められ，部屋の視界が狭くなる。看護師は，患者のベッド案内から点滴静脈注射，ケ

ア，患者の観察，薬剤準備，ナースコール，点滴アラーム対応，医療スタッフや家族の対応など，複数の要求に優先順位をつけながら行動する。そうして，治療を終えた患者とこれから治療する患者が入れ替わる。この間，あちこちのベッドから点滴アラームが鳴り響き，人が狭い部屋を行き交い騒々しく混沌とした状況になる。看護師2〜3人が耳をそばだてアラームの場所を突き止めることだけに意識を集中させているかのように，眉間にしわを寄せて無言のまま足早に動き回る。

そうしたなか，N看護師が何か言いたげに専門看護師（CNS）である私のほうを向いていることに気づき声をかけた。すると，N看護師がJさんの相談を始めた。Jさんが医師に嘔気止めについて相談したところ，「忙しいので他の日に言ってほしい」と言われ，ワイパックスを処方された。Jさんはその薬剤を抗不安薬と認識し，不満そうにしている。以前，プラミール（健胃薬）を処方されたが効果を感じづらかったと話し，どのように対応するべきかという相談だった。

> 問題は，抗がん剤治療後の副作用である嘔気のようだ。今日の治療時間は長いので，Jさんの帰宅までに解決しよう。患者さんにとって嘔気は心底つらい症状だが，それを医師に軽視され，胸を痛めている可能性も高い。この治療は6コース予定で今回が3回目。嘔気がつらく，治療を延期，中断，中止するようなことになれば，根治治療の完遂が難しい。しかし外来主治医は忙しく，新たに処方箋を発行してもらえない可能性がある。しかも，次回受診は1か月後である。Jさんは独居であり，そのあいだ一人嘔気に苦しむ可能性が高いので，今日中にどうしても対応しておきたい。状況によっては主治医との調整を必要とするので，N看護師ではなくCNSが対応したほうがよいだろう。嘔気マニュアルを確認し，なぜワイパックスが処方されたのかなども含めて検討していきたい。療法室のなかは繁忙を極めているので，まずJさんの状況確認だけをしておこう。

Jさんが置かれた環境への対応

N看護師に，Jさんへの対応はCNSがすると伝えたあと，Jさんのベッドサイドに向かった。そこで，Jさんと話し，治療後の嘔気へのつらさに共感し，帰宅までに薬剤調整することを約束した。

私は休憩時間に院内の嘔気マニュアルで，ワイパックスが推奨薬に掲載されていることを確認。薬剤師にJさんの状況を説明して適切な嘔気止め薬の情報と，Jさんに対応した医師が当院に赴任したばかりという情報を得た。

> 医師は外来診療に慣れるのが精一杯で，Jさんに余裕のない態度をとったのかもしれない。患者の問題解決を最優先し，医師が不在になる前に解決策を相談しておきたい。医師への連絡や相談は簡潔を心掛けて医師の負担を最小限にしていこう。

業務の合間をみて，医師に電話で相談。外来不在のため，処方箋を出せないという回答だったが，提案した薬剤を当番医に処方してもらうよう交渉し，処方箋

CASE 9　がん看護　専門看護師のコンピテンシー

を追加発行してもらうことができた。

> 16時頃，業務がひと段落したので，Jさんに対応しても他のスタッフには支障はないだろう。Jさんの治療は終わりに近づいており，前投薬による眠気もとれて会話ができる状況であろう。

Jさん本人への対応開始

　　（ベッドサイドにて）Jさんは表情がしっかりして，リクライニングチェアに横たわっている。

> 前投薬による眠気はとれており，説明にすぐ入っても大丈夫そう。

CNS　先生に相談して，ノバミンというお薬を出してもらいました。ワイパックスは，不安とか精神的な安定を目的として使うことが多いのですが，じつは吐き気にもよく効くお薬だそうですよ。

> 薬を正しく理解してもらい，主治医の信頼を回復しておきたい。

Jさん　（目がぱっと見開き，小さな声で）えっ？
CNS　ただ，吐き気がずいぶんおつらいようでしたので，いろいろ考えておきたいところかと……。Jさんはどちらにお住まいですか？

> 2種類の薬剤を使用できるようにし，嘔気時の選択肢を増やしておいた。
> すぐに病院に来られる距離か，遠いのか？

Jさん　○○です。病院まで2時間半かかるのです。

> 通院治療について労いたい。大変だろうな。

CNS　あ〜，それは遠いですね。通うのが大変ですよね。
Jさん　（うれしそうな表情で）そうなんです。

> うれしそうな表情を見せたのは，自分の状況を理解してもらえたからだろう。
> 通院治療中の患者さんは孤独なことが多い。

CNS　薬の飲み方ですが，吐き気がつらいときに飲む薬はワイパックスかノバミンのどちらかにしてください。二つ同時に飲まないほうがよいと思います。どちらが効いたのか分からなくなりますので，どちらか一方を飲んでみて，だめならもう一方を飲むというほうがいいと思います。

> 薬剤を適切に服用していくことで，嘔気をコントロールできることが，自己コントロール感を高めて健やかな生活を送ることにつながる。

Jさん　デカドロンが出ているんですけど，一緒に飲んで大丈夫ですか？
CNS　大丈夫です。デカドロンはしっかり飲んでいただいて，それでもつらいときにワイパックスかノバミンを足して飲んでください。
Jさん　分かりました。

207

> 飲み方については大丈夫そう。治療や生活の見通しを少しつけてもらえたら安心できるのではないか。

CNS 吐き気はつらいですよね。何回か治療を受けるなかで，自分に合う薬や対応を見つけていくことになるかと思うのです。他の方，皆さんそうで……。
Jさん そうなんですね。

> Jさんは，外来初回でまだペースをつかめていないので，不安もあるのだろう。Jさんは一人じゃない。他にも同じように治療を受けている方もいて，近くには看護師もいる。孤独にならず，嘔気を自己コントロールできる方策を見出してほしい。

CNS 先生は忙しくて，お薬のこと，すみませんでした。忙しすぎて，ちょっと対応が難しいこともあるかと思いますので，何かありましたら，また看護師に相談してください。きちんとつなぎますから。

> Jさんの医師への不満を解消しておきたい。医師の忙しさは変わらないため，再度同じようなことが起きる可能性が高い。薬剤師によれば今日の医師は先月赴任してきたばかりで，病院に慣れていないなか，外来と病棟診療をしていて，大変なのだろう。そういう事情は患者には分からない。

Jさん （すっきりした表情の笑顔で）はい，ありがとうございました。

> 今後，長くなるかもしれない療養生活のなかで，気がかりや不安なことを気軽に相談できる関係ができるとよい。どの看護師でも，適切に対応してもらえる安心感をもって自宅療養してもらいたい。

　N看護師にJさんについて状況説明をした。その後，Jさんは自宅でノバミンを服用し，嘔気に対処できるようになり，嘔気に苦しまずに6コースの治療を完遂した。

　N看護師がJさんのつらさに気づいたことを契機に，CNSが他職種に配慮し，状況を見極めながら力を引き出し統合したことで，Jさんのつらさを軽減でき，治療完遂に至った。
　CNSは常にアンテナを張り，どのような状況でも患者の異変や抱える問題をキャッチし，あるいは問題を予測して対応していかなければならない。それはCNS一人だけでできることではない。一緒に働く看護師にもアンテナを張ってもらい，療法室に来る患者のその日，そのときだけのケアではなく，治療期からその後を見据えた時期もふまえて，責任をもってケアすることを意識して関わることが必要である。今後は，それがかなう療法室のシステムを構築していきたい。

COMMENT

肩肘張らない「療法室のコンシェルジェ」

　今回の外来化学療法室がん看護CNSは，まるでテレビの「プロフェッショナルの流儀」で取り上げられたホテルコンシェルジェのようだ。しかし，そのミッションである「顧客の満足」以外に，もう一つ，CNSは「治療完遂」のミッションがある。「患者のつらさは最優先に対応しなければならない問題」として捉えながら，「療法室のコンシェルジェ」がカオスのなかで，覚醒度を最大限にして情報キャッチの作業に入っているときに，医師はどうなのか……（少し残念な，皮肉な表現に私には読めるが），「当番医が現れ，定位置に座ってぼんやりと待機する」状態であるそうだ。

　CNSは患者だけでなく，広く，そしてゆるいが確かなイメージで，医師を含むスタッフ全体の言動や機嫌・精神状態を考慮に入れ，時には何手か先も読んでいる。

　事例に関して，実際にやったことや考えたことは大変分かりやすく，そして要領よく経時的にまとめられている。さらに村上先生の分析が，春木CNSの関心領域の細かさ（ミクロ）と自分も含めての広さ（メタ）を，そして自己の存在についても，部品として，あるいはシステムを陰から動かす，他の同僚も押していくエンジンとして，いわばDual Modeで見せてくれている。確かに他のナースに言われるように春木CNSは政治家の妻に向いているのだろう（後出）。

　さらにCNSのゆとりがあるというか，無理に肩肘張らないというか，そんな感じの教育的なプロフェッショナリズム，心意気が感じられる。①不全感を受け止められる，②高みを目指す，そして③みんなで目指す，ということである。

　文末のまとめの部分には，本当に大切なことがコンパクトに記載されている。何気ない言葉に読めるかもしれないが，私にはそれらに強い意思が感じられ，とても心地よい。

（大生定義）

CNS へのインタビュー～現象学的分析

システム変革の黒子としての CNS

村上靖彦

専門看護師になったきっかけ

　春木さんは途中子育てのためのブランクを挟みながら一つの病院のなかで実践を続けてきたがん看護専門看護師である。さまざまな部署を経験したあと，インタビューのときは化学療法室に勤務していた。システム上の問題を抱えている病棟と病院において，専門看護師が組織の改善のためにどのような動きをしうるのか，その一例となっている。インタビューは数か月の間をおいて 2 回行った。

春木　そうですね，私が CNS になろうと思ったきっかけは。
村上　もっと前からでもいいですよ。
春木　いえいえ。でもね，とても印象的な膀胱がんの末期の患者さんがいて，私はまだ 2 年目の看護師だったんですけど，先輩の看護師さんが，「あの人，痛そうじゃないよね」っていう話をするんですけど，私が患者さんのベッドサイドに行くと，「痛い」っていうんですよね。「痛い」って言ってるから何とかしてあげたいと思うんだけれども，まあ先生と相談していろいろと対処するけれども，また違うスタッフになると，痛み止めが使われないまま来ていて，私，また受け持ちで行くと，「痛い」って言うんですよね。だから，『あれ，なんでこんなことになっちゃうのかな』と思って。でも「あの人は痛そうじゃないから」っていう，客観的な先輩ナースの感じ方と，『でも本人が「痛い」って言ってる以上，痛いよね。なんかしなきゃいけないんじゃないか』って思う，なんかそこのなんか違いみたいなものがまずあって。で，ドクターに相談しても，ひどい先生なんかだと「気のせい」みたいなこと言ったりするわけですよ。「あの人，痛いって言ってるけど，そんなに痛そうじゃないよね」とか「気のせいじゃない？」みたいなこと言うときに，『どうしてそうなっちゃうのかな』っていう感じがあって。
　　そういう痛みのコントロールをするには，じゃ，何が必要なのかって勉強したときに，WHO が提唱している，痛みのラダーっていうのがあって，この段階で痛み止めを使っていくといいんだよみたいなことが書いてある。『もうちょっと効率的にこういうのを〔使った方がいい〕。この人だけじゃなくて，多分もっと他にも痛いって言ってる人がいて，この人たちがなんか適切にケアされてないな』って思ったときに，他の病院の看護師さんに相談したら，「あ，そういうの専門にしてる看護師さんがいるんだよ」って聞いて，それが CNS だったんですね。(1 回目 1-2)

　　患者の痛みが放っておかれていることがあるというショックが春木さんの出発点となっている。一対一のケアにおいても，CNS としてのシステムの改革にお

いても本人が感じる痛みや不安といったものをないがしろにしない看護を成り立たせる努力が全体を貫いている。痛みのケアは当然行われているべきものではないかと私自身は思っていたのだが，春木さんが勤務する病院は，37部署に分かれていて1日3,000人から4,000人の外来患者が来院する。さらに建て増しを重ねた迷路のような建物である。正門で待ち合わせてから化学療法室を見学してインタビュー場所まで向かうのにもぐるぐる歩き回った。この大きさゆえに当たり前ではない難しさがあるようだ。

　引用でのドクターや先輩看護師は「客観的な」視点で患者の状態を判断しているために，患者の言葉をも信じない。「痛そうじゃない」という言葉は本人の立場に立つふりをして患者の思いを否定している。ケアは患者の立場に立つことから始まるというごくごく常識的な定義がここでは成立していない。患者の経験が無視されケアが届かない状態が，春木さんの実践の出発点となっており，CNSを目指す動機であるとともに，今現在もまたこのような場面に立ち会うことでそのつど実践が再起動する場面である[1]。患者の痛みに立つというのは，絶えず立ち返らないと見逃されてしまうケアの出発点なのだろう。

　そして「どうしてそうなっちゃうのかな？」という問いかけは，スタッフ個人を責めるものではない。ケアが成立しないシステムの問題点を問いかけるものである。それゆえ「この人だけじゃなくて他にも痛いって言ってる人がいて」と，一人の患者にとどまらず患者全体へと一般化し，システムとしての改善をめざす実践をこれから見ていきたい。

　春木さんは職務上4つほどの役割を担っていた。(1) 月水木金は，化学療法室のサブリーダーとして，全28床中14床について責任を持つとともに自分自身もスタッフとして患者のケアに当たる。(2) 化学療法室で困難な場面があったときに，CNSとして呼ばれて対応をする。このとき春木さんは一人のスタッフナースから「スーパーマン」[2]としてのCNSへと変身する。§1，§2はそのように変身を迫られる困難な場面である。(3) 化学療法室そして病院全体も患者の痛みが見逃されがちになるカオスである。カオスのなかで見通しの良い秩序を作るべく改革していく，システムの変革者としての役割がある。まず化学療法室を改革する動きをする。たとえば，化学療法室をAチームとBチームに分けてサブリーダー制を作ったのも春木さんの働きかけによるものである。それ以前は役割分担

---

[1] 省略したが，痛みの訴えが見逃されてケアが遅れた最近のケースも語られた。
[2] 春木　私は本当，一スタッフなんで，本当に。スタッフの動きと同じことを求められるんで，それ以外の動きをすると，駄目なんですよね。で，それでもなお，困ったときに。困ったときに，CASE 9の事例のように，ちょっと困ったんだけどっていうときには，じゃあ，CNSとしての，活動というか，実践をしてくださいみたいな形でこう，すっとこう，上がるんですけど，そうじゃないときはぐっと抑えられていて。
村上　あー，なるほど。なんかあれですね。クラーク・ケントがスーパーマンに変身するみたいですね。
春木　そんな感じなんですよ。急になんかすーっと，こう，「春木さん，ちょっと対応してもらって」みたいになったときに，初めてこうCNSとしてぷっとこう。
村上　フフフ。
春木　「私が春木です！」みたいになって，ここに行くっていう感じ，ですね。
村上　へえ，あ。
春木　それまでは，こう本当に抑えて，「他のスタッフがちゃんと動けてるか，あるいは患者さんが何か問題がないかとか。そういうのに目を払う仕事の仕方をしてください」っていうのが，はっきりしてるんです。(2回目8-9)

が不明瞭で患者のニーズをキャッチできなかった。（4）次に，火曜日には化学療法室を離れて病院全体にまたがる CNS 活動を行う。このとき，特に病棟間の連携と連絡をするシステム作りへと注意は向いていた。

§1. 匿名のスタッフナースから「CNS 春木さん」へと変身するとき

● 患者が納得していない場面をキャッチする

まずは化学療法室内で対応が難しい場面が生じたときに，しがない新聞記者であるクラーク・ケントが「スーパーマンに変身する」（2 回目 8：注 2）場面を見ていきたい。スタッフが手に負えない難問があったときに「春木さんちょっと」（2 回目 8，2 回目 35）と呼ばれて対応を要請される。一スタッフナースから，「金正日バッジ」（2 回目 32）のような CNS バッジをつけ春木さんへと変身するのだ。呼ばれるだけではない。他のスタッフが気がついていない潜在的な問題をキャッチして対応するのも春木さんの役割である。その指針は，患者さんの苦痛や悩みである。

痛みや吐き気を訴えている場合にはしっかりと聞き届けなければならない。それゆえにこそ春木さんがしばしば取り上げるのは，患者の気持ちや思いが汲み取られていない場面である。

春木　あるとき，そういういろんな不安，副作用の話を聞いている患者さんで，60 代の男性だったんですけど，不安なんですよね。その副作用が，何が出るのか分からないっていうことをしきりに言っていて。

私とベテランの 50 代の看護師さんと一緒にいて，私はサポート側で，パソコンで，〔同僚が〕言ってる，対応してることを入力する係だったんですけど，すごく不安を訴えていて。で，スタッフも普通に対話するんですよ，「ああ，そうですよね，心配ですよね」って話もするし，「今，でもあなたの状況で別に肺炎っていうことでもないし」とか。

〔患者さんは〕先生に「検査したい，検査したい」って言ってたんですよね，「自分が心配だから。肺炎じゃないかって思うから，『もっと検査してほしい』って先生に言ったのに，僕にはレントゲンも撮ってくれないんだ」って話をしていて，『ああ，そうなんだ』って思って聞いてたんですけど，「納得してないな」っていうのは分かったんですよね。

患者さんは，多分看護師さんに，「大丈夫よ」って言われてたり，「それより苦しくなったら連絡してくださいね」って言われて，「でも納得してないな」って思ったんですけど，スタッフが対応していて，私が行くのも変だし，ちょっとここは適切に対応されてるわけだし，ちょっと忙しいし，話をちょっとやめておこうかなと思って離れたんです，その場を。（1 回目 5）

同僚は患者の思いを丁寧に聞いて「適切に対応」しているので（患者の痛みをないがしろにしていた）最初の引用とはケアは異なる。しかし患者は納得してい

CASE 9　がん看護　専門看護師のコンピテンシー

ない。患者の気持ちが医療者によって対処されていない点は前の例と共通している。どちらも対応が先送りされて，「今」実践できていない。

　そして春木さんも「ちょっと忙しいし，話をちょっとやめておこう」とここでは介入しない。そしてこの場では春木さんが一人のスタッフナースとして動いているということも，同僚に口を出さない理由の一つであろう。春木さんが「ちょっと」と足すときには気遣いが現場にとどまっていることを示すようだ。つまり「ちょっと」ではなく，だいぶ引っ掛かる場面に「ちょっと」は登場する。つまり対処できていないことが気になっている。ここでは「忙しい」というシステムに由来する制限ゆえに，春木さんの実践上のモットーが妨げられており，この葛藤が「ちょっと」に表現されている。

春木　でも気にはなってたので，何かもう少し，またなんかあったら話そうかなと思いながら，気にしながら行ったときに，やっぱり同じように，「心配なんですよね」みたいな話をされて，『あ，やっぱりさっきの話だけだと解決できてないんだな』って思ったときに，奥さんが近くにいて，『あ，この奥さんはどう思ってるのかな？』と思って話を聞いて，実は奥さんがいちばん心配で，「主人が肺炎なんじゃないかと思うんです」って言って。『あ，ここかな』と思って。でも今のお話を伺ってると，「こうですよね，ああですよね，要するに，今，肺炎っていう症状は出てませんね」みたいな話をしたときに，なんか奥さんを納得させると，ご本人も「そうだよね」みたいになって，「あ，そうだね」みたいに納得して，ふっと表情が和らいだりして。(1回目6)

　患者が「納得していない」ことに気づくのがキャッチの第1のポイントであるとすると，その理由が，奥さんが納得できるかどうかであることに「あ，ここかな」と気づくことが第2のポイントとなっている。そこに対応できたときに「納得」が得られて解決している。このとき解決が表情の変化として得られていることも春木さんの特徴である。

春木　なんか患者さんが揺れてる，なんか振り子の状態じゃないですけど，なんか気持ちが，感情が揺れてたりとか不安に感じている，そこになんか自分ができるだけこう，うーん，シンクロするみたいな。シンクロじゃないんですけど。なんか[3]患者さんって，「こうですか？」って言って，自分の気持ちにフィットした言葉とかフィットした表現がくると，パって表情が変わって，「あ，そうなんですよ」って言ったりして，ああ，なんか納得してくれるっていうか，『ああ，分かってくれたんだな』って，「分かってくれてありがとう」みたいな表情されて，ヒューっと表情が和らいでいく，そこに力を注ぐときが多いような気もします。(1回目8a)

　表情が変化することがやはり大きな指標となっている。患者の納得とは単に説明に納得したということではなく，「分かってくれてありがとう」というよう

---

[3] ときおり，春木さんの語りには「なんか」が頻出する場面がある。これは，登場人物に感情の揺れ動きやあいまいさがあるときのようだ。

に，患者の気持ちを医療者が理解したことに患者が納得することを含む。つまり患者と医療者の信頼関係の熟成とほぼ同義である。CASE 9 の吐き気を訴えたにも関わらず医師からないがしろにされたと感じた患者の場合も同じである[4]。

● 患者の全体と家族の視点

　おそらく春木さんの思考のスタイルは，患者の痛みや吐き気に敏感であることと，もう一つは一点の問題を状況全体へと拡げて連関のなかで考えようとすることである。この二つの動きが語り全体を貫いている。

村上　その方だけでも別にいいのに，奥さんがキーパーソンっていう感覚とか，その，お姉さんに聞いてみるとかっていうのは？

春木　なんか，その人を見るときに，なんか私から見えている，いったん白にして，その人を，全体を見ようとした姿があるんだけれども，恐らくいちばん身近な家族から見えている，その人のありようを知りたいというか。私から見えた角度はこう，でも多分，私〔だけで〕はもちろん十分じゃないはずで，だから，もっと他の要素から，その人を知っているいちばん身近な家族から見た，その角度から見たその人を知りたいというか，多分全体をできるだけ把握して，その患者さんがどういうときにどういう価値観で，どう判断するのかを，知ろうとするというか。
　〔……〕私じゃない身近な大事な人，で，多分一緒に病院に来るっていうことは，それなりの関係性が。
　相互作用じゃないですけど，家族って，影響し合ってる部分がすごくあるので，どうこっちの方が，こちらにどう影響してるのかなとか，なんか関係性の部分も，全部が何ていうか，多分ユニットじゃないですけど，患者さんだけを一人見ればいいわけじゃなくて，恐らくそのいちばんの身近な人も，ひっくるめたその全体を見ていかないと。(16)

　春木さんは患者の「全体」を「ユニット」として捕まえることにこだわる。そしてこの「全体」は，さまざまな角度から患者を捉えることと同一視される。春木さんが見た姿は「いったん白にして」，「私じゃない身近な大事な人」から見た姿を知ることで，患者をめぐる「関係性」において患者を捉えることができる。「その人」の個別性をとらえることは，「家族から見た」姿という多面化と釣り合っている。患者の痛みや不安を捉えることが対人関係のネットワークのなかで意味を持つのだ。頻出する「なんか」はこの関係のなかで患者の像がゆらぎながら作られることを示している。ここでも一対一の接遇が話題になるなかで，広い

---

[4]　村上　こないだ研究会の事例〔CASE 9〕もそういう感じ？
　春木　こないだ，そうですね。こないだ〔の研究会の事例〕も，吐き気がつらいんですみたいな形の事例だったんですけど，あの事例も，前情報からすると，ちょっと傷ついてるというか，患者さん自身が，ドクターに，いちばんつらいときにつらい気持ちを言って，「吐き気がつらい」って言ってるのに，「今，言わないで」って言われて，相当ショックだったろうなと思って。その気持ちが昇華されないでいる，そのままこう，不快だったり不満だったりとか，そういう気持ちがずっとあって，で，スタッフがそれに近づいて，でもスタッフもできるだけそれに，もちろん呼応しようと思うんだけれども，でも次の一手が出なかったので，もう私がちょっと関わったほうがいいのかなって判断したんですけど。(1回目 8b)

対人関係へと拡がっている。この場面は多面的な視点を取ることで「見える化」するという技法である。このときははっきりとは語られていない前提がある。それは一人の患者に集中して応対しない限り，その背景にある多面的な姿や文脈も見えてこないということである。

§2. カオスのなかでキャッチする

さきほどの引用では，「納得した表情」「ストン」「フィットした言葉」「ヒューっと表情が和らいで」と，表情によって患者が納得したことが明らかになるとされている。表情が基準となるということは，ノンバーバルなサインを「キャッチ」しないといけないということである。

大事なことは，雑然とした環境のなかでケアのために必要な情報をキャッチできるようにすることである。そしてそれは患者との一対一の場面から，病院全体のシステムの整備までをも貫くモチーフである。

春木　その吐き気に対しても，こないだの〔研究会の〕事例みたいにうまくキャッチして，つなげた事例はまだ良くて，恐らくそこまでいかないような，抱えた形で帰られてる方がいるんじゃないかしらと思うんですよね。そこは私もどうしていったら拾い上げられるのかなと思うんですけど。そうですね。日々迷って。ごちゃまぜの環境のなかで，どうキャッチして。でも私だけじゃできないことだから，みんながアンテナを立てて，ちょっとね，様子がおかしいとか，この人は？っていうことを，できるだけ早くキャッチしてうまくつなげていけたら，いいんだけどなとは思ってるんですけどね。なかなか。(1回目11)

患者の気持ちや状態をキャッチすることが実践上の重要なポイントになるのだが，「ごちゃまぜの環境」というカオスがそれを妨げる（化学療法室の場合は複雑なベッドの配置，カーテンで仕切られて見通しの悪い部屋，絶え間ないナースコールや点滴のアラーム，そして煩雑で慎重な作業を必要とする薬剤ゆえに，とてもあわただしい業務などだ）。「ごちゃまぜ」であるがゆえに患者のサインをキャッチしにくく，そしてサインをキャッチしたとしてもそれに対応するための（痛みや吐き気への対応の手順という）看護師「みんな」に共有されたシステムが整っていない。システムに由来するカオス（＝全体的なシステムのレベルでの不備）が，患者の不満や症状をキャッチすることを妨げている。それゆえカオスは変革を要求するきっかけとなっている（§3参照）。患者が納得するかどうかということが問われていた§1では，一見すると患者と春木さんの一対一の関わりが話題となっていたように見えるが，実はスタッフみんながうまくサインをキャッチできていないということが前提となっており，その背景にはシステムの不備がある。ノンバーバルなサインをキャッチするためには（個人のスキルアップではなく）システムを改革しないといけないのだ。

春木　受け持ちが決まってないので，私の治療室の場合は。他の治療室はどうも決まってるらしいんですね，「Jさんが来たら〔スタッフの〕誰さん」とかって決まってるなら〔気づけるんだけど〕。決まってないまま，「あれ，あの人来なくなっちゃったね」ってことで気がつくっていう，何だか本当に質がまだまだ。

　　だから治療に来れなくなる方っていうのは，やっぱり予兆があるわけで，もっと病状を知っていれば，「もう最後のレジメンだから，もう次のレジメンは経口抗がん剤に変わるね」とか，もっとキャッチしたら，もうちょっと関われるのに，そういう流れ作業的に，今なっているので，まだ患者さんのケアが十分できていないなと思っていて。そこを何とか，今変えて，患者さんがこう例えば治療の選択に困ったときには，相談して，いい環境〔にする〕とか，「あの人そろそろ治療が行き詰まってるから，変わるかな」っていうのを早くキャッチして，もうちょっと何とかできないかなとは思ってるんですけど。

　　やっぱりそのつらい部分だったりとか，早くキャッチするのって，あれだけのこう雑多な環境のなかでキャッチし切れてないなというのは思うので。（1回目 13a）

　　「雑多な環境」ゆえにキャッチできないということが4回も繰り返されている。「キャッチ」が難しいことの理由の一つは受け持ち制を取っていないことである。「流れ作業的」とは受け持ち制度を取っていないために個々の患者の状態を継続的に細かく責任を持って追うことが難しいシステムであるということである。受け持ち制をとっていないため，患者の痛みや吐き気，医師の説明への納得のいかなさ，こういったものに対応し損ねた場合，患者がいつの間にか来られなくなってしまうかもしれない。そしてさらに来られなくなったことにも気づかないかもしれない。つまり二重にケアの体制に不備がある。「患者さんがこう例えば治療の選択に困ったときには，相談して，いい環境」を作りたいということは，逆に言うと「今は」システムの問題ゆえに患者の意向をキャッチできない，春木さんが大事にしている一人ひとりの患者の痛みや思いを大事にする看護がしにくいということである。

　　痛みや吐き気が見逃されて先送りされる環境において，春木さんは「予兆」を感じ取ることができるようになるように，「今〔システムを〕変えて」いくことを試みる。「今」とは春木さんにとっては問題を先送りせずに変化をうみだすことであり，そして絶えず「今」は新たに訪れる以上，変化はたえず起こさないといけないのである。そして「今」導入すべきシステムは未来の「予兆」を先取りするためのものなのだ。

　　それが次の§3のテーマであるシステムの変革となる。「もうちょっと」と「もっと」が繰り返されることで，環境を変えていくエネルギーが表現されている。絶えず登場する「もうちょっと」「もっと」こそが春木さんの変革への意思を表現しているのだ。しかしこの引用では「もうちょっと」何をするのかは，まだ語られていない。それが次節のテーマとなる。こうして患者の悩みや痛みをキャッチするという個人レベルのケアが，環境の整備というシステムの問題へとつなげられている。

CASE 9　がん看護　専門看護師のコンピテンシー

§3. 真っ白に戻したうえで環境を変える

● システムをゼロから作り直す

　　春木さんは，病棟においてさまざまなしくみを根本から変更しようとする。例えば，春木さんが異動してきたときの化学療法室では，ベッドが向かい合いに並んで患者が顔を見合わせる配置になっていた。患者はそれを嫌がるためカーテンを常時閉めることになり，「アラームのすごさと患者さんのナースコールとで，もう，あたふたしながらやってるような状況」（1回目14）のなかで，どのカーテンの向こうで音が鳴っているのかが見えないためにさらに混乱が増していたという。春木さんは今年になってから，患者同士の目が合わないようにベッドを斜めに配置することを提案し，それによってカーテンを閉める必要がなくなり物理的に病棟の見通しが良くなったという。

春木　「みんな，じゃ，もっと働きやすくするにはどうしたらいいかを考えない？」って言ったら，「え，春木さん，まだそんなこと考えてんの？」とか言われたんですけど。「だってカーテンレールが決まってるけど，これ〔＝ベッドの配置〕は私たちが変えられるでしょ？」とか，「ここはもっと変えられるじゃない？」とか，「机だって，必ずここにいなくちゃいけないものじゃないんじゃない？」とか言うと，みんながびっくりして，「へえ」って言われちゃうんですけど。
　　でもそうじゃないと，そうならないといい方向に変わらないというか，このままこの形があるから，それからスタートするんじゃなくて，何にもない前提で，あるいは患者さんと接してても，この人はこうだねって思い込まないで，まずゼロにして関わる，全部まずなんかいろんなことは取っ払って考える癖があるかもしれないですね。いろんな仕事に関しても，患者さんに対しても。（1回目13b）

　　「もっと働きやすくする」「もっと変えられる」「いい方向に変〔える〕」と，未来に持続する変化を生み出そうとすることが春木さんの専門看護師としての動きである。このとき「よどんだ感じ」というカオスを，「何もない前提」「ゼロベース」「まずゼロにして関わる」「いろんなことは取っ払って考える」といったん「真っ白」にする。そして「真っ白」にしてから，次に現場のシステムごと変えようとする。そもそも「雑多な環境」「ごちゃ混ぜの環境」だから一度「ゼロに」しないと働きやすくならない。うまくいっていないシステムの変革において，そのままそれを引き継ぐのではなく，いったん「ゼロ」にしてそこから始めるという動きを見せることが春木さんの特徴であろう（しかし春木さんの意向と少しずれているスタッフ「みんな」はびっくりする。「みんな」と呼ぶときには春木さんとスタッフとのあいだに少し距離が開いている）。
　　大学院で春木さんが学んだのは「チェンジ・エージェントたれ」，問題があったときには介入して変革しろ，ということだったのだが，春木さんはそれを「ゼロにして真っ白な状態から作り直す」というラディカルな仕方で実現する。とい

217

うのは，彼女にとってはゼロにしないことには変革できないからだ[5]。

村上　次は，何をじゃあ？　化学療法室でどうされようと？　何を今は？

春木　今はですね，いくつかあるんですけど，今，おなかの化学療法っていうのをやっていて〔中略：ここで胃がんと肝臓がんの腹膜播種へポートを作って抗がん剤を入れる治療の第3相試験の説明〕。「こんなおなかの治療なんてないんだから，もうちょっとみんなが，誰が見ても分かるように，手順だとかしたほうがいいよね」って話をして，みんなが「そうかな？」って言ってるんですけど，「そうでしょ」って言って，「まずちゃんとそれを経験則で語らずに，きちんとまず言語化しながら，本当に必要なケアなのか，どういうところを観察するのか，やりましょう」っていうふうに言って，それを今，そういった新しい治療に対する標準看護計画なり，その患者さんへのパンフレットなり，身近なことで言うと，今まで10年間，そのまま感覚でやってたことを，きちんと見える化して，「誰が見ても，あるいは他の病院の看護師さんが困ったときでも，それを見ればできるよねっていうものを，まず作りましょう」というふうにしていて。(12a)

　「今まで」先送りになっていたことを，「今」やろうとする。「今」は，やはり変化の瞬間として現れる。

　言語化されずに感覚で行われて伝えられてきたケアを「標準看護計画」としてまとめることも，カオスからシステムを作る作業の一つである。「誰が見ても，あるいは他の病院の看護師さんが困ったときでも」とは個人を超えたシステムとして整えるということである。そして週4日勤務している化学療法室だけでなく病院全体の広い範囲でシステムを変えるのだ。「見える化」という表現はインタビューのなかではこの一箇所のみだったが，実は春木さんの実践全体を貫く方向性を表している。先ほど雑多な環境のカオスを部屋の模様替えによって文字通り「見える化」して解決したのもそうである。

● 患者もゼロベースで見る

　ここで話題を少しだけ一対一のケアへと戻す。実はシステムの変革だけでなく，一人ひとりの患者への接遇も「真っ白にする」ことから始める。さきほども「いったん白にして」その人全体を見るという語りがあった。

春木　うーん，真っ白にする。ゼロベースっていうんですかね。真っ白にするってことが多いんですよね。真っ白にするっていう感じですね。こないだ学生さんに，講義で意思決定支援の話をしなくちゃいけないときに，コミュニケーションスキルの

---

[5] 村上　今のその，真っ白にするっていうのは CNS だから？　昔から？　どう，それは？
春木　えーっ，何だろう。難しい質問ですね。どの段階からそうなってしまったのかは，ちょっと定かじゃないんですけれど。何とも言えないんですけど。でもやっぱり大学院に行ったときに，包括的に人を見なさいって，先生が非常に。〔……〕
　恐らく自分が臨床にまた帰って，現場に戻ったときに，こう，その看護学校時代に習ったスキルじゃない部分の，それが，もっと価値観に踏み込んで〔……〕もっと患者さんを知るっていう〔……〕その前準備が真っ白っていう表現なんだなとは思うんですけど。(1回目 15a)

218

話をしたら，「春木さん，どういうふうに患者さんと接しているんですか？」みたいな質問が出たんです。そのときに，「患者さんと接するときには，私は必ず全部を真っ白にして，もうなんだか無の境地じゃないですけど，真っ白にしてから患者さんと会うようにしてます」って話をしたら，「ええ，そうなんですね，真っ白ですね」って言われて，『あ，私そんなこと言っちゃったんだ』って思ったんですけど。きっとそこが本心だなと思うんですけど。（1回目14b）

ここでは患者個人のケアにおいても「真っ白にする」ことが通底することとして語られる。

春木　そうですね，そうですね，そうだと思います。今すっきりしました。そうならざるを得ないんです。確かにそうなんです。そうしなければ，患者さんの全体が見えないんだと思うんですね。その凹凸だったりとか，色みだったりとか，どこが濃くてどれが薄くてとか，どの色合いでとか，その人の色調みたいなものが見えてこないので，1回真っ白にするっていう表現になってしまうんですけど。で，その患者さんの，ここら辺が色が濃いけれどもとか，その辺の人の見方というか，捉え方というかだと思います。なんかすっきりしたような気もします。（15）

患者の「全体」を見るという目的を達成するために，「真っ白」にすることが前提として要請されている。「そうならざるを得ない」という強いられたものである。この点はシステムを変革する場面で一度ゼロにならざるをえないというのと同じである。こうして患者に対する思い込みを消して「真っ白」にしてから「色み」「色合い」「色調」を見出していくのが春木さんのスタイルである。こうして患者「全体」が見えるとき，そして悩みや症状をキャッチできるようになったときに，「その人」「その患者さん」と個体化してゆく。

§4. 病棟全体におけるシステムの改革

春木さんは火曜日には化学療法室を離れて，病院全体にまたがるCNS活動をする。そのなかで春木さんが導入したシステムの改革は，どれも患者の痛みや不安を見逃さないという冒頭から一貫するテーマを病院全体へと行き渡らせるためのものであった。つまり痛みや不安を支える支援を，個人のレベルから病院全体のシステムにまで一貫させるということだ。例えば，（1）共有すべきことがらをスムーズに伝達するしくみを作るために，上司に働きかけて，病棟の各階ごとにフロア委員，37もある部署ごとのリンクナースで連絡を流し，委員会で議論するしくみを作る，（2）さらにCNSや認定看護師へとつながる相談用のPHSを作る，といったことを春木さんは説明してくれた。さらにもう一つ春木さんはシステムに関わる内容を語ったのでそれを詳述したい。

システムの問題ゆえに患者の悩みがキャッチできない，というのは化学療法室だけでなく病院全体でも同じようだ。例えば外来ではポケベルで診察が管理され

るために，看護師が患者へと声をかけにくくなっている[6]。その問題を打開するためのシステム作りを春木さんは試みる。

> 春木　でも患者さんと話してると，「ああ，看護師さんと話してないな」とか。「でも，ここの外科では話してるな」とか，分かるんですよね。やっぱりカルテを見たりすると。
> 　「でもそのきっかけはなんだろうな」「話すきっかけがやっぱり難しいんだな」と思って，どうしたらそれを打開できるのかなと考え，入院中の患者さんが，外来で何かしてほしいときに，「外来継続」っていう名前の〔しくみを利用しました〕。入院中に看護師さんが見ていて，「あ，この患者さんはどうも……」。例えば，糖尿病の患者さんが，インスリンを使うことになりました。で，インスリンを使う指導はしたんだけど，おうちでどういうふうにできてるのか，外来でもできてるか〔定かでない〕。〔そういうときに〕「看護師さんの視点で，きちんとアセスメントして，患者さんの指導確認とかをしてください」っていう用紙があるんですね。「外来継続」っていう名前の。
> 　〔外来継続の指示が出ると〕外来の看護師さんは，病棟から送られてきた患者さんの情報を見て，「あ，この患者さん面談しなくちゃいけない！」みたいな。もう面談しなきゃいけないです絶対に。したいとか，したくないとか構わず。だからその紙が来たときは，必ず患者さんに会うっていうふうになってるので，これを使わない手はないと思って。(2回目 12-13)

　ポケベルというシステムゆえに患者と看護師の接点がなくなっているときに，「外来継続」という患者と看護師の会話を強制するシステムを使うことで補う。こうすることで春木さんが持った患者についての気づきが外来の看護師へと共有されていく。つまり外来継続は看護師間をつなぐネットワークを作るしくみであると同時に，患者をケアする看護師のつながりをあらゆる瞬間に作り出すしくみでもある。

> 春木　〔CVポート〕の生活指導がどういうふうに言われてるのかなと思って。で，「いやあ，ここはもう一切触らないでって言って帰します」って〔病棟の看護師が〕

---

[6]　春木　私の所は，診察を終えた人が治療室に来るんですね。なので，例えば耳鼻科のがん，喉頭の辺のがんの方が，耳鼻科に行って，診察を受けて，私たちのところに来る。でも，そこにも看護師さんたちがいるんですね。外来だから。耳鼻科の看護師さんとか，外科の看護師さんとか，内科の看護師さんっているはずなので，なんか「どうもそこの看護師さんたちと話してないで来たな」っていうのがよく分かるんですよね。接する機会がない。多分先生に呼ばれて。
村上　あああ，確かにね。うん。
春木　診察室呼ばれました。で，私たちの所に，診察を終えて，治療しましょうって来る。で，こう患者さんと話してると，「あっ，耳鼻科の看護師さんとも話さないで来たな」っていうのが分かるじゃないですか。そうすると，「あ，どうしてかな？」って思うわけですよ。「なぜ？　あ，やっぱり，それこそ，またシステムがないんだな」っていうか。で，看護師さんたち，やる気がないのかなっていうと，そうじゃなくて。別に必要性がある人がいたら話す準備は，全くないわけじゃないけれども。病院のシステムとしてこう，〔患者に〕ポケベルみたいな持たされて，診察1時から。で，1時になって，ブーっと呼ばれて，ブーっと〔診察室〕入って行って，診察して，すーっと出て，すーっと行っちゃうので。別に患者さんも，看護師さんに会う必要もなければ，話したいとも。別に話すことがなくこう，行っちゃうんですよね。(2回目 12)

220

言って。でもその間に〔ポートが〕ぐちゃぐちゃになっちゃって，感染して離開してとかもあるし。

　それをじゃあ，外来の看護師さん，どうしてるのかなって思ったら，外来の看護師さん，全くノータッチだったんです。そうすると，患者さんは，ポートを作りました。傷を持ってます。で，外来に来ます。で，先生に会って行き帰りしてるうちに悪くなっちゃう。〔それなのに〕看護師さんは何も消毒の方法とかを「おうちでどうされてます？」〔と患者さんに尋ねる場面〕がなかったので，「あ，これはいけない！」と。これまた「チャンス！　外来継続！」と思って。

村上　アハハ。

春木　「外来継続を書いてください！」みたいに。

　これはね，「今，外来でこんな事件が起きてます」っていうの，こう，伝書バトのように，外来で起きてる事件を，病棟に報告して，「いやこんなことが起きてるんで，こういうふうにやってください」みたいな形で，今。それがもっとね，いい意味で，普通に。

　〔……〕外来の看護師さんも，「あ，外来で看護をしなきゃいけないんだ！」っていうふうに思ってほしいっていうか。今までは受け付けだけで済んでたりとか，診療の補助だけでよかったんだけれども，そうじゃなくって，もう家で生活していて，これだけ在院日数が短くって，外来でたくさん過ごしているんだから，私たちは，ケアをする対象がそこにいるんだっていうことを，もっと意識してほしい。（2回目 14）

　「これはいけない」という改善すべきポイントは，変化を生み出すチャンスでもあるのだ。

　ここでは，はっきりとは語られていない前提がある。それは外来継続を指示するということは，一人の患者に継続的に複数の看護師で丁寧に関わっていくことになるということだ。この点は，本稿の冒頭で患者がないがしろにされていた場面から一貫しているテーマである。一人だけが気づけばいいのではなく，一人の気づきを他の看護師も共有できるしくみが必要だ。「痛みへの気づき」を生み出すシステム作りというふうにまとめてもよいであろう。

　システムの支援者としての春木さんはシステム作りのなかでスタッフを教育する人でもある。しかしシステムがうまくいかないために緊急に対応する必要がある場面では，春木さんはスーパーマンに変身するのを §1 で見た。しかし春木さんは直接何かを教えるという形で教育を考えているわけではないようにみえる。たとえば，「伝書バト」という言葉が登場した。病院全体で部署間の連携がうまくいかないときに，部署間を連絡する外来継続というシステムを使って他のナースに対処すべきポイントを気づかせるのである。スタッフたちが気づく力を獲得するようなそういうシステムを作ることで結果として教育となるようにしむける。

　とりわけ病棟から在宅へと医療の場が変化しつつある現在，かつては病棟中心に考えられてきた看護師の役割は外来と在宅中心のものへと再構築していく必要がある。その一端を既存のシステムを使って行うのだ。

　上司を動かして他部署間の連携を活性化するしくみを作るにせよ，外来継続の

システムを活用するにせよ，春木さんは自分自身は一歩引いた形でスタッフの流れを変えようとする。

春木　よく言われるんですよね。なんか「春木さんは政治家の妻みたいなのが合ってるね」みたいな。なんか結局，「自分で表に立たないで，なんかこうしなさいよ，ああしなさいよ」っていうような，そういうようにしてあなたはリーダーシップ〔を取る〕とか，言われることが，あるので。(2 回目 27)

伝書バトのように連絡してみたり上司を動かしてしくみを作ってみたり，そのように背景からシステムを動かすリーダーシップは「政治家の妻」なのだ。

§5.　変化へのエンジンとしての専門看護師

結局のところ既存の状態をカッコに入れて真っ白なゼロにしてからシステムを作り，真っ白にして患者と出会うというのが春木さんの特徴なのだ。「チェンジ・エージェントでいなさい」(1 回目 18) という教育を大学院時代に受けたことが影響していると春木さん本人は語っていたが，徹底した仕方でそれが追求されている。スタッフの教育においてもスタッフがそのように「チェンジ・エージェント」になることを促す。

村上　じゃ，逆に春木さんにとって，今，がんの CNS っていうのはなんですかね。
春木　なんですか。なんでしょうね。うーん。エンジン？
村上　え？　何？　聞き取れませんでした。
春木　エンジンのような。
村上　エンジン？　全然違う言葉でしたね。
春木　えー，どうしよう，話が違ってたらごめんなさい。
村上　なんですか，エンジンってなんですか？
春木　私は，多分，いろんな方向性を見定めて，行ったりだとか進んだりだとか，多分そういう力がちょっと乏しい。だから CNS って，「変革者でありなさい」とか，「もっとチェンジエージェントでいなさい」みたいな，すごくそういう教育をされてきたんですよね。「変革者になりなさい」みたいに言われるんですけど，恐らくこういう感じなので。(1 回目 19a)

患者を「より深く見る」のとは異なる方向性の専門看護師教育としてシステムを変革する「チェンジ・エージェント」という方向性が示される。
ここで「チェンジ・エージェント」という単語の音素のなかに「エンジン」という単語の音が組み込まれていることが興味を引く。春木さんの頭には「チェンジ・エージェント」という言葉が学生の頃からしみ込んでいたのであり，インタビューのなかで自らの実践を語るときにある意味で「チェンジ・エージェント」が浮かびつつあり，その短縮形として「エンジン」という言葉が登場している

（両者はここではほぼ同じ意味で使われている）。このような言葉遊びのような無意識の働きはフロイトが『日常生活の精神分析』で豊富な例を示した無意識固有のロジックである[7]。チェンジ・エージェントとしての春木さんは，スタッフが変化（チェンジ）を生み出そうとするときにそのエンジンとして支えるのだ。

　2回目のインタビューのとき，春木さんは「エージェント」を「エンジン」に言い換えたことに自分で驚いていた。無意識の短縮形なのだが，しかしこの変化にも意味があると春木さんは感じたようだ。

春木　私もなんか，びっくりしたんです。「エンジン」。『私，なんでそんなこと言っちゃったのかな』って思ったんですよ。エンジンって。『エンジンねえ』と思って。やっぱり私自分が組織のなかで「人」だって，自分のなかで思ってないのかなってちょっと思いますね。

村上　ああ，そうなんだ。うん。うん。

春木　だから組織のなかで，「そういうふうにやってく，私が」っていうよりは，なんかこう，「お願いします」って言ったり，「これが必要です」って言ったりとか。困ってる人がいたら「ぐっ」と押してみたり。「私」っていうのが見えない。自分のなかで。この組織のなかで。ていう気がしますよね。だから，ときどき「春木さん」になるんですよ，呼ばれて。（2回目30）

　　春木さんは自発的な行為主体としての「エージェント」ではなく，システムの部品としての「エンジン」として人を影で「黒子」として「押して」みる仕事をしているという自覚がある。それがCNSという仕事なのである。

　　このように背景で「押す力」として春木さんは教育活動を行っている。春木さん自身は黒子であり，システムを整えることでスタッフが自然と変化していくのだ。その成果が化学療法室でも浸透してきている。つまりスタッフみんなが春木さんと同じようにいったんゼロにする「壊し屋」になっていくのである。2回目のインタビューにうかがったとき，化学療法室も見学させて頂いた。そのとき部屋の外の廊下に壊れた化学療法用の大きな椅子（歯医者の椅子に似ている）が置かれていた。そのことを思い出しながら，スタッフも春木さんと同じように変化を志向するようになっていることが語られた。

村上　そういうことを春木さんはしてる。で，〔問題に〕気づいただけじゃなくて，壊して作るっていう。

春木　どうして「壊す」が入るんですか（笑）。

村上　ハハハ。だって壊すじゃないですか。

春木　どうして「壊す」が入るんですか（笑）。

村上　だってさっきもなんか壊れた椅子，外に出して。

春木　本当でしたね。あれ違うんですよ。フフフ。

村上　ハハハハ。

---

[7] フロイト（2007），『日常生活の精神分析　全集7』，高田珠樹訳，岩波書店

春木　でもね，あれはスタッフが，あんまり変化を怖がらなくなったんですよ。なん
　　　か，「壊し屋」みたいになっちゃったの。みんな。ちょっと怖いんです（笑）。そこ
　　　は。「これを出そう！」とか言っちゃって。「えっ，これ？」。椅子がね，ちょっと
　　　壊れたんですよ。壊れた椅子で，「これでもいいって言う患者さんがいたら，直る
　　　まではいいじゃない。ここで使ったら？」って私が言ってるのに，「いやいや駄目
　　　だ。これを出そう」とか言って。あんな廊下に出しちゃって。こわ。椅子も出し
　　　て。「えー，これどうすんの？」って言ったら，あんなままになってて，私ちょっ
　　　と恥ずかしくて，「ああ，やっちゃった」とか思ったんですけど。でもみんながね
　　　え，最近はどうも，もっと。
村上　じゃあ，その成果かな。
春木　なんだか。でもだから〔部屋の模様替えをしたことが〕成功体験になったのか
　　　なと思うんですよ。「あっ，こんなふうにしたら。こんなに良くなったね」とか，
　　　ああいうのがみんなにこう，すとんと落っこってる部分があって，あんまり嫌じゃ
　　　ない，「やってみて駄目なら戻そうよ」とか。そういうなんかこう，気楽さが面白
　　　がってやるようになっていて，私もいつも面白がってるっていうか，「えー，そん
　　　なことやっちゃうの？」とか言いながら最近はなんか面白いんですけど。（2回目
　　　22）

　　　影に隠れたエンジンや伝書バトとして春木さんが活動する成果が出てきたとき
には，スタッフナースが自発的になる。つまり春木さんと同じようにシステムを
壊してから作り直す人へと変化してゆくのである。スタッフが部屋を変えようと
しているこの場面は11月に見学したときのものだが，半年前の4月にベッドの
配置を大幅に変更した春木さんの変革を引き継ぐものとなっている。スタッフた
ちもまたチェンジ・エージェントになっていくのだ。

おわりに

　一般に書籍を購入しても，この「おわりに」の項を読者の何割が読まれるかは疑問ですが，ここまで，ページをめくり，目を通して下さり，ありがとうございます。

　本書は 2015 年発行『専門看護師の思考と実践』の姉妹版にあたるものです。前身の「専門看護師の臨床推論研究会」の経緯については姉妹版の「おわりに」に述べてあります。これらの製作に少しかかわったものとして，感慨を述べさせていただきます。

　井部先生が書かれている，「はじめに」の項で，この本の作成過程が述べられています。基本的には雑誌「看護研究」の連載記事を下敷きにはしているのですが，実は各事例の後半の村上先生の分析は連載記事にあったものよりも格段に詳しくなっていて，理解のヒントやきっかけになる図なども加えられ大変読み応えのあるものになっています。一度雑誌で読んでいた読者にも，必ずやさらに理解や納得が進み，腑に落ちる場面，時間をいくつも持つことができると思います。私は，それこそ皮相的な解釈しかできない人間なので，加筆されてきた校正刷りを見ながら，また新たな発見を見つけ，自分ながら，私の書いた，校正刷りのコメントを冷や冷やの思いで読み進めました。私はコメントをつけるという役割のみで，本書には貢献は少ないのですが，それでもコメントは感じた，そのままを書いていますので，正直な私の気持ちではあります。CNS の気概や姿勢のすばらしさや同僚として医療に従事してくれている有難さを表現したつもりです。

本書は CNS を目指す方々や教育に当たられる全ての皆さんに役立つものと確信します。私は勤務地が変わった関係で，研究会への出席は途中からインターネットを介したり，欠席したりすることもありましたが，事例を読ませてもらった時には，コメントしたように CNS が居ることの有難さ，力強さを毎回，毎回感じずにはいられませんでした。

　村上先生のインタビューを受けた CNS は異口同音に，自分の心や頭の中が裸にされたようだと言っていました。裸どころか，初めて見つめる自分の奥底を示された思いをしたことでしょう。使っている言葉から，考え方やとらえ方の癖，対象への距離感……などを的確に摘出し，複数のポイントを行きつ，戻りつしているようすを可視化しています。また，それぞれの CNS の歩みの一端は執筆者一覧に紹介されていますが，あわせて読むとまた，興味深いものです。事例にあるような，患者さんや家族への関わり方，付き合い方は普通の状態の医師にはできない仕事ではないかと思います。

　最後になりましたが，この研究会を統率し，皆を鼓舞されてきた井部俊子先生，毎回興味深い事例を提供してくださった 9 名の CNS の皆さんには素晴らしい出来栄えの本書の出版を，前身の研究会からともに関わったものとして，ともに喜びたいと思います。勉強の機会をありがとうございました。さらにずっと研究会のサポート，出版・編集にあたって下さった早田智宏さん，小長谷玲さん，木下和治さん，そしてまとめて下さった七尾清さんなど多くの医学書院の方々に心からの感謝を表したいと思います。

　この事業で最も汗をかき，最も重要な仕事をされた，村上靖彦先生。深い分析で，皆に知的刺激を与え続け，大仕事を成就されました。心からの拍手と敬意を払いたいと思います。おめでとうございます。

　本書はきっと，後進の看護師，CNS，看護教育者への大きな贈り物になると思います。時を経るにつれ，あのスーザン・バーレイの絵本『わすれられないおくりもの』ような，輝きを持つのではないかと心密かに思っています。

　桜の便りが，福岡そして東京に聞こえ始めた頃に

大生定義